内科临床诊断与治疗要点

NEIKE LINCHUANG ZHENDUAN YU
ZHILIAO YAODIAN

金琦 主编

 中国纺织出版社有限公司

图书在版编目（CIP）数据

内科临床诊断与治疗要点 / 金琦主编. -- 北京：
中国纺织出版社有限公司, 2020.12（2023.5 重印）

ISBN 978-7-5180-8215-5

Ⅰ.①内… Ⅱ.①金… Ⅲ.①内科—疾病—诊疗
Ⅳ.①R5

中国版本图书馆CIP数据核字（2020）第228287号

责任编辑：樊雅莉　　责任校对：高　涵　　责任印制：王艳丽

中国纺织出版社有限公司出版发行

地址：北京市朝阳区百子湾东里A407号楼　邮政编码：100124

销售电话：010 — 67004422　传真：010 — 87155801

http://www.c-textilep.com

中国纺织出版社天猫旗舰店

官方微博 http://weibo.com/2119887771

大厂回族自治县益利印刷有限公司印刷　　各地新华书店经销

2020年12月第1版　　2023年5月第2次印刷

开本：889×1194　1/16　印张：13.75

字数：416千字　定价：88.00元

凡购本书，如有缺页、倒页、脱页，由本社图书营销中心调换

编　委　会

前　言

　　内科学是对医学科学发展产生重要影响的临床医学学科，涉及面广，整体性强，是临床医学各科的基础学科。随着社会经济和医学科技的发展，临床内科疾病的诊疗与研究日渐活跃，新理论、新设备不断出现并应用于临床，取得了良好的治疗效果。为适应现代临床内科学的快速发展，内科医师需要博采众长，扩大知识面，方能与时俱进，为患者提供更高质量的医疗服务。鉴于此，编者参考大量国内外相关文献资料，结合国内临床内科工作实际，组织编写了本书。

　　本书重点介绍临床内科常见病与多发病的病因、发病机制、临床表现、诊断方法和防治手段，具体包括感染性疾病、呼吸系统疾病、循环系统疾病、神经系统疾病、内分泌系统疾病、代谢性疾病等内容。本书的编者均从事内科临床工作多年，具有丰富的诊疗经验和深厚的理论功底，希望本书能为各级医院内科医师及相关科室医护同仁处理相关问题提供参考。

　　由于参编人数较多，文笔不尽一致，加上编者时间和篇幅有限，书中不足之处在所难免，特别是现代医学发展迅速，本书阐述的某些观点、理论可能需要不断更新，望广大读者提出宝贵意见和建议，以便再版时修订。

编者

2020 年 10 月

目　录

第一章

细菌感染性疾病

第一节 结核性脑膜炎

结核病（TB）在古老的埃及、中国和印度均有文字记载。至今，TB的全球性流行病学资料仍不够完整。非洲和亚洲的部分地区TB发病率为每年200/10万人，其中15岁以下儿童占15%~20%。儿童TB的病死率较高，占10%~20%，未经治疗或未经系统治疗是致死的主要原因。美国20世纪50年代以后TB发病率稳步下降，80年代又有所上升，主要原因是人类免疫缺陷病毒（HIV）流行。中国人口众多，TB患者占世界TB总数的1/4。结核性脑膜炎（TBM）是TB的局部表现，几乎所有的TBM均有脑外结核病灶。

一、病因

1768年Robert Whytt首次报道TBM，1836年有了TBM的病理描述，1882年Robert Koch进一步证实了TBM。100多年以来，对TBM的认识已基本清楚。营养不良、慢性酒精中毒、糖尿病、癌症、HIV感染和应用糖皮质激素是TBM的危险因素。TBM的发病分为两个过程，首先是肺结核、菌血症、脑脊膜或脑实质结核结节形成；之后是结节破溃，结核分枝杆菌进入蛛网膜下隙，结核性脑膜炎或脑实质结核（粟粒性结核、结核瘤或结核性脑脓肿）病灶形成。发病过程可延伸到脊髓脊膜或脊髓，引起结核性脊膜炎或脊髓炎。结核分枝杆菌从颅骨或脊椎骨的结核病灶直接向颅内或椎管内侵入是TBM的另一感染途径。

二、病理

结核性脑膜炎的病理改变主要表现为渗出、变性和增殖3种组织炎症反应。

1. 急性期

炎性渗出明显，重力作用使大量灰黄色浑浊胶状渗出物沉积于脑底和脊髓的蛛网膜下隙，渗出物含有大量蛋白质、淋巴细胞和单核细胞。当渗出物中纤维蛋白原凝固析出，纤维素增多，肉芽组织增多时，便出现典型的粟粒状结核病灶。病灶的中心是干酪样坏死组织，周边由上皮细胞和朗汉斯细胞包绕。上述病变不只局限在蛛网膜下隙，还可沿软脑膜扩散，侵入到脑实质、室管膜、脊髓和脊膜。因此，结核性脑膜炎的病理改变是脑膜脑炎和（或）脊膜脊髓炎。结核病灶融合后，形成较大的结核瘤，分布在大脑中动脉供血区域。

2. 亚急性期和慢性期

颅神经或脊神经因穿越蛛网膜下隙而被炎性渗出物和炎性细胞侵害，引起结核性神经根炎；脑或脊髓血管（动脉或静脉）因受蛛网膜下隙炎性渗出物浸泡而发生炎性改变，导致血管闭塞或出血；脑膜、脉络丛和室管膜因炎症反应使脑脊液生成增多，蛛网膜颗粒因炎症反应而吸收下降，形成交通性脑积水；基底池和室管膜因渗出粘连使脑脊液循环不畅，形成梗阻性脑积水。

一组尸检材料证实，TBM是全身性结核病的一部分，所有的TBM均有脑外结核病灶，93%的TBM

合并两个部位以上的结核病灶，前 3 位受累的组织器官分别为肺脏、淋巴结和心包。脑内结核以脑膜炎性渗出、粟粒结节和干酪样坏死居首，脑实质水肿、脑室扩张和血管内膜炎次之（表 1-1）。

表 1-1　129 例结核性脑膜炎病理结果

脑内结核病变部位	例数	构成比（%）	脑外结核病变部位	例数	构成比（%）
脑实质			肺脏	129	100
粟粒结节或干酪样坏死	63	48.8	淋巴结	70	54.3
结核性炎细胞浸润	35	27.1	心包	70	54.3
结核瘤	25	19.4	脾脏	65	50.4
出血	5	3.9	肝脏	55	42.6
结核性脑脓肿	2	1.6	肾脏	53	41.0
脑软化	6	4.7	肾上腺	11	8.5
脑水肿	86	66.6	肠道	43	33.3
脑室扩张	76	58.9	胰腺	10	7.8
脑积水	65	50.4	膀胱	8	6.2
脑神经损害			子宫内膜、卵巢	7	5.4
展神经	56	43.3	输卵管	7	5.4
面神经	30	23.3	胸腺	2	1.5
视神经	27	20.9	睾丸	2	1.5
动眼神经	25	19.4	心肌	2	1.5
脑膜			皮肤	2	1.5
炎性渗出	129	100			
粟粒结节或干酪样坏死	86	66.7			
结核瘤	1	0.8			
出血	1	0.8			
血管					
血管内膜炎	70	54.3			
血管栓塞	12	9.3			
脊髓、脑脊膜神经和（或）脊髓损害	16	12.4			

三、临床表现与分级

任何年龄均可发病，青少年最多见。起病多为急性或亚急性，病程持续时间较长。主要临床表现如下：

1. 发热、头痛、呕吐和脑膜刺激征

为一组最常见的临床征象，但与其他性质的脑膜炎相似，不易甄别。

2. 颅内压增高

早期颅内压增高通常是轻度或中度的。晚期梗阻性脑积水引起的颅内压增高明显，有时需紧急手术治疗。颅内压增高的经典征象是头痛、呕吐、视神经盘水肿，严重时出现去大脑强直发作或 Cushing 反应（心率和呼吸减慢，血压增高）。腰椎穿刺检查可客观地反映颅内压，但有两种情况应引起注意：一是颅内压明显增高时，因脑脊液流出过快而有发生脑疝的危险；二是脊蛛网膜粘连可使脑脊液流通不畅，腰椎穿刺压力不能完全反映颅内压。

3. 脑实质损害

精神症状表现为萎靡、淡漠、谵妄和妄想。癫痫或癫痫持续状态通常与脑水肿，脑表面结核病灶形成，结核性动脉炎后脑组织缺血或高热有关。意识障碍是全脑弥漫性损害、颅内压增高和脑干网状结构受累的结果，其程度与病变的严重性一致。肢体瘫痪分为急、慢性两种类型，卒中样瘫痪与结核性动脉炎有关，慢性瘫痪由结核瘤、结核性脑脊髓蛛网膜炎引起，临床表现类似肿瘤。

4. 脑神经损害

颅底炎性渗出物的刺激、侵蚀、粘连和压迫，均可造成脑神经损害，动眼神经、展神经、面神经和视神经受累的概率最高。

5. 少见征象

异常运动（震颤、舞蹈徐动症、偏侧投掷症），肌阵挛，小脑功能障碍，非典型发热性癫痫和抗利尿激素异常分泌综合征（SIADH）等是 TBM 的少见临床征象。

6. 其他中枢神经系统 TB

（1）浆液性 TBM：原发性、自限性、由邻近结核病灶引起、未发展成为具有明显症状的一种 TBM 脑膜反应。部分患者出现轻度头痛、嗜睡和脑膜刺激征。脑脊液淋巴细胞轻度增高。临床医师容易忽视。

（2）TB 性脑病：意识水平下降，脑弥散性水肿和白质脱髓鞘，糖皮质激素有效，可能与免疫介导有关。

（3）结核瘤：缺乏特征性表现，首发症状以癫痫和头痛多见，有的出现局灶性体征，与颅内肿瘤相似，脑脊液呈浆液性脑膜炎改变。脑 CT 或 MRI 具有一定的特征性，判断困难时须行脑组织活检确立诊断。

（4）TB 性脊髓脊膜炎：急性上升性脊髓麻痹，亚急性脊髓神经根炎，慢性脊髓压迫症或脊髓蛛网膜炎。

7. 老年人 TBM 临床表现特点

头痛伴呕吐的少，颅内压增高的发生率更低。相反，在动脉硬化基础上发生结核性动脉炎而引起的脑梗死多，脑脊液改变不典型的多，粟粒性肺结核并发症和非结核性疾病并发症多。

8. TBM 分级

英国医学研究理事会将 TBM 按严重程度分为以下 3 级。

Ⅰ级：早期有非特异性症状及体征，无意识障碍。

Ⅱ级：意识障碍伴轻度局限神经功能缺损，无昏迷和谵妄；假性脑膜炎或脑膜炎伴局限性神经功能缺损、单个脑神经麻痹或不自主运动。

Ⅲ级：木僵或昏迷，严重神经功能缺损，癫痫，体态异常和（或）不自主运动。

四、辅助检查

（一）脑脊液常规检查

脑脊液压力增高，外观呈无色透明或浑浊毛玻璃状，放置数小时后可见白色纤维薄膜形成，直接涂片染色，可找到结核分枝杆菌。白细胞数增高，为（11～500）×10^6/L，少数 >1 000×10^6/L；分类以淋巴细胞为主，当脑脊液结核分枝杆菌量大，杀菌后脑膜对结核分枝杆菌裂解产物反应强烈时，多核粒细胞也可占优势，此时应与细菌性脑膜炎鉴别；脑脊液糖含量降低（同时测血糖对照），并随病情变化而波动；脑脊液蛋白含量增高，多数在 3 g/L 以下。抗结核药物治疗后，脑脊液细胞数的下降和糖含量的恢复较快；蛋白含量受脑脊液循环通畅与否的影响，或下降很慢，或持续不变，或有所增高。

（二）脑脊液微生物学检查

脑脊液涂片抗酸染色法自 1882 年起沿用至今，其方法简便、经济、可靠，但敏感性差，结核分枝杆菌检出率不到 1/5。反复多次送检和增加涂片次数可提高检出率。1953 年 Stewart 用脑脊液 10～20 mL，高速离心 30 min，沉渣后涂片，镜下检查 30～90 min，结核分枝杆菌检出率高达 91%。脑脊液结核分枝杆菌培养在诊断上起决定性作用，药敏试验还可帮助临床医师正确选择抗菌药物。但结核分枝杆菌培养对营养要求高，生长缓慢（耗时长），易受抗结核治疗影响，阳性率仅为 50%～80%。

（三）脑脊液免疫学检查

补体结合试验、白陶土凝集试验、双向弥散试验、免疫荧光试验、酶联免疫吸附试验等，通过检测脑脊液中特异性 IgG 或 IgM 抗体提供诊断依据。这些方法增加了敏感性和特异性，但阳性率是随病程延长而增加的，对早期诊断帮助不大。此外，假阳性问题始终难以解决，主要原因是结核分枝杆菌抗原成分复杂，分枝杆菌种类繁多，彼此间存在抗原成分交叉的问题。

（四）脑脊液分子生物学检查

脑脊液分子生物学检查是 TBM 实验室检查的重大进步，核酸指纹技术、核酸探针技术、核酸测序技术和核酸扩增杂交技术不但将检测时间缩短，而且将阳性率提高到 70% ~ 100%，敏感率 >98%。影响阳性率的因素与标本含菌量和操作技术有关；反之，假阳性因素与检测物中极微量结核分枝杆菌 DNA 污染有关，因此，实验室质量控制要求非常严格。

（五）头颅 X 线片检查

颅内数毫米到数厘米松散的球型钙化，提示中枢神经系统结核之可能，但不特异，对诊断帮助有限。胸部 X 线片可提供脑外肺结核或胸膜结核的诊断证据。

（六）头颅 CT 检查

增强扫描提高了 TBM 的诊断价值，有以下表现：①结核纤维素性渗出、粘连、增厚，肉芽组织增生和干酪样坏死，使脑基底池、大脑半球和小脑半球表面呈线状或粗毛刺状强化；基底池可完全闭塞，甚至钙化。②粟粒性结核病变表现为脑实质广泛、散在、高密度的粟粒状结节。③结核瘤病理发展过程为结核结节→结核瘤→结核性脑脓肿，CT 显示结节状、盘状、环状或薄包膜状强化（不易与细菌性脓肿区别）病灶，其中可见高密度钙化点；病灶 0.5 ~ 2.0 cm，可为不规则团块状或串珠状融合；病灶周围手指状或漏斗状不规则低密度水肿区；病灶单发或多发，位于大脑半球或小脑浅表部，由于该区域血流缓慢，菌栓易于停留所致。④结核性血管炎引起的脑梗死，常在大脑中动脉穿支供血区域。⑤梗阻性或交通性脑积水，其程度与病程长短成正比，与年龄大小成反比。⑥脊髓蛛网膜下隙闭塞或囊肿形成，脊髓受压；脊髓血管受累，脊髓软化坏死，脊髓空洞形成。

（七）头颅 MRI 检查

MRI 比 CT 敏感，有以下表现：①炎性渗出物在基底池表现为 T_1WI 低信号和 T_2WI 高信号，强化后比 CT 更明显。②大脑半球凸面脑膜可见增厚及强化。③结核瘤中心因组织坏死而呈 T_1WI 低信号和 T_2WI 高信号，强化后形态与 CT 相似，但一些波散性的小（点状）病灶比 CT 更敏感。④脑梗死或出血性梗死位于基底节区、丘脑、中脑和脑室周围深部的脑白质，梗死表现为 T_1WI 低信号和 T_2WI 高信号，出血随时间的推移而呈现不同的信号改变。

五、诊断

正确诊断取决于对结核性脑膜炎病理生理发展过程和特点的充分认识，对临床表现、实验室检查和影像学检查的正确评价以及对中枢神经系统以外结核病灶的取证（表1-2）。由于亚临床 TB 感染的广泛存在，结核分枝杆菌素试验对成年人诊断意义不大。不系统或不合理的治疗使临床表现或脑脊液改变不典型，增加了诊断的难度。

表 1-2　TBM 诊断要点

结核接触史
免疫功能抑制的疾病或药物治疗
非特异性前驱症状（乏力、不适、肌痛等）2 周
脑膜炎征象（发热、头痛、呕吐、脑膜刺激征）2 ~ 3 周
脑神经和脑实质损害表现
脑脊液压力增高；炎性细胞以淋巴细胞为主，伴随糖降低和蛋白增高；细菌学检查阳性
影像学显示脑膜与脑实质炎性损害征象

六、鉴别诊断（表 1-3）

1. 病毒性脑膜炎

轻型或早期结核性脑膜炎的脑脊液常规改变与病毒性脑膜炎极其相似，为了不延误治疗，可抗结核和抗病毒治疗同时进行，在悉心观察中寻找诊断证据。病毒感染有自限性特征，4 周左右病情明显好转或痊愈，而结核性脑膜炎病程迁延，短期治疗不易改善。

2. 化脓性脑膜炎

急性重症结核性脑膜炎无论临床表现或实验室检查均须与化脓性脑膜炎鉴别，特别当脑脊液细胞总数 $>1\ 000\times10^6/L$，分类多型核粒细胞占优势时。化脓性脑膜炎对治疗反应良好，病情在较短时间内迅速好转。而结核性脑膜炎的治疗需要时间。

3. 隐球菌性脑膜炎

结核性脑膜炎与隐球菌性脑膜炎的鉴别诊断最为困难，两种脑膜炎均为慢性临床过程，脑脊液的改变也极为相似，重要的是坚持不懈地寻找细菌学证据（结核分枝杆菌和隐球菌），以此做出正确诊断。

表 1-3　需与 TBM 鉴别诊断的疾病

中枢神经系统感染
　病毒感染
　　疱疹病毒、腮腺炎病毒、肠道病毒
　细菌感染
　真菌感染
　螺旋体感染
　Lyme 病、梅毒、钩端螺旋体病
　布鲁杆菌病
　寄生虫病
　　囊虫病、阿米巴病、弓形体病、锥形虫病
　化学性脑膜炎
癌性疾病
　脑膜癌
　中枢神经系统淋巴瘤
脑血管疾病
　脑栓塞、脑出血、静脉窦血栓形成
　血管炎
　中枢神经系统脉管炎、多发性巨细胞动脉炎、结节性多动脉炎
急性出血性脑白质病
韦格纳肉芽肿
系统性红斑狼疮

七、治疗

（一）抗结核化学药物治疗（简称化疗）

遵循早期给药、合理选药、联合用药、全程规律用药原则，参考国家防结核规划的结核病化疗方案（表 1-4），选用抗结核一线药物（表 1-5）对 TBM 进行治疗。目的在于迅速杀灭细菌，提高疗效；延缓耐药菌株产生；减少用药剂量，缩短疗程，减轻药物不良反应。异烟肼、利福平、吡嗪酰胺（或乙胺丁醇）和链霉素是最有效的一线联合用药方案。儿童因视神经毒性作用而不选择乙胺丁醇，孕妇因胎儿位听神经的影响而不选用链霉素。化疗时间采用短程（6~8 个月）或"标准"疗程（12~18 个月），有些研究者强调长于 24 个月。

表1-4 国家防结核规划的结核病化疗方案

6个月	
2RHZ/4RH	利福平、异烟肼、吡嗪酰胺（2个月）/利福平、异烟肼（4个月）
2ERHZ/4RH 或 4R2H2	乙胺丁醇、利福平、异烟肼、吡嗪酰胺（2个月）/利福平、异烟肼（每日1次或每周2次，4个月）
2SRHZ/4RH 或 4R2H2	链霉素、利福平、异烟肼、吡嗪酰胺（2个月）/利福平、异烟肼（每日1次或每周2次，4个月）
8个月	
2SRHZ/6TH 或 6EH	链霉素、利福平、异烟肼、吡嗪酰胺（2个月）/丙硫异烟胺、异烟肼或乙胺丁醇、异烟肼（6个月）
2SRHZ/6S2H2Z2	链霉素、利福平、异烟肼、吡嗪酰胺（2个月）/链霉素、异烟肼、吡嗪酰胺（每周2次，6个月）

表1-5 结核性脑膜炎治疗的一线药物

药物	儿童每日用量（mg/kg）	成人每日常用量（mg）	每日分次	用药途径	用药持续时间（月）
异烟肼	10～20	600	1	静脉或口服	12～24
利福平	10～20	600	1	口服	6～12
吡嗪酰胺	20～30	1 500	3	口服	2～3
乙胺丁醇	15～20	750	1	口服	2～3
链霉素	20～30	750	1	肌内注射	3～6

1. TBM 一线药物治疗

（1）异烟肼（INH）：抗菌机制与抑制结核分枝杆菌中分枝菌酸的生物合成有关。INH 大部分以原形或代谢产物从肾脏排出，小部分经肝脏代谢。主要不良反应是肝损害、周围神经炎、精神异常和癫痫。当单项血清转氨酶（ALT）升高，而无肝损害症状时，可继续用药；一旦出现明显肝损害表现，如黄疸等，应减量或停药。为了防止或治疗本药所致的神经功能障碍，须同时口服维生素 B_6，每日 100 mg。考虑到维生素 B_6 与 INH 相互竞争对疗效的影响，可将用药时间分开。

（2）利福平（RFP）：特异性抑制细菌 DNA 依赖性 RNA 多聚酶活性，阻止 mRNA 合成。主要在肝内代谢，自胆汁排泄。RFP 与 INH 联合使用可增加肝损害，必要时减量或停药。

（3）乙胺丁醇（EMB）：与结核分枝杆菌内二价离子络合，干扰 RNA 合成。主要经肾脏排泄，肾功能不全时易蓄积中毒，应适当减量。本药最重要的不良反应是视神经炎，用药期间应定期检查视觉灵敏度和红绿色辨别力，一旦发生视神经炎即刻停药，并给予维生素 B_6、烟酰胺和血管扩张药治疗。

（4）吡嗪酰胺（PZA）：干扰细菌内的脱氢酶，使细菌对氧的利用出现障碍。不良反应主要是药疹、胃肠功能紊乱和肝脏损害，因影响尿酸排泄而致高尿酸关节损害。PZA 用量减至 20～30 mg/（kg·d）时，肝损害发生率明显下降，糖皮质激素可减轻肝损害。

（5）链霉素（SM）：脑膜炎症时才易通过血—脑脊液屏障，发挥抗菌作用。不良反应是肾小管损害和位听神经损害。

2. TBM 耐药菌株治疗

（1）丙硫异烟胺（TH）：作用机制不明，渗透力强，能自由透过血—脑脊液屏障，各种组织和 CSF 中浓度与血浓度相似。治疗剂量能抑制结核分枝杆菌生长繁殖，大剂量有杀菌作用。不良反应以胃肠道反应多见，如口感金属味、恶心、食欲不振、呕吐、腹泻等；此外尚有肝功能障碍、黄疸。用法：0.6～1.0 g/d，每周2次。

（2）卷曲霉素：通过抑制细菌蛋白质合成而发挥杀菌作用，可部分通过血—脑脊液屏障。只对细胞外生长繁殖快、碱性环境中的结核分枝杆菌具有杀菌作用。不良反应主要为位听神经损害、肾功能损害和过敏反应。用法：0.75 g～1.0 g/d，分2次肌内注射，连续2～4个月；以后 1.0 g/d，分2～3次肌内注射，连续18～24个月，最大剂量不超过15～20 mg/（kg·d）。

（3）环丝氨酸：抗结核作用远比 INH、链霉素弱，但细菌不易产生耐药性。主要用于耐药结核分枝杆菌的感染，多与其他抗结核药合用。不良反应大，主要为神经系统毒性反应，也可有胃肠道反应及发热等。用法：0.5 g/d，分 2 次口服，连续 2 周；以后逐渐增致 1.0 g，分 2 次口服。

（4）糖皮质激素：可减轻炎症和水肿，抑制肉芽组织和纤维细胞增生，减轻蛛网膜下隙粘连，改善脑脊液循环。糖皮质激素通常用于重症 TBM，并在充分抗结核药物治疗的基础上给药。地塞米松初始剂量为每日 20~40 mg，维持时间不宜过长，每 3~7 d 减量一次，以减少不良反应，整个用药疗程 1~1.5 个月。

3. TBM 鞘内药物治疗

对于 TBM 的鞘内药物治疗目前尚存有争论，一是有创；二是增加了其他细菌感染的机会。但有文献报道，重症 TBM 患者，在全身药物治疗的基础上辅以鞘内药物注射，可提高治疗的成功率。通常选择异烟肼（0.1 g）、地塞米松（5~10 mg）、α 糜蛋白酶（4 000 U）和透明质酸酶（1 500 U），每隔 2~3 d 鞘内注射 1 次，症状消失后每周 2 次，体征消失后 1~2 周 1 次，直至脑脊液检查正常。鞘内注射前先放出 1 mL 脑脊液，注射时反复抽吸脑脊液与药物混合，注入速度须缓慢（5 min），脑脊液压力增高时慎用此法。

（二）其他治疗

急性重症 TBM 需要更多的辅助治疗，如降颅压、营养支持、肝肾功能保护以及颅脑外科手术治疗。

1. 降低颅内压

颅内压增高是结核性脑膜炎常见的并发症，特别是重症患者颅内压增高贯穿整个病程，甚至成为致死和致残的主要原因。目前，降颅压的主要方法仍然以药物为主，如甘露醇、甘油果糖、呋塞米等，其选择和应用的原则是因人而异，即个体化。因脑积水或颅内结核病灶导致的颅内压增高需脑外科手术治疗解决。

2. 营养支持

急性或慢性 TBM，特别是同时存在全身性结核感染时需要很好的营养支持。当结核中毒症状严重或颅内压增高影响进食时，可考虑全肠外营养或部分肠外营养。

3. 肝肾功能保护

长期抗结核药治疗将会损害肝肾功能，从而影响治疗继续进行，尤其是原已存在肝肾功能障碍者更是难以将治疗进行到底。因此，早期就应监测肝肾功能，并采取保护措施，同时避免使用其他损害肝肾功能的药物。

4. 颅脑外科手术

主要针对 TBM 的颅内并发症，如脑积水的脑室穿刺引流术、分流术，脑或脊髓结核瘤的摘除术等。

八、预后

早期诊断、早期治疗、合理用药使 TBM 存活率明显增高。预后良好的标准是临床症状及体征消失，脑脊液细胞数和糖含量恢复正常。通常病死率与宿主的免疫力、细菌的毒力、确诊延迟、治疗不及时或不合理、脑脊液蛋白含量明显增高（>3 g/L）等因素有关。老年人临床表现不典型，一般全身情况差，合并症或并发症多，病死率高；直接死亡原因与多器官功能衰竭或脑疝有关；幸存者可遗留神经功能缺损，智力发育迟缓，精神错乱，癫痫发作，视觉和眼动障碍等。预测预后指标包括临床分级，实验室检测（脑脊液改变和颅内压）和影像学征象（渗出程度、脑积水、脑梗死、结核瘤等）。

第二节 流行性脑脊髓膜炎

流行性脑脊髓膜炎，简称流脑，是由脑膜炎奈瑟菌（Nm）所致的急性化脓性脑膜炎。流脑主要经呼吸道传播，多发于冬春季节，在儿童化脓性脑膜炎的发病率居首位。其主要临床表现为突发高热、剧烈头痛、频繁呕吐、皮肤黏膜瘀点、瘀斑及脑膜刺激征，严重者可有败血症休克和脑实质损害，常可危及生命。部分患者暴发起病，可迅速致病。

一、病原学

脑膜炎奈瑟菌（又称脑膜炎球菌），革兰染色阴性，呈肾形双球菌，大小为 $0.6 \sim 0.8 \mu m$，常呈凹面相对、成对排列或呈四联菌排列。有荚膜，无芽孢，不活动。为专性需氧菌，在普通培养基上该细菌不易生长，通常用巧克力琼脂平板进行培养。

脑膜炎奈瑟菌其细胞壁含有特异性多糖、蛋白质、脂多糖及脂肪 4 种主要物质，特异性多糖是分群的基础，外膜蛋白和脂多糖是分型的物质，对人的致病性及免疫性起重要作用。其主要抗原有血清群特异性荚膜多糖、主要外膜蛋白、脂寡糖及菌毛抗原等。按表面特异性荚膜多糖抗原之不同分为 A、B、C、D、X、Y、Z、29E、W135、H、I、K、L 13 个亚群。95% 病例由 A、B、C、Y 及 W135 群所致，其中又以 A、B、C 群 Nm 为主，约占 90%，X、Z、29E 群 Nm 很少致病，其余几群 Nm 尚未发现致病。A 群 Nm 可导致全球性大流行，B 和 C 群 Nm 可致地区性流行，A 群 Nm 流行的优势基因型周期性的变换是引起此病周期性流行的一个重要原因。不同群 Nm 所致的流脑病死率也不同，A 群及 W135 群 Nm 所致的流脑病死率分别为 14.13% 与 10.18%；C、Y 及 B 群流脑的病死率分别为 8.10%，4.5% 及 4.3%。

人是该细菌唯一的天然宿主，可从带菌者鼻咽部及患者的血液、脑脊液、皮肤瘀点中检出，在脑脊液中多见于中性粒细胞内，仅少数在细胞外，对干燥、湿热、寒冷、阳光、紫外线及一般消毒剂均极敏感，在体外极易自溶死亡。本菌裂解时可释放内毒素，是重要的致病因子。目前认为细菌表面成分与致病力有关，菌毛、外膜蛋白等几种可变成分可能为其毒力因子。菌毛是脑膜炎奈瑟菌的黏附器，可黏附于鼻咽部上皮细胞上，使该菌能够侵入鼻咽部黏膜细胞。外膜蛋白可介导脑膜炎奈瑟菌吸附和侵入宿主表皮和内皮细胞，在致病和免疫应答方面发挥重要作用。

二、流行病学

（一）传染源

带菌者和流脑患者是本病传染源。本病隐性感染率高，流行期间人群带菌率高达 50%，感染后细菌寄生于正常人的鼻咽部，经治疗后细菌很快消失。因此，带菌者是主要传染源。人群带菌率超过 20% 时提示有发生流行的可能。非流行期的带菌菌群以 B 群为主，流行期间则 A 群所占百分比较高，但进入 21 世纪以来，逐渐出现向 C 群的变迁现象。

（二）传播途径

病原菌主要经咳嗽、打喷嚏时产生的飞沫直接传播。因病原菌在体外的生活力极弱，很少间接传播。密切接触对 2 岁以下婴儿的发病有重要意义。

（三）易感人群

人群对本病普遍易感，但 6 个月以内的婴儿因从母体获得免疫而很少发病，成人在多次流行过程中隐性感染获得免疫力，故儿童发病率较高，以 5 岁以下儿童，尤其是 6 个月至 2 岁的婴幼儿发病率最高。人感染后可对本菌群产生持久的免疫力，各菌群间有交叉免疫，但不持久。人群感染后仅 1% 出现典型临床表现，60% ~ 70% 为无症状带菌者，约 30% 为上呼吸道感染型和出血点型。

（四）流行特征

本病全年均可发生，但有明显季节性，多发生在冬春季，3 ~ 4 月为高峰。发达国家的年平均发病率为（1 ~ 5）/10 万人，流行时增高。发展中国家以非洲发病率最高，年平均发病率为 70/10 万人。非洲流脑流行带仍是全球流脑的高发地区，世界卫生组织（WHO）提供的资料显示，在过去的 20 年里（1987—2006 年），该地带内的脑膜炎暴发引起了 100 万例以上的病例和近 9 万例死亡。A 群血清群是最为流行的血清群，在苏丹、肯尼亚和乌干达部分地区出现 W135 群流行，尼日尔西部以及肯尼亚和乌干达出现 X 群暴发流行。

三、发病机制

病原菌自鼻咽部侵入人体，如人体免疫力强，则可迅速将病原菌杀灭，或成为带菌状态；若体内缺乏特异性杀菌抗体，或细菌毒力较强时，则病菌可从鼻咽部黏膜进入血液，发展为败血症，继而累及脑脊髓膜，形成化脓性脑脊髓脑炎。细菌和宿主间的相互作用最终决定是否发病及病情轻重。

细菌从鼻咽部侵入脑脊髓膜分3个步骤，即细菌黏附并透过黏膜、细菌进入血流及最终侵入脑膜。病原菌经鼻咽部入侵后形成短暂菌血症，仅少数发展为败血症。细菌侵袭血管内皮细胞，引起局部出血坏死，出现皮肤瘀点及坏死。病原菌可通过血—脑脊液屏障进入脑脊髓膜导致化脓性脑膜炎。

细菌释放的内毒素是本病致病的重要因素。内毒素引起全身出现施瓦兹曼反应，激活补体，血清炎症介质明显增加，产生微循环障碍和休克。在败血症期，细菌常侵袭皮肤血管内壁导致栓塞、坏死、出血及细胞浸润，从而出现瘀点或瘀斑。由于血栓形成，血小板减少或内毒素作用，内脏有不同程度出血。脑膜炎期间，脑膜及脊髓膜血管内皮细胞坏死、水肿、出血及通透性增加，导致脑脊髓膜化脓性炎症及颅内压增高，可产生惊厥、昏迷等症状。重者脑实质发生炎症、水肿和充血，严重脑水肿形成脑疝，可迅速死亡。

暴发型败血症型（休克型）是一种特殊类型，曾被称为华—弗综合征（Waterhouse-Friderichsen Syn-drome），曾被认为是由于双侧肾上腺皮质出血和坏死，引起急性肾上腺皮质功能衰竭所致。现已证明肾上腺皮质功能多数并未衰竭，在发病机制中并不起主要作用，而脑膜炎奈瑟菌的脂多糖内毒素引起微循环障碍及内毒素性休克，继而导致弥散性血管内凝血（DIC）是其主要病理基础。

暴发型脑膜脑炎的发生及发展也和内毒素有关。第Ⅲ型变态反应也可能在发病机制中起某些作用，如在受损的血管壁内可见免疫球蛋白、补体及脑膜炎奈瑟菌抗原的沉积。

四、病理

败血症期的主要病变为血管内皮损害，血管壁有炎症、坏死和血栓形成，同时血管周围有出血，皮下、黏膜及浆膜也可有局灶性出血。暴发型败血症的皮肤及内脏血管有内皮细胞破坏和脱落，血管腔内有血栓形成。皮肤、心、肺、胃肠道及肾上腺均有广泛出血，心肌炎及肺水肿也颇为常见。

脑膜炎期的病变以软脑膜为主，早期有充血，少量浆液性渗出及局灶性小出血点，后期则有大量纤维蛋白、中性粒细胞及细菌出现，病变累及大脑半球表面及颅底。颅底部由于脓性黏连压迫及化脓性改变的直接侵袭，可导致视神经、展神经、动眼神经、面神经及听神经等颅神经损害，甚至为永久性。此外，炎症可沿着血管侵入脑组织，引起充血、水肿、局灶性中性粒细胞浸润及出血。

暴发型脑膜脑炎的脑组织病变严重，有明显充血和水肿，颅内压明显增高，易产生昏迷及惊厥等脑炎症，部分患者有天幕裂孔疝及枕骨大孔疝，即出现瞳孔改变、偏瘫、去大脑强直及呼吸衰竭等严重症状。少数慢性患者由于脑室孔阻塞和脑脊液循环障碍而发生脑积水。

五、临床表现

流脑的病情复杂多变，轻重不一，临床上可分为普通型、暴发型、轻型及慢性败血症型。潜伏期为1~7 d，一般为2~3 d。

（一）普通型

本型占典型发病者的90%左右，按其发展过程可分为前驱期（上呼吸道感染期）、败血症期、脑膜炎期及恢复期4个阶段，但临床各分期之间并无明显界线。

1. 前驱期（上呼吸道感染期）

患者主要表现为上呼吸道感染症状，如低热、咽痛、咳嗽及鼻塞等。持续1~2 d，但因发病急、进展快，此期易被忽视。鼻咽拭子培养可发现病原菌，一般情况下很难确诊。

2. 败血症期

多数起病后迅速出现此期表现。患者突然高热、寒战，伴头痛、食欲减退及神志淡漠等毒血症状，体温迅速升高达 40 ℃左右。幼儿则有啼哭吵闹，烦躁不安，皮肤感觉过敏及惊厥等。70%的患者皮肤黏膜有瘀点（或瘀斑），见于全身皮肤及黏膜，大小 1 ~ 2 mm 至 1 cm。病情严重者的瘀点、瘀斑可迅速扩大，其中央因血栓形成而发生皮肤大片坏死。少数患者有脾肿大。多数患者于 1 ~ 2 d 进入脑膜炎期。

3. 脑膜炎期

此期症状多与败血症期症状同时出现。患者高热及毒血症持续，全身仍有瘀点、瘀斑，但中枢神经系统症状加重。剧烈头痛，频繁呕吐，呈喷射状，烦躁不安，可出现颈项强直、克氏征及布氏征阳性等脑膜刺激征。重者可有谵妄、神志障碍及抽搐。经治疗后患者通常在 2 ~ 5 d 进入恢复期。

婴儿发作多不典型，除高热、拒食、烦躁及啼哭不安外，惊厥、腹泻及咳嗽较成人多见，而脑膜刺激征可能缺如，前囟未闭者大多突出，对诊断极有帮助，但有时因频繁呕吐、失水也可出现前囟下陷。

4. 恢复期

经治疗后，患者体温逐渐下降至正常，皮肤瘀点、瘀斑逐渐吸收或结痂愈合，意识障碍及精神状态改善，神经系统检查均恢复正常。病程中约 10% 患者的唇周等处可见单纯疱疹，1 ~ 3 周内痊愈。

（二）暴发型

少数患者起病急骤，病情凶险，若不及时抢救，常于 24 h 内死亡。

1. 休克型

旧称华—弗综合征，多见于儿童，但成人病例也非罕见。以高热、头痛、呕吐开始，中毒症状严重，精神极度萎靡，可有轻重不等的意识障碍，时有惊厥。常于 12 h 内出现遍及全身的广泛瘀点、瘀斑，且迅速扩大融合成大片瘀斑伴皮下坏死。循环衰竭是本型的主要表现，面色苍白、四肢厥冷、唇及指端发绀、脉搏细速、血压明显下降、脉压缩小，不少患者血压可降至零，尿量减少或无尿。脑膜刺激征大都缺如，脑脊液大多澄清，仅细胞数轻度增加。血液及瘀点培养多为阳性，易并发 DIC。

2. 脑膜炎型

主要表现为脑膜和脑实质损害，常于 1 ~ 2 d 出现严重的中枢神经系统症状。患者除高热、头痛、呕吐外，迅速进入昏迷，惊厥频繁，锥体束征常阳性，两侧反射不等，血压持续升高，眼底可见视神经乳头水肿。部分患者发展为脑疝，天幕裂孔疝为颞叶的钩回或海马回疝入天幕裂口所致，能压迫间脑及动眼神经，致使同侧瞳孔扩大，光反应消失，眼球固定或外展，对侧肢体轻瘫，继而出现呼吸衰竭。枕骨大孔疝时小脑扁桃体疝入枕骨大孔内，压迫延髓，此时患者昏迷加深，瞳孔明显缩小或散大，瞳孔边缘也不整齐，双侧肢体肌张力增高或强直，上肢多内旋，下肢呈伸展性强直；呼吸不规则，或快、慢、深、浅不等，或呼吸暂停，或为抽泣样、点头样呼吸，或为潮式呼吸，常提示呼吸将突然停止。呼吸衰竭出现前患者可有下列预兆：①面色苍白，呕吐频繁，头痛剧烈，烦躁不安。②突然发生昏迷，惊厥不止，肌张力持续升高。③瞳孔大小不等，明显缩小或扩大，边缘不整齐，对光反应迟钝或消失，眼球固定。④呼吸节律改变。⑤血压上升。

3. 混合型

兼有上述二型的临床表现，常同时或先后出现，是本病最严重的一型。

（三）轻型

多见于流脑流行后期，临床表现轻微头痛、低热及咽痛等上呼吸道症状，可见少数出血点。此型以儿童及青少年多见，患者无意识障碍，脑脊液多无明显变化，咽拭子培养可有脑膜炎奈瑟菌生长。

（四）慢性败血症型

本型较为少见，多见于不完全免疫缺陷或有其他慢性疾病的患者，成年患者较多。病程常迁延数月之久，表现为间歇性发冷、寒战、发热、皮疹、关节痛及全身无力等。约持续 12 h 退热，常为 1 ~ 4 d 发作 1 次。在发病后有 90% 以上患者出现皮疹，以红色斑丘疹最为常见，有些可出现结节性红斑样皮疹，中心可有出血区，呈黯紫色，皮疹多见于四肢，热退后皮疹消退，再次发热时皮疹又复出现。四肢关节痛呈游走性，尤其以发热期为甚。诊断主要依据是发热期的血培养，常需多次检查才获阳性，瘀点涂片阳性率不高。病程中有时可发展为化脓性脑膜炎或心内膜炎而使病情急剧恶化。

（五）特殊人群流脑的特点

1. 婴幼儿流脑的特点

婴幼儿颅骨骨缝及囟门未闭合，中枢神经系统发育尚不完善，故脑膜炎表现常不典型。可有突然高热、咳嗽等呼吸道感染症状及拒乳、呕吐、腹泻等消化道症状；有嗜睡，两眼凝视，烦躁不安，惊叫，惊厥及囟门紧张、饱满或隆起等症状，脑膜刺激征多不明显。

2. 老年人流脑的特点

（1）老年人免疫力低下，血中备解素不足，对内毒素的敏感性增加，故暴发型发病率较高。

（2）临床表现以呼吸道感染症状多见，意识障碍明显，皮肤黏膜瘀点、瘀斑发生率高。

（3）病程长，多在 10 d 左右；并发症多，预后差，病死率高。

（4）实验室检查血白细胞数可能不高，提示病情重，机体反应差。

六、并发症

本病并发症包括继发感染，败血症期播散至其他脏器所致的化脓性病变及脑膜炎本身对脑及其周围组织造成的损害：①继发感染以肺炎多见，尤多见于老年与婴幼儿。其他有压疮、角膜溃疡及因小便潴留而致的尿道感染等。②化脓性迁徙性病变有中耳炎、化脓性关节炎、脓胸、心内膜炎、心肌炎、全眼炎、睾丸炎及附件炎等。③脑及其周围组织因炎症或粘连所致的损害有动眼神经麻痹、视神经炎、听神经及面神经损害、肢体运动障碍、失语、大脑功能不全、癫痫及脑脓肿等。慢性患者，尤其是婴幼儿，因脑室孔或蛛网膜下隙粘连及间脑膜间的静脉发生栓塞性静脉炎，可分别发生脑积水及硬膜下积液。

七、后遗症

可由任何并发症引起，常见为耳聋（小儿发展为聋哑）、失明、动眼神经麻痹、瘫痪、智力或性情改变、精神异常等。

八、辅助检查

（一）血常规

白细胞总数明显增加，一般为（10～30）×10^9/L，中性粒细胞在 80%～90%。有 DIC 者，可见血小板减少。

（二）脑脊液检查

确诊的重要方法。病初或休克型患者，脑脊液多无改变，可在 12～24 h 后复查。典型的脑膜炎期，脑脊液压力升高，外观仍清亮，稍后则浑浊似米汤样或脓样；白细胞计数常达 1×10^9/L，以中性粒细胞为主。蛋白含量显著增高，糖及氯化物明显减少。须强调的是临床上表现为脑膜炎时脑脊液检查应是影像学检查之前的选择。对颅内压升高的患者，腰椎穿刺要慎重，以免引起脑疝。必要时先脱水，穿刺时不宜将针芯全部拔出，而应缓慢放出少量脑脊液做检查。做完腰椎穿刺后患者应平卧 6～8 h，不要抬头起身，以免引起脑疝。

1. 细菌学检查

是确诊的重要手段，应注意标本及时送检。

（1）涂片检查：包括皮肤瘀点和离心沉淀后的脑脊液做涂片染色。皮肤瘀点检查时，用针尖刺破瘀点上的皮肤，挤出少量血液和组织液涂于载玻片上染色后镜检，阳性率可达 80% 左右。脑脊液离心沉淀后涂片阳性率为 60%～70%。

（2）细菌培养：取瘀斑组织液、血液或脑脊液，进行细菌培养。应在使用抗菌药物前收集标本。有脑膜炎奈瑟菌生长时，应做药物敏感性试验。

2. 血清免疫学检查

可协助诊断，多用于已使用抗生素而细菌学阴性者，是近年来开展的流脑快速诊断方法。目前临床常用的抗原检测方法有对流免疫电泳、乳胶凝集、反向间接血凝试验、放射免疫法及酶联免疫吸附试验（ELISA）等。

（三）其他检查

1. 核酸检测

本方法具有灵敏度高及特异性强等特点，且不受抗生素影响，也可对细菌进行分离。

2. RIA 法检测脑脊液 β_2 微球蛋白

流脑患者此蛋白明显升高，并与脑脊液中的蛋白含量及白细胞数平行，甚至早期脑脊液尚正常时即已升高，恢复期降至正常。因此该项检测更敏感，有助于早期诊断、鉴别诊断、病情检测及预后判断。

3. 鲎溶解试验

用来检测血清和脑脊液中的内毒素，有助于革兰阴性菌的诊断。

4. 应用聚合酶链式反应（PCR）技术

检测流脑疑似病例脑脊液和血清标本中脑膜炎奈瑟菌种属及各群的特异性 DNA 片段，以快速诊断流脑疑似病例。

九、诊断

临床将流脑分为疑似病例、临床诊断病例及确诊病例。

（一）疑似病例

疑似病例有以下特点：①冬春季节发病（2～4 月为流行高峰），1 周内有与流脑患者密切接触史，或当地有本病发生或流行；既往未接种过流脑菌苗。②临床表现及脑脊液检查符合化脓性脑膜炎表现。

（二）临床诊断病例

临床诊断病例有以下特点：①有流脑流行病学史。②临床表现及脑脊液检查符合化脓性脑膜炎表现，伴有皮肤黏膜瘀点、瘀斑；或虽无化脓性脑膜炎表现，但在感染中毒性休克表现的同时伴有迅速增多的皮肤黏膜瘀点、瘀斑。

（三）确诊病例

在临床诊断病例基础上，细菌学、流脑特异性血清免疫学检查阳性。

十、鉴别诊断

流脑误诊为其他疾病的，前 3 位分别为上呼吸道感染、其他原因引起的败血症、各种原因的紫癜。而其他疾病误诊为流脑的前 3 位分别为其他细菌所致的化脓性脑膜炎、结核性脑膜炎、脑脓肿。从误诊病例的年龄分布分析，婴幼儿多为上呼吸道感染、高热惊厥、败血症、婴儿腹泻，在成年患者中则多为其他细菌所致的化脓性脑膜炎、结核性脑膜炎等。上述疾病在流脑的诊断鉴别时应重点考虑。此外，本病也应与流行性乙型脑炎和其他病毒性脑膜炎和脑炎鉴别。

（一）其他细菌导致的化脓性脑膜炎

（1）肺炎链球菌脑膜炎：成人多见，多继发于中耳炎、肺炎、颅脑外伤及手术患者，易复发。

（2）流感嗜血杆菌脑膜炎：多见于婴幼儿。

（3）金黄色葡萄球菌脑膜炎：多继发于皮肤感染或败血症。上述化脓型脑膜炎发病均无明显季节性，多散发而不引起流行，无皮肤黏膜瘀点、瘀斑。确诊有赖于细菌学检查。

（二）结核性脑膜炎

起病缓慢，病程较长，有低热、盗汗、消瘦等症状，起病 1～2 周后才出现神经系统症状，皮肤黏膜无瘀点、瘀斑。多有结核病史或密切接触史。脑脊液检查颅内压升高更明显。脑脊液外观浑浊呈毛玻璃状，白细胞多在 $50\times10^6/L$ 以下，以单核细胞增多为主；蛋白质增加，糖及氯化物降低；脑脊液涂片抗酸染色可检出抗酸染色阳性杆菌。

（三）败血症休克型

须与其他细菌所致的败血症及感染型休克鉴别。后者可有原发灶，发病无季节性。确诊有赖于血培养检出其他致病菌。

十一、治疗

（一）普通型流脑的治疗

1. 对症治疗

强调早期诊断，就地住院隔离治疗，密切监护，预防并发症。卧床休息，保持病室安静、空气流通。给予流质饮食，昏迷者宜鼻饲，并予足量输入液体，使每日尿量在 1 000 mL 以上。密切观察病情，保持口腔、皮肤清洁，防止角膜溃疡形成。经常变换体位以防压疮发生，防止呕吐物吸入。高热时给予物理降温及退热药物；颅内压增高者可用 20% 甘露醇脱水治疗，每次 1 ~ 2 g/kg，静脉注射或快速静脉滴注，每 4 ~ 6 h 重复使用；严重毒血症及颅内压增高者可应用肾上腺皮质激素。

2. 病原学治疗

一旦高度怀疑流脑，应在 30 min 内给予抗菌治疗。尽早、足量应用对细菌敏感并能透过血—脑脊液屏障的抗菌药物。

（1）青霉素 G：脑膜炎奈瑟菌对青霉素高度敏感，国内尚未发现明显的耐药菌株。虽然青霉素不易透过血—脑脊液屏障，可是加大药物剂量可使脑脊液中药物达到治疗的有效浓度，获得良好疗效。尤其是用于治疗败血症患者，其疗效更佳。剂量成人每日 20 万 U/kg，儿童（20 万 ~40 万）U/kg，疗程 5 ~ 7 d。

（2）头孢菌素：第三代头孢菌素对脑膜炎奈瑟菌抗菌活性强，易通过血—脑脊液屏障，且毒性低。头孢噻肟剂量，成人 4 ~ 6 g/d，儿童 150 mg/kg，每 6 h 静脉滴注 1 次；头孢曲松成人 2 ~ 4 g/d，儿童 50 ~ 100 mg/kg，每 12 h 静脉滴注 1 次，疗程 7 d。

（3）氯霉素：较易通过血—脑脊液屏障，脑脊液浓度为血浓度的 30% ~ 50%，除对脑膜炎奈瑟菌有良好的抗菌活性外，对肺炎球菌及流感杆菌亦敏感，但需警惕其对骨髓造血功能的抑制，故用于不能使用青霉素患者。剂量成人 50 ~ 100 mg/kg，儿童 50 mg/kg，分次加入葡萄糖溶液内静脉滴注，疗程 5 ~ 7 d。

磺胺类药物曾作为流脑治疗的首选药物，适用于轻型普通型病例，现已很少应用。严重病例应及时选用抗菌谱广、抗菌活性强的第三代头孢菌素，如头孢噻肟每日 150 ~ 300 mg/kg、头孢他啶每日 100 mg/kg、头孢三嗪每日 100 mg/kg 等，可与氨苄青霉素或氯霉素联用。目前脑膜炎奈瑟菌的耐药菌株逐渐增多，从而导致治疗困难。如经 48 ~ 72 h 病情无明显改善，体温波动大，需复查脑脊液，如脑脊液细胞数下降幅度不大，蛋白降低不显著，需重新评价抗生素使用是否合适，并考虑耐药菌株感染的可能性。更换抗生素时可选择氯霉素或美洛培南（每次 20 ~ 40 mg/kg，每 8 h 1 次）等。

（二）暴发型流脑的治疗

1. 休克型的治疗

（1）尽早应用抗菌药物：可联合用药，用法同前。

（2）迅速纠正休克：①扩充血容量及纠正酸中毒治疗，酌情使用晶体液和胶体液，补液量应视具体情况，原则为"先盐后糖、先快后慢"。②血管活性药物的使用，在扩充血容量及纠正酸中毒基础上，使用血管活性药物，常用药物为莨菪碱类如山莨菪碱。

（3）DIC 的治疗：高度怀疑有 DIC 时宜尽早应用肝素，应用肝素时，监测凝血时间，要求凝血时间维持在正常值的 2.5 ~ 3 倍为宜。高凝状态纠正后，应输入新鲜血液、血浆及应用维生素 K。

（4）肾上腺皮质激素的使用：适应证为毒血症症状明显的患者。

（5）保护重要脏器功能：注意脑、心、肝、肾、肺功能，根据情况，予对症治疗。

2. 脑膜脑炎型的治疗

（1）尽早应用抗菌药物：可联合用药，用法同前。

（2）防治脑水肿、脑疝：治疗关键是及早发现脑水肿，积极脱水治疗，预防发生脑疝。

（3）防治呼吸衰竭：在积极治疗脑水肿的同时，保持呼吸道通畅，必要时气管内插管，使用呼吸机治疗。

3. 混合型的治疗

此型患者病情复杂严重，应在积极治疗休克的同时，兼顾脑水肿的治疗。

4. 慢性败血症的治疗

抗生素的应用同普通型。

（三）流脑病原治疗的新进展

近年来国内外对用于流脑病原治疗的药物进行了较多研究，重新确定了首选药物；在用药剂量、药物浓度方面也进行了研究，证实用于治疗流脑的新抗生素在脑脊液中的浓度须 20～200 倍于试管内测定的最小抑菌浓度、一次给药的剂量使脑脊液中的浓度须超过 10 倍最小抑菌浓度，治愈率才可达 90% 以上；并提出所用药物在感染部位必须具有杀菌效果，若采用抑菌剂量会导致治疗失败。

目前常用于流脑病原治疗的药物如下。

1. 青霉素

众所周知，青霉素能阻碍细菌合成细胞壁的组成成分——细胞壁黏肽，使细菌失去细胞壁的保护，不能繁殖和生存；在高浓度时，青霉素不但抑制细菌繁殖，还具有强大杀菌作用。目前青霉素是对脑膜炎奈瑟菌高度敏感的杀菌药，特别是在败血症阶段，能迅速达到高浓度，很快杀菌，作用明显优于磺胺类药。但青霉素不易透过血—脑脊液屏障，即使脑膜炎时也只有 10%～30% 药物透过，所以使用时必须加大剂量，以保证在脑脊液中达到有效浓度。剂量儿童每日 20 万～40 万 U/kg，成人每日 20 万 U/kg，分次静脉滴注，疗程 5～7 d。青霉素高效、低毒且价廉，目前已取代磺胺类药成为治疗流脑的首选药物。

2. 磺胺类药

磺胺类药在 1932 年问世后就用于流脑，是最早用于治疗流脑的特效药。磺胺类药主要阻碍细菌合成核酸，影响其核蛋白的合成，使细菌不能繁殖，发挥抑菌作用。治疗流脑多选用磺胺嘧啶（SD）或磺胺甲噁唑（SMZ），其优点是在脑脊液中浓度高，可达血浓度的 50%～80%，疗效也较理想。但磺胺类药对败血症期疗效欠佳，急性期颅内压高导致呕吐时难以口服，并有可能在输尿管等处沉淀形成结石，故实际应用时受到一定限制。特别应当指出的是，我国 20 世纪 60 年代已报道耐药菌株出现，现在至少达 10%～20%，甚至更高，提示临床选用。

3. 氯霉素

氯霉素能抑制细菌的蛋白质合成，属抑菌药。氯霉素有良好抗菌活性，易透过血—脑脊液屏障，脑脊液浓度为血液浓度的 30%～50%，对流脑及其他化脓性脑膜炎均有较好疗效。但氯霉素不良反应较大，特别是对骨髓造血功能有抑制作用，甚至引起再生障碍性贫血，故选用时要非常慎重，一般不作为首选，新生儿不宜使用。

4. 头孢菌素

主要是第三代头孢菌素，如头孢噻肟等，近年来成为流脑病原治疗药物的新秀。头孢菌素抗菌活性强，易透过血—脑脊液屏障，不良反应小，高效、安全，具有良好的应用前景。自 1989 年以来，国外推荐把头孢噻肟作为治疗流脑的首选药物。但国内仅用于不适合用青霉素或其他药物的患者，因为头孢噻肟与青霉素疗效相当，价格却高得多。

十二、预后

本病普通型如及时诊断，合理治疗则预后良好，并发症及后遗症少见。暴发型病死率较高，其中脑膜脑炎型及混合型预后较差。以下因素与预后有关：①暴发型患者病情凶险，预后较差。②年龄在 2 岁以下及高龄者预后较差。③流行高峰时预后较差。④反复惊厥，持续昏迷者预后差。⑤治疗较晚或治疗不彻底者预后不良。

（一）管理传染源

早期发现患者并进行呼吸道隔离及治疗，应隔离至症状消失后 3 d，一般不少于病后 7 d，同时对接触者进行医学观察 7 d，对健康带菌者或疑似患者均应给予足量磺胺类药物治疗，疗程是 5 d。

（二）切断传播途径

流行期做好卫生宣传教育工作，搞好环境及个人卫生。居室温度在 18～20 ℃，湿度 50%～60% 最适宜，每日开窗通风 3～4 次，每次 15 min 左右，桌面及地面应采用湿式擦拭，使室内空气新鲜湿润。在流脑的好发季节，室内可用食醋及艾叶等熏蒸，以消毒杀灭病菌。在流行区域尽量避免到人多拥挤、通风不畅的公共场所，外出时戴口罩，防止交叉感染。

（三）保护易感人群，提高人群免疫力

1. 疫苗注射

目前国内外广泛应用 A 和 B 两种荚膜多糖疫苗，经过超速离心提纯的 A 群多糖疫苗，保护率为 94%，免疫后平均抗体滴度增加 14.1 倍。国内尚有用多糖疫苗作应急预防者，若 1～2 个月的流脑发病率大于 10/10 万人或发病率高于上一年同时期时，即可在人群中进行预防接种。国内多年来应用脑膜炎多糖体疫苗，保护率达 90% 以上，使我国流脑发病率大大下降。以 6 个月至 15 岁以下儿童为主要接种对象，由农村入伍的新兵、农村进城人员、有免疫缺陷者都应给予预防接种。多年未见本病流行的地区，一旦出现流行，应考虑全员接种，剂量为 0.5 mL 皮下注射 1 次，无明显不良反应。

2. 药物预防

对密切接触者，特别是易感、体弱及带菌者可药物预防，药物最好根据该地区的流行菌群及药敏情况选择。可用磺胺嘧啶（SD），成人每日 2 g，儿童每日 50～100 mg/kg 与等量的碳酸氢钠同服，连服 3 d，但其耐药率较高。在流脑流行时，凡具有发热或头痛、精神萎靡、急性咽炎、皮肤或口腔黏膜出血等 4 项中的 2 项者可给予足量全程的磺胺类药治疗、能有效地降低发病率和防止流行。也可采用利福平或二甲胺四环素进行预防。利福平，成人每日 600 mg，儿童每日 5～10 mg/kg，连服 5 d。

（四）流脑疫苗研究新进展

目前中国流脑疫苗有多糖疫苗及结合疫苗 2 种。多糖疫苗基于 Nm 荚膜多糖抗原研发，该类疫苗应用后能激活具有群特异性的机体免疫反应，对相应群的菌株感染具有免疫作用。目前全球已经临床应用的多糖疫苗有 A、A＋C、A＋C＋Y＋W135 三种，基本涵盖了当前致病性较高、引发病例较多的菌群，前两种目前已纳入国家免疫规划。流脑结合疫苗有 A＋C 群 1 个剂型。研究表明，用流脑 A＋C 结合疫苗代替 A 群多糖疫苗，可使小月龄婴儿得到免疫保护，有利于进一步降低婴幼儿流脑的发病率；用 A＋C＋Y＋W135 群多糖疫苗代替 A＋C 多糖疫苗，可同时获得 4 种常见脑膜炎奈瑟菌菌群的免疫保护，有利于防止 Y 和 W135 群引起的发病或流行。对于在欧美国家流行较多而全球各地散发的 B 群 Nm 菌株，尚未开发出有效疫苗，而当前全球流行菌群正从少数菌群向多数菌群流行变迁，流行菌群的变迁对疫苗的预防会产生一定的影响。

第三节　化脓性脑膜炎

化脓性脑膜炎（简称化脑）是由化脓性细菌所致的中枢神经系统感染病。其临床特点为发热、头痛、呕吐、惊厥甚至昏迷。脑膜刺激征阳性，脑脊液呈化脓性改变。随着早期诊断及抗生素的合理使用，病死率已明显下降，但部分存活病例仍有耳聋、癫痫、面部或肢体瘫痪、智能减退等神经系统后遗症。

一、病原学

多数化脓性球菌及部分杆菌可导致化脓性脑膜炎，除脑膜炎奈瑟菌导致流行性脑膜炎外，其他化脓性脑膜炎致病菌以肺炎链球菌及流感嗜血杆菌最常见，其次有葡萄球菌、肠道革兰阴性杆菌（大肠埃

希菌、克雷伯杆菌、铜绿假单胞菌及沙门均属等）及厌氧菌等。

二、流行病学

（一）发病年龄

小于 2 个月的婴儿化脑患者，病原体多为大肠埃希菌、B 组链球菌及单核细胞增多性李斯特菌；3 个月至 3 岁婴幼儿以流感嗜血杆菌脑膜炎较为多见；2 岁以下幼儿的肺炎链球菌脑膜炎发病率甚高；约 20% 的老年肺炎患者伴菌血症，故本病在老年人发病率也高，但其他各年龄组均可发病。

（二）发病季节

流感嗜血杆菌脑膜炎以冬春季节为多；肺炎链球菌脑膜炎全年均可发病，但冬春两季的发病率较高。

三、发病机制

不同病原菌所致脑膜炎，发病机制有所不同。肺炎链球菌脑膜炎原发病灶为肺炎者，病菌由血循环到达脑膜。中耳炎的病菌可通过被炎症破坏的骨板岩缝以及与脑膜血管相通的血管进入，也可经内耳道、内淋巴管扩展到脑膜。筛窦炎的病菌则可通过神经鞘或血栓性静脉炎而感染脑膜。脑脊液鼻漏患者的鼻部细菌可上行感染脑膜。颅脑外伤者的病菌可直接由创伤处侵入脑膜。有先天畸形的婴儿，如脑脊膜膨出、脑膜皮样窦道及椎管畸形等，病菌可由缺陷处侵入脑膜而致病。现将较为常见的几种化脑介绍如下。

（一）流感嗜血杆菌脑膜炎

绝大多数由 B 组流感嗜血杆菌所致，30% 以上的正常人鼻咽部带有本菌。本病患者常伴有菌血症，细菌通过血液循环到达脑膜为最常见侵入途径。患中耳炎或乳突炎者细菌可直接侵犯脑膜。

（二）革兰阴性杆菌脑膜炎

常发生于 2 岁以内，特别是新生儿，脑膜炎的致病菌以革兰阴性杆菌为主，占 60% ~ 80%，其中以大肠埃希菌为最多见。产前及产时感染者，病菌来自母亲的直肠或产道。患病儿童大多有胎膜早破、产程延长、难产、早产及体重过轻等病史。有先天性解剖缺陷的婴儿如颅骨裂、脊柱裂、脑脊膜膨出或皮肤交通性窦道，致病菌多直接由缺陷处侵入脑膜。新生儿大肠埃希菌败血症可合并脑膜炎，颅脑手术后发生的脑膜炎，50% 由大肠埃希菌或其他革兰阴性杆菌所致。中年人则发生于有基础性疾病的晚期，采用免疫抑制药治疗，留置静脉导管、导尿管等引起败血症，继而发展为脑膜炎。

（三）耳源性脑膜炎

多发生于慢性胆脂瘤性中耳炎和乳突炎基础上，由变形杆菌、大肠埃希菌及其他肠道革兰阴性杆菌所致。可发生在各年龄组，儿童及年轻者可由化脓性中耳炎、急性乳突炎所致；而年长者多发生于慢性化脓性中耳炎急性发作，特别在胆脂瘤型中耳炎的基础上。致病菌可通过侵蚀的骨壁进入颅内；也可由血液感染导致岩尖炎，沿内听道进入颅内。X 线检查常有乳突骨质破坏。

（四）铜绿假单胞菌脑膜炎

较为少见，常由于颅脑手术后感染、颅脑外伤后，诊断或治疗性腰椎穿刺消毒不严所致。

（五）葡萄球菌脑膜炎

多因脑膜附近组织葡萄球菌感染直接扩散或脓肿破裂而发病，如硬膜外脓肿、脑脓肿、颅骨骨髓炎、中耳炎、乳突炎及面部疖痈所致的海绵窦炎等。头颅部创伤及颅脑手术是导致局部葡萄球菌感染的重要原因之一，临床不少病例脑膜炎症状出现于创伤后数日，也可长达数月之后。也可因脐带等其他部位葡萄球菌感染导致败血症及心内膜炎，通过细菌栓子或感染性血栓经血流侵袭脑膜。腰椎穿刺或腰椎麻醉时无菌操作不严密，偶而也可导致本病。脑脊液鼻漏除可导致肺炎球菌脑膜炎外，少数病例也可发生金黄色葡萄球菌脑膜炎。

四、病理

致病菌侵入脑膜后导致脑部毛细血管扩张、充血、通透性增加，产生含大量纤维蛋白的炎症渗出物，广泛分布于蛛网膜下隙，使整个脑组织表面及底部均覆盖一层脓性液体。化脓性球菌感染时，稠厚的脓性纤维素性渗出物主要覆盖于大脑表面，尤其在大脑顶部形成一层帽状纤维蛋白及炎症渗出物，并可迅速形成粘连及包裹性积脓。开始时脓性渗出物多在大脑顶部，进而蔓延至脑底及脊髓膜，有时累及脑室内膜而成脑室内膜炎。若软脑膜及脑室周围的脑实质也有细胞浸润、出血、坏死及变性，则形成脑膜炎。经脑膜间的桥静脉发生栓塞性静脉炎时，可导致硬膜下积液或积脓。病程较长时可发生脑室系统脑脊液循环梗阻，脑室扩张甚至脑室积水或积脓等，从而继发颅内压增高，引起失语、偏瘫等后遗症。

五、临床表现

各种细菌所致的化脓性脑膜炎，有相似临床表现，可归纳为感染、颅内压增高及脑膜刺激征三方面。临床表现可因发病年龄不同有较大差别，年长儿及成人多出现典型表现，囟门未闭的婴幼儿及60岁以上老年人症状可不典型。常见病原菌所致的化脓性脑膜炎的临床特点如下。

（一）肺炎链球菌脑膜炎

发病率仅次于流行性脑膜炎，多见于1岁以下的婴儿（占80%）及老年人，冬春季较多，常继发于肺炎、中耳炎、（副）鼻窦炎、乳突炎及败血症等疾病，少数患者继发于颅脑外伤或脑外科手术后，约20%病例无原发病灶可寻。继发于肺炎链球菌肺炎的脑膜炎，绝大多数发生于起病后1周以内，少数在10 d以上。中耳炎、筛窦炎与脑膜炎的间隔时间多在1周左右；继发于颅脑损伤的脑膜炎则多在1个月以后发生。其炎症渗出物多分布于大脑顶部表面，故早期颈项强直不明显。由于渗出物中纤维蛋白含量多，易导致粘连，或因确诊较晚及治疗不当而并发硬脑膜下积液或积脓、脑积水、脑脓肿等并发症较其他化脓性脑膜炎多见。患者一般病情较重，病程多迁延和反复，脑脊液涂片及培养阳性率较高。

（二）流感嗜血杆菌脑膜炎

绝大多数由B组流感嗜血杆菌所致，80%～90%病例发生在3个月至3岁的婴幼儿，高峰易感年龄是7～12个月，占70%。5岁以后由于体内抗体升高、免疫力增强，发病率明显减低。本病全年均可发生，但以秋冬季节最多。2/3病例在发病前有上呼吸道感染，1/3病例继发于支气管肺炎，经数日或数周后才出现脑膜炎表现。偶见皮疹，常并发硬膜下积液，也可有会厌炎、关节炎、蜂窝织炎及肺炎。易发生轻度贫血。脑脊液涂片常见极短小的革兰阴性杆菌。

（三）葡萄球菌脑膜炎

主要由金黄色葡萄球菌所致，偶见为表皮葡萄球菌。各季节均有发病，但以7、8、9月多见。该病发病率低于脑膜炎奈瑟菌、肺炎球菌及流感嗜血杆菌所致的脑膜炎。在各种化脓性脑膜炎中仅占1%～2%。各年龄组均可患病，较多见于新生儿，常于产后2周以后发病。当糖尿病等患者免疫力低下时也易发生。常先有化脓性病灶如新生儿脐炎、脓疱疮、蜂窝织炎、败血症等，常为金黄色葡萄菌脓毒症的迁徙病灶之一。起病后发热伴持久而剧烈的头痛，颈项强直明显。病初常出现荨麻疹样、猩红热样皮疹或小脓疱。脓疱性瘀点或紫癜，或有皮下脓肿存在，对诊断有助。脑脊液呈脓性、浑浊、易凝固，涂片见成堆革兰阳性球菌。血液及脑脊液培养可获阳性结果。

（四）大肠埃希菌脑膜炎

多见于出生3个月以内的婴儿，特别是新生儿及早产儿。病菌来自母亲的直肠或产道、婴儿肠道等。此外，脊柱裂、尿布皮炎及中耳炎也可为病菌侵入门户。患病儿童大多有胎膜早破、产程延长、难产、早产及体重过轻等病史。一般于产后1～2周内发病。由于前囟未闭、中枢神经系统发育不完善，颅内压增高及脑膜刺激征可以不明显或很晚才出现，体温不一定升高。相反，新生儿凡有拒食、精神萎靡、嗜睡、惊叫、两眼凝视、惊厥及呼吸困难等表现者，均应考虑本病。脑脊液除化脓性改变外，常有臭味。预后差，病死率高。

六、辅助检查

（一）血常规

白细胞总数明显增高，可达（20～40）×10^9/L，以中性粒细胞为主，比例可达 80%～90% 以上。严重者白细胞总数可减少。

（二）脑脊液检查

压力增加，通常是 20～50 cmH$_2$O，但在新生儿、婴儿及儿童中增高不及成人显著。外观浑浊或呈脓性，有时含块状物。白细胞数明显增加，≥1 000×10^6/L，以中性粒细胞为主（80%～95%），约 10% 的患者以淋巴细胞为主。蛋白明显增高，糖及氯化物明显减低。脑脊液涂片及培养可找到病原菌。

（三）细菌学检查

脑脊液沉淀涂片革兰染色可找到病原菌；取鼻咽拭子、血液及脑脊液培养可获得病原菌。血培养的阳性率为 40%～50%。对脑脊液常规阴性者，有时培养也可获致病菌。

七、诊断

早期诊断是保证治疗成功的关键，经过早期正确治疗，可提高治愈率，减少后遗症。典型病例根据临床症状、体征及脑脊液检查可明确诊断。对经过不规则抗生素治疗后的化脓性脑膜炎，脑脊液检查结果不典型，涂片和培养均阴性者，应结合病史及临床表现等综合考虑做出诊断。

八、治疗

化脓性脑膜炎的主要治疗原则是抗菌、对症及支持治疗。

（一）抗生素治疗

1. 抗生素的选用原则

主要原则有：①对病原菌高度敏感。②在脑脊液中浓度高。③能快速杀菌，达到无菌化。

2. 各种细菌性脑膜炎的抗菌治疗

（1）肺炎链球菌脑膜炎：由于本病的炎症反应剧烈，病情较重，脑组织粘连及后遗症发生率高，且近年耐青霉素肺炎链球菌的传播与感染率明显增高，青霉素已不作为肺炎链球菌脑膜炎的首选治疗药物，更不推荐单独用于治疗此病，可用大剂量青霉素或氨苄西林联合氨基糖苷类或喹诺酮类抗菌治疗。青霉素每日 1 000 万～2 000 万 U（儿童每日 20 万～40 万 U/kg），氨苄西林每日 12 g（儿童每日 300 mg/kg），分 3～4 次静脉滴注。如分离菌株对青霉素高度耐药，应选用第三代头孢菌素（头孢噻肟或头孢曲松）联合万古霉素治疗。头孢噻肟每日 8～12 g（儿童每日 225～300 mg/kg），分 3～4 次静脉滴注；头孢曲松每日 4 g（儿童每日 80～100 mg/kg）；万古霉素每日 30～60 mg（儿童每日 60 mg/kg），分 2～4 次静脉滴注。待症状好转、脑脊液接近正常后，减至常规用量继续治疗，总疗程不少于 2 周。

原发病灶如中耳炎、乳突炎、筛窦炎等需同时根治，以防病情反复。

（2）流感嗜血杆菌脑膜炎：本病在无磺胺类药、抗生素时病死率高于 90%，抗生素广泛应用后病死率下降至 10% 以下。近年推荐的抗生素有：①氨苄西林，成人每日 12 g（儿童每日 300 mg/kg），分次肌内注射或静脉滴注。②氯霉素，每日 50～75 mg/kg，分次静脉滴注。由于氯霉素对新生儿的毒性较大，故其剂量宜减为每日 25 mg/kg。

近年对氨苄西林耐药的 B 型流感嗜血杆菌屡有报道，是由细菌产生 β 内酰胺酶破坏青霉素所致。因此，单独应用氨苄西林治疗本病时，应密切观察病情，如用药后临床症状及脑脊液检查无明显改善，应及时改用氯霉素，有条件者应做药敏试验及 β 内酰胺酶测定。头孢菌素如头孢呋辛、头孢噻肟、头孢噻肟及拉氧头孢（羟羧氧酰胺菌素）等在脑脊液中的浓度足以控制流感嗜血杆菌感染，其疗效与氯霉素及氨苄西林相似。

（3）葡萄球菌脑膜炎：金黄色葡萄球菌脑膜炎的病死率甚高，可达 50% 以上。对于甲氧西林敏感产酶金黄色葡萄球菌（MSSA）感染治疗宜选用苯唑西林或氯唑西林，成人每日 8 ~ 12 g，儿童每日 150 ~ 200 mg/kg，分次静脉滴注，同时口服丙磺舒。若对青霉素过敏，或治疗效果不好，如为耐甲氧西林金黄色葡萄球菌（MRSA）感染，可改用万古霉素联合磷霉素或利福平。万古霉素成人每日 2 g，儿童每日 50 mg/kg，分次静脉滴注。利福平的成人每日剂量 600 ~ 900 mg，儿童每日 15 mg/kg，分 2 次口服，用药期间定期检查肝、肾功能。

万古霉素不易通过血—脑脊液屏障，治疗期间最好配合庆大霉素鞘内注射，庆大霉素鞘内注射成人每次 5 000 ~ 10 000 U（5 ~ 10 mg），儿童每次 1 000 ~ 2 000 IU（1 ~ 2 mg）。磷霉素的毒性小，对各种葡萄球菌均具抗菌活性，且可进入各组织及脑脊液中。但细菌易对磷霉素产生耐药，治疗时宜联合用药。成人每日剂量为 16 ~ 20 g，分 2 次静脉滴注。葡萄球菌脑膜炎较易复发，故疗程宜较长，体温正常后继续用药 2 周，或脑脊液正常后继续用药 1 周，疗程常在 3 周以上。治疗期间应予适当支持治疗，颅内压明显增高者给予脱水药。

（4）革兰阴性杆菌脑膜炎：本病除对症治疗及支持治疗外，早期合理选择有效的抗生素治疗极为重要。鉴于近年革兰阴性杆菌常对多种抗生素耐药，一般应结合细菌培养与药物敏感试验结果，决定抗菌药物的选用。

除沙门菌及产碱杆菌脑膜炎外，其他各种革兰阴性杆菌所致者均可选用氨基糖苷类。庆大霉素成人剂量每日为 240 ~ 320 mg（24 万 ~ 32 万 U），儿童每日为 5 ~ 7.5 mg/kg 静脉滴注；妥布霉素每日 5 mg/kg，阿米卡星每日 20 ~ 30 mg/kg，分 2 ~ 3 次静脉滴注。鉴于氨基糖苷类不易透过血—脑脊液屏障，故以往均加用鞘内注射，庆大霉素成人每次 5 ~ 10 mg，每日或隔日注射 1 次。后发现革兰阴性杆菌脑膜炎常合并脑室炎，而鞘内注射后脑室内药物溶度不高，因而宜于脑室内注入药物，或安置脑脊液储存器，由此注入抗生素。

多数第三代头孢菌素对革兰阴性杆菌具有强大抗菌作用，静脉注射后，脑脊液中有较高的浓度，临床报道其治疗革兰阴性杆菌脑膜炎效果良好。头孢噻肟每日 4 ~ 8 g（儿童每日 225 ~ 300 mg/kg），头孢他啶每日 4 ~ 6 g（儿童每日 150 mg/kg），头孢曲松每日 2 ~ 3 g（儿童每日 80 ~ 100 mg/kg），每日 2 ~ 4 次静脉给药，头孢曲松每日 1 ~ 2 次，近年也常用哌拉西林每日 12 ~ 16 g（儿童每日 400 ~ 600 mg/kg），分 4 次静脉注射或滴注。也可采用哌拉西林与庆大霉素或阿米卡星联合治疗。近年来，随着革兰阴性杆菌的耐药率明显上升，如上述药物治疗效果不好，考虑为耐药革兰阴性杆菌感染可能性大，可用美罗培南每日 3 ~ 6 g，与氨基糖苷类联合治疗。

本病预防主要是及时合理地治疗颅脑周围器官炎症和败血症。神经外科手术及腰椎穿刺应注意无菌消毒，严防污染。产科宜避免创伤性分娩。抗菌药物对本病无预防价值。

（5）厌氧菌脑膜炎：较少见，甲硝唑对厌氧菌抗菌作用强，脑脊液中浓度高，是治疗本病的有效药物，成人每日 2 g（儿童每日 15 mg/kg），分 3 ~ 4 次静脉滴注。也可用克林霉素治疗，成人每日 1.8 ~ 2.4 g（儿童每日 25 ~ 40 mg/kg），分 2 ~ 3 次静脉滴注。如能排除脆弱类杆菌感染，也可用大剂量青霉素治疗。

（二）对症支持治疗

高热时用物理或退热药降温；伴有抽搐或惊厥者可给予地西泮，每次 0.2 ~ 0.3 mg/kg（最大剂量不超过 10 mg），缓慢静脉注射，或用苯巴比妥钠负荷剂量 10 ~ 20 mg/kg，12 h 后予以维持量每日 4 ~ 5 mg/kg，肌内注射。此外，有休克或颅内压增高时，应积极采用抗休克及降颅内压处理。保证足够的热量与液体量，对意识障碍及呕吐的患者应暂禁食，予静脉补液，并精确记录 24 h 出入量，仔细检查有无异常的抗利尿激素分泌。如有液体潴留，必须限制液体量至每日 30 ~ 40 mL/kg。当血钠达 140 mmol/L 时，液体量可逐渐增加至每日 60 ~ 70 mL/kg。对年幼、体弱或营养不良者，可补充血浆或少量新鲜血。

（三）肾上腺皮质激素治疗

目前认为在重症化脓性脑膜炎患者的治疗中，适当应用肾上腺皮质激素可减少化脓性脑膜炎时促炎症细胞因子的释放及降低其在脑脊液中的浓度，减轻脑水肿，降低颅内压，并可减轻抗菌治疗过程中产生的炎症反应，其中地塞米松能减少化脓性脑膜炎患者脑组织粘连及耳聋等后遗症的发生率，治疗时应在有效抗生素应用前或同时给药。可予以地塞米松 0.15 mg/kg，每 6 h 1 次，连续应用 4 d，或 0.4 mg/kg，每 12 h 1 次，连续应用 2 d。无菌性脑膜炎及部分治疗后脑膜炎及小于 6 周的婴儿均不宜使用肾上腺皮质激素。

九、预后

目前，发达国家的化脓性脑膜炎患者存活率有了明显改善，总病死率低于 10%，脑膜炎奈瑟菌脑膜炎病死率低于 5%，但持续性后遗症的发生率仍未明显下降，占 10%～30%。

十、预防

化脓性脑膜炎再发的原因多与免疫功能低下、先天畸形、后天损伤、急性期治疗不彻底及其他原发病灶持续存在等因素有关，必须及时治疗。

（一）药物预防

肺炎链球菌脑膜炎的药物预防可试用利福平，剂量 10 mg/kg，每日 2 次。服用 2 日但鼻咽部细菌清除率仅 70%。

（二）免疫预防

1. 肺炎链球菌脑膜炎

目前有 23 价肺炎链球菌疫苗推荐适用于 2 岁以上肺炎链球菌疾病高危人群，包括年龄在 65 岁以上、糖尿病、充血性心力衰竭、肝病、肾病、其他心肺疾病、HIV 感染、脑脊液渗漏、慢性酗酒及脾切除患者。前往肺炎链球菌疾病高发区者也应接种。

2. 流感嗜血杆菌脑膜炎

流感嗜血杆菌 B 型荚膜多糖疫苗由磷酸多糖基核醇（PRP）组成，在 18 个月至 6 岁儿童有效率为 90%，但对婴儿无效，而此组人群对流感嗜血杆菌高度易感。两种组合疫苗、白喉 CRM197 蛋白结合疫苗（HbOC）及脑膜炎奈瑟菌结合疫苗（PRP-OMP）可适用于所有儿童。

第二章

病毒感染性疾病

第一节　流行性感冒

流行性感冒，简称流感，是由流感病毒引起的、经飞沫传播的急性呼吸道传染病，临床上有急起畏寒、高热、头痛、乏力、全身肌肉酸痛和轻度呼吸道症状，传染性强，但病程短，常呈自限性，老年人和伴有慢性呼吸道疾病或心脏病患者易并发肺炎，且有导致死亡的可能。

一、病原学

流感病毒属正黏病毒科，是 RNA 病毒，病毒颗粒呈球形或细长形，直径为 80～120 nm，有双层类脂包膜，膜上有两种糖蛋白突起，即血凝素（HA）和神经氨酸酶（NA），均具有抗原性。

血凝素促使病毒吸附到细胞上，故其抗体能中和病毒，在免疫学上起主要作用；神经氨酸酶功能与细胞释放病毒有关，故其抗体不能中和病毒，但能限制病毒释放，缩短感染过程。类脂膜下面为基质（M）蛋白形成的球形蛋白壳，裹在蛋白壳内的为核壳体，呈对称螺旋状，由核蛋白（NP），3 种聚合酶蛋白（PB_1、PB_2、PA）和病毒单链的 RNA 构成，3 种聚合酶蛋白与病毒 RNA 转录有关。根据 NP 抗原特异性的不同，流感病毒可分为甲、乙、丙三型。甲型流感病毒又按 HA 与 NA 抗原特异性的不同，分为若干个亚型（$H_1 \sim H_{16}$，$N_1 \sim N_9$），根据每一亚型的抗原漂移情况，又可分成不同的病毒株。乙型流感病毒存在着 Victoria 和 Yamagata 两个抗原不同的种系。流感病毒的核酸是分节段的、单负链 RNA，甲、乙型分 8 个片段，丙型分 7 个片段，每个基因片段分别编码其特异的多肽。流感病毒不耐热，56 ℃数分钟即失去致病力。干燥、紫外光、乙醚、甲醛、升汞、乙醇、苯酚、含氯石灰（漂白粉）等均可使病毒灭活。可用鸡胚及人胚肾、猴肾和人羊膜细胞等组织培养作病毒分离，对有 O 相变异的毒株，可用狗肾传代细胞（MDCK）作病毒分离。动物接种以雪貂最敏感，也可用小白鼠。流感病毒的抗原性极易发生变异，尤以甲型为甚，发生变异的抗原主要是 HA 和 NA。有时只有一种抗原发生变异，有时两种抗原同时发生变异。迄今，人甲型流感病毒有 3 种 HA（H_1、H_2、H_3）和 2 种 NA（N_1、N_2）发生变异。流感病毒抗原性变异可分为两种形式：一种是所有流感病毒所共有的叫抗原性漂移，是由编码 HA 的基因发生一系列点突变，后者的累积导致了氨基酸序列的改变进而改变了 HA 蛋白分子上的位点。另一种是甲型流感病毒所特有的抗原性转换，是由于两株不同毒株同时感染单个细胞，造成病毒基因重新组合，使血凝素或（与）神经氨酸酶同时发生变化，导致新型的出现，基因重新组合的场所最可能发生在猪体内。甲型流感病毒为人与鸡、鸭、猪、马等共患，人和动物流感病毒之间的这种抗原性转换，更促发了甲型流感病毒的变异。通过人—人传播迅速蔓延到全球范围内的"人感染猪流感"疫情，WHO 初始将此型流感称为"人感染猪流感"，后将其更名为"甲型 H_1N_1 流感"。病原为新甲型 H_1N_1 流感病毒株，病毒基因中包含有猪流感、禽流感和人流感 3 种流感病毒的基因片段，它在人群中的传播能力远高于季节性流感。据 WHO 估计，此次流感波及 214 个国家和地区，死亡病例达 18 500 人（事实上远高于此），数千万到 2 亿人感染。

由于流感病毒基因具有严格的宿主性，即人的流感病毒不能直接感染禽；反之，禽的流感病毒不能直接感染人。但自 1997 年 5 月中国香港首次发生人感染高致病性禽流感病毒 H_5N_1 株后，2003 年至 2012 年 4 月 2 日全球累计报告人感染高致病性 H_5N_1 禽流感病毒 608 例，死亡 359 例，病死率达 50% 以上，疫情发展到 15 个国家，但尚无人一人传播依据。给全球带来了极大的震撼和挑战。

二、流行病学

本病的流行特点是：突然发病，发病率高，迅速蔓延，流行过程短但能多次反复。

（一）传染源

患者是主要传染源，自潜伏期末即可传染，病初 2 ~ 3 d 传染性最强，体温正常后很少带毒，排毒时间可长至病后 7 d。病毒存在于患者的鼻涕、口涎、痰液中，并随咳嗽、喷嚏排出体外。部分人感染后可不发病，成为隐性感染者。带毒时间虽短，但在人群中易引起传播，迄今尚未证实有长期带毒者。

（二）传播途径

主要通过空气飞沫传播，病毒存在于患者或隐性感染者的呼吸道分泌物中，通过说话、咳嗽或喷嚏等方式散播至空气中，病毒在空气中可存活 30 min，易感者吸入后即能感染。传播速度取决于人群的拥挤程度。通过污染食具或玩具的接触，也可起传播作用。

（三）易感人群

人群对流感病毒普遍易感，与年龄、性别、职业等都无关。抗体于感染后 1 周出现，2 ~ 3 周达高峰，1 ~ 2 个月后开始下降，1 年左右降至最低水平。抗体存在于血液和鼻分泌物中，但鼻分泌物的抗体仅为血液中的 5% 左右。流感病毒 3 个型别之间无交叉免疫，感染后免疫维持时间不长，据现场观察，感染 5 个月后虽血中有抗体存在，但仍能再次感染同一型病毒。呼吸道产生分泌型抗体，能阻止病毒的侵入，但当局部黏膜上皮细胞脱落后，即失去其保护作用，故局部抗体比血液中抗体更为重要。

（四）流行特征

流行性感冒发病呈全球性分布，在温带，一般是在秋冬季到春季流行，在局部地区一般持续 4 ~ 6 周，在 2 ~ 3 个月传播至其他地区；在大多数热带和亚热带地区，本病可全年发生，每年会有 1 ~ 2 次高峰。甲型流感病毒因其抗原性易发生变异而产生新的亚型，易引起世界性大流行；乙型的抗原性变异较小，只形成变种而无新的亚型出现，故常造成局部暴发或小流行；丙型无抗原性变异，仅以散在形式出现，主要侵犯婴幼儿。目前全球每年约 10% 人口即 6 亿人患流行性感冒，在人群中流行的主要有 H_1N_1、H_3N_2 亚型和乙型流感病毒。

三、发病机制

带有流感病毒颗粒的飞沫（直径一般 < 10 μm）吸入呼吸道后，病毒的神经氨酸酶破坏神经氨酸，使黏蛋白水解，糖蛋白受体暴露，糖蛋白受体乃与血凝素中的糖蛋白发生特异性结合，它能被血凝素抗体所抑制。在人的呼吸道分泌物中，有一种可溶性黏液蛋白，也具有流感病毒受体，能结合血凝素，从而抑制病毒侵入细胞，但只有在流感症状出现后，呼吸道黏液分泌增多时，才有一定的防护作用。病毒穿入细胞时，其包膜丢失在细胞外。在感染早期，流感病毒 RNA 被转运到细胞核内，在病毒转录酶和细胞 RNA 多聚酶 Ⅱ 的参与下，病毒 RNA 被转录完成并形成两种互补的 RNA，一种与多核糖体结合而作为 mRNA，用于病毒蛋白的合成；另一种作为病毒 RNA 合成的模板，在复制酶的参与下复制出病毒 RNA，再移行到细胞质中参加装配。核蛋白在细胞质内合成后，很快转移到细胞核，与病毒 RNA 结合成核衣壳，然后再移行到细胞膜部位进行装配。病毒成熟前，各种病毒成分已结合在细胞表面，最后通过芽生的方式，使局部的细胞膜向外隆起，包围住结合在细胞膜上的核衣壳，成为新合成的有感染性的病毒体。此时神经氨酸酶可水解细胞表面的糖蛋白，释放 N-乙酰基神经氨酸，促使完整病毒颗粒从细胞释放。一个复制过程的周期为 4 ~ 6 h，排出的病毒扩散感染到附近细胞，并使大量呼吸道纤毛上皮细胞受染、变性、坏死和脱落，产生炎症反应，临床上可出现发热、肌肉痛和白细胞减低等全身毒血症样

反应，但不发生病毒血症。单纯型流感的病理变化主要是呼吸道纤毛上皮细胞变性、坏死和脱落，起病4~5 d后，基底细胞层开始增生，形成未分化的上皮细胞，2周后纤毛上皮细胞重新出现和修复。流感病毒肺炎型则有肺脏充血和水肿，切面呈黯红色，气管和支气管内有血性分泌物，黏膜下层有灶性出血、水肿和细胞浸润，肺泡腔内含有纤维蛋白和渗出液，呈现浆液性出血性支气管肺炎，应用荧光抗体技术可检出流感病毒。若合并金黄色葡萄球菌感染，则肺炎呈片状实变或有脓肿形成，易发生脓胸、气胸。如并发肺炎链球菌感染，可呈大叶或小叶实变。

四、临床表现

本病的潜伏期一般为1~3 d（数小时至4 d）。临床上可有急起高热，全身症状较重而呼吸道症状并不严重，表现为畏寒、发热、头痛、乏力、全身酸痛等。体温可达39~40 ℃，一般持续2~3 d后渐退。全身症状逐渐好转，但鼻塞、流涕、咽痛、干咳等上呼吸道症状却更显著，少数患者可有鼻出血、食欲缺乏、恶心、便秘或腹泻等轻度胃肠道症状。体检患者呈急病容，面颊潮红，眼结膜轻度充血和眼球压痛，咽充血，口腔黏膜可有疱疹，肺部听诊仅有呼吸音增粗，偶闻胸膜摩擦音。症状消失后，仍感软弱无力，精神较差，体力恢复缓慢。

（一）肺部并发症

1. 原发性病毒性肺炎

本病较少见，多见于原有心、肺疾病者（特别是风湿性心脏病、二尖瓣狭窄患者）或孕妇。肺部病变以浆液性出血性支气管肺炎为主，有红细胞外渗、纤维渗出物和透明膜形成。临床上有高热持续不退、气急、发绀、阵咳、咯血等症状，体检发现双肺呼吸音低，满布哮鸣音，但无实变体征，病程可长达3~4周，外周血白细胞计数低下，中性粒细胞减少。肺CT表现以双侧、多段、外带肺部毛玻璃密度影改变为主。X线检查双侧肺部呈散在性絮状阴影。患者可因心力衰竭或周围循环衰竭而死亡。痰与血培养均无致病菌生长，痰液中易分离到流感病毒，抗菌药物治疗无效，病死率较高。

2. 继发性细菌性肺炎

以单纯型流感起病，2~4 d后病情加重，体温增高并有寒战，全身中毒症状明显，咳嗽剧增，咳脓痰，伴有胸痛。体检可见患者呼吸困难，发绀，肺部布满湿啰音，有实变或局灶性肺炎体征。外周血白细胞和中性粒细胞显著增高，流感病毒不易分离，但在痰液中能找到致病菌，以金黄色葡萄球菌、肺炎链球菌和流感嗜血杆菌为多见。

3. 病毒与细菌混合性肺炎

流感病毒与细菌性肺炎同时并存。起病急，高热持续不退，病情较重，可呈支气管肺炎或大叶性肺炎。

（二）肺外并发症

1. 瑞氏（Reye）综合征

是甲型和乙型流感的肝脏、神经系统并发症，也可见于带状疱疹病毒感染。本病限于2~16岁的儿童，因与流感有关，可呈暴发流行。临床上在急性呼吸道感染热退数日后出现恶心、呕吐，继而嗜睡、昏迷、惊厥等神经系统症状，有肝肿大，但无黄疸，脑脊液检查正常，无脑炎征，血氨可增高，肝功能轻度损害，脑部病理变化仅见脑水肿和缺氧性神经细胞退行性变，肝细胞有脂肪浸润。病因不明，近年来认为与服用阿司匹林有关。

2. 中毒性休克综合征

多在流感后出现，伴有呼吸衰竭，X线胸片可显示急性呼吸窘迫综合征，但肺炎病变不明显。血液中可有流感抗体上升，气管分泌物可找到致病菌，以金黄色葡萄球菌为多见。

3. 横纹肌溶解综合征

是局部或全身骨骼肌坏死，表现为肌痛和肌弱，血清肌酸磷酸酶升高和电解质紊乱，可有急性肾衰竭。

4. 其他中枢神经系统并发症

可引起脑炎、急性坏死性脑病、类似吉兰—巴雷综合征的脊髓炎等。

五、辅助检查

（一）血常规

白细胞总数减少，淋巴细胞比例相对增加，嗜酸性粒细胞消失。合并细菌性感染时，白细胞总数和中性粒细胞比例增多。

（二）免疫荧光或免疫酶染法检测抗原

取患者鼻洗液中黏膜上皮细胞的涂片标本，用荧光或酶标记的流感病毒免疫血清染色检出抗原，快速且灵敏度高，有助于早期诊断。如应用单克隆抗体检测抗原则能鉴别甲、乙、丙型流感。

（三）聚合酶链反应（PCR）测定流感病毒 RNA

它可直接从患者分泌物中检测病毒 RNA，具有直接、快速、敏感等特点，便于早期、快速诊断。

（四）病毒分离

将急性期患者的含漱液接种于鸡胚羊膜囊或尿囊液中进行病毒分离。

（五）血清学检查

采集患者急性期（病后 5 d 之内）和恢复期（病后 3~4 周）的血清，用当前国内代表性毒株或当地新分离到的病毒株为抗原，行血凝抑制试验，如效价有 4 倍以上增长，即可诊断为流感病毒感染。应用中和免疫酶试验测定中和滴度，可检测中和抗体，有助于回顾性诊断和流行病学调查。

六、诊断

当流感流行时诊断较易，可根据：①接触史和集体发病史。②典型的症状和体征。散发病例则不易诊断，如单位在短期内出现较多的上呼吸道感染患者，则应考虑流感的可能，应作进一步检查，予以确定。

七、鉴别诊断

本病应与下列疾病相鉴别。

（一）普通感冒

主要为鼻塞、流涕、打喷嚏、咽痛等，全身症状较轻，无明显中毒症状。血清学和免疫荧光等检验可明确诊断。

（二）SARS

早期症状与流感相似，有高热、关节肌肉酸痛、乏力等，但患者一般无明显的卡他症状，稍有咳嗽，以后迅速出现肺部炎性改变，有胸闷、呼吸困难等，外周血淋巴细胞减少。血清学和病毒核酸等检查可明确诊断。

（三）流行性脑脊髓膜脑炎（流脑）

流脑早期症状往往类似流感，但流脑有明显的季节性，儿童多见。早期有剧烈头痛、脑膜刺激症状、皮肤瘀点、口唇疱疹等均可与流感相鉴别。脑脊液检查可明确诊断。

（四）军团病

本病多见于夏秋季，临床上表现为重型肺炎，白细胞总数增高，并有肝、肾并发症，但轻型病例类似流感。红霉素、利福平和庆大霉素等抗生素对本病有效，确诊有助于病原学检查。

（五）支原体肺炎

与原发性病毒性肺炎的 X 线表现相似，但前者的病情较轻，冷凝集试验和 MG 链球菌凝集试验可呈阳性。

八、治疗

(一) 对症处理

流感患者应及早卧床休息，多饮水，防止继发感染。高热与肌痛较重者可用解热镇痛药，但应防止出汗过多所致的虚脱，在儿童中禁用阿司匹林，防止 Reye 综合征的发生。干咳者可用喷托维林（咳必清）、棕色合剂或可待因。高热、中毒症状较重者，应予以输液与物理降温，密切观察病情，及时处理并发症，如有继发细菌感染时，针对病原菌及早使用适宜的抗菌药物。中药如感冒冲剂、板蓝根冲剂在发病最初 1 ~ 2 d 使用，可减轻症状，但无抗病毒作用。

(二) 抗病毒治疗

在出现流感症状后 48 h 内使用最为有效，可缓解流感症状，减少病程 1 ~ 3 d，对减少并发症和住院率可能起到作用。①金刚烷胺或金刚乙胺：M2 离子通道蛋白抑制药，阻止病毒穿入细胞和脱衣壳，该药仅对甲型流感病毒有作用。轻症甲型流感早期用药可降低体温，缩短病程，但易产生耐药，同时也可出现眩晕、失眠等不良反应。肝、肾功能不良者慎用，孕妇、婴儿、精神病或癫痫患者禁用。成人剂量为每日 200 mg，分 2 次服用，儿童（1 ~ 9 岁）为每日 5 mg/kg，分 2 次服用，疗程为 5 ~ 7 d。②扎那米韦或奥塞米韦：可选择性抑制流感病毒表面的神经氨酸酶，从而阻断流感病毒从感染细胞中释放及播散，对甲、乙型流感病毒有抑制作用，可用于甲、乙型流感的治疗和预防。扎那米韦需吸入给药，9 岁以上，100 mg，2 次/d，疗程为 5 ~ 7 d。奥塞米韦口服给药，成人剂量为 75 mg，2 次/d，疗程为 5 d。该类药的不良反应少，偶有恶心、呕吐等。对 2009 年甲型 H_1N_1 流感病毒株遗传和表型分析表明，病毒对神经氨酸酶抑制药奥司他韦和扎那米韦敏感，但对金刚烷胺有抗性。

九、预防

(一) 早期发现和迅速诊断流感

及时报告、隔离和治疗患者。WHO 有完整的全球流感监测网络系统（GISRS），该系统主要作用就是监测全球流感病毒的抗原变化，指导每年流感疫苗株的选择及为疫苗生产提供病毒样品等。我国流感网络监测中心成立于 1957 年，1981 年加入 WHO 组织的国际流感监测网。凡遇以下情况，应疑有本病流行，及时上报疫情：①门诊呼吸道感染患者连续 3 d 持续增加，并有直线上升趋势。②连续出现临床典型流感病例。③有发热等感冒患者 2 例以上的家庭连续增多。遇上述情况，应采取措施，早期就地隔离，采集急性期患者标本进行病毒分离和抗原检测，以早期确诊和早期治疗，减少传播，降低发病率，控制流行。在流行期间应减少大型集会和集体活动，接触者应戴口罩。

(二) 药物预防

对无保护的人群和养老院人员进行药物预防。金刚烷胺与金刚乙胺预防甲型流感有一定效果，奥塞米韦对预防甲型、乙型流感有一定效果。也可试用中草药预防。抗病毒药物用于预防流感时通常每日 1 次用药，疗程可分为：①用药 4 ~ 8 周，适合特定人群的较长期的预防用药。②用药 2 周，暴发流行时的一般疗程。③用药 2 ~ 6 周，接种疫苗后至产生抗体前，与需要接种 1 次还是 2 次疫苗有关。④用药 1 周，流感大流行时暴露后预防用药。

(三) 疫苗预防

对儿童和 65 岁以下的成年人接种流感疫苗，可以减少发病率 70% ~ 90%。对 65 岁以上的老人，预防接种可能只减少发病率 30% ~ 40%，但可减少流感导致的病死率 20% ~ 80%。以下人群应优先考虑接种流感疫苗：65 岁以上的老人或 6 ~ 23 个月的儿童；有基础疾病者，如糖尿病、慢性心肺疾病、器官移植、肾功能不全患者；医务人员或其他与流感患者有较多接触机会的人。流感疫苗可分为减毒活疫苗和灭活疫苗两种，接种后在血清和分泌物中出现抗血凝素抗体和抗神经氨酸酶抗体或细胞毒性 T 淋巴细胞反应，前两者能阻止病毒入侵，后者可降低疾病的严重度和加速复原。减毒活疫苗经鼻喷入后使局部产生抗体，阻止病毒吸附，接种后半年至 1 年左右可预防同型流感，发病率可降低 50% ~ 70%。2003 年，以基因重配技术为基础的类似流感活疫苗在美国获得了批准，用于流感的预防。在保护效果方面，流感活疫苗与二价灭活疫苗相当。灭活疫苗包括多价纯化的灭活疫苗和裂解的亚单位疫苗。由于流感病毒经常变异，疫苗使用中的主要问题是毒种的选择，自 1998 年 WHO 每年 2 次公布南半球及北半球推荐疫苗抗原，制造疫苗的毒株力求接近流行株。在我国流感病毒疫苗接种日期在每年 9 ~ 11 月，除幼儿外，一剂灭活疫苗应对各年龄组人群都有免疫原性，6 个月以上到 9 岁的儿童应接种 2 剂疫苗，间隔时间至少为 4 周，保护率可达 70% ~ 90%。

第二节　严重急性呼吸综合征（SARS）

严重急性呼吸综合征（SARS）是 2003 年新出现的以发热、呼吸道症状为主要表现的具有传染性的临床综合征。其中重症病例易迅速进展为急性呼吸窘迫综合征（ARDS）而死亡。该病曾涉及 30 多个国家和地区，以我国和东南亚诸国受影响最重，给人民健康和社会经济造成了严重危害。WHO 在病原体未明确前，将该病称为严重急性呼吸综合征，国内一般称传染性非典型肺炎，其实质为 SARS 冠状病毒引起的病毒性肺炎。

一、病原学

2002 年 11 月起在我国广东省部分地区出现该病，迅速扩散至我国内地 24 个省、自治区、直辖市，短时间内在全球共波及亚洲、美洲、欧洲等 32 个国家和地区，一度引起民众恐慌。2003 年 3 月 17 日，WHO 建立了全球网络实验室，开始了 SARS 病因的联合攻关，经过全球 9 个国家 13 个网络实验室的科学家努力，4 月 16 日 WHO 在日内瓦宣布，一种新的冠状病毒是 SARS 的病原，并将其命名为 SARS 冠状病毒（SARS-CoV）。

经典冠状病毒包括 3 个群，第一、第二群主要为哺乳动物冠状病毒，第三群主要为禽类冠状病毒。人冠状病毒有两个血清型（HCoV-229E，HCoV-OC43），是人呼吸道感染的重要病原，人类 20% 的普通感冒由冠状病毒引起，冠状病毒也是成人慢性支气管炎急性加重的重要病因之一。基因组学研究结果表明，SARS-CoV 的基因与已知 3 个群经典冠状病毒均不相同，但与第二群的关系最近，有专家建议归为第二群里的一个亚群。

SARS-CoV 属冠状病毒科冠状病毒属，为有包膜病毒，直径多为 60 ~ 120 nm，包膜上有放射状排列的花瓣样或纤毛状突起，长约 20 nm 或更长，基底窄，形似皇冠，与经典冠状病毒相似。

SARS-Cov 基因组为单股正链 RNA，由大约 30 000 个核苷酸组成，与经典冠状病毒仅有约 60% 的同源性，但基因组的组织形式与其他冠状病毒相似。基因组 RNA 约 2/3 为开放阅读框架（ORF）1a/1b，编码 RNA 多聚酶（Rep），该蛋白直接从基因组 RNA 翻译，形成多蛋白前体，后者进一步被病毒主要蛋白酶切割，主要负责病毒的转录和复制。Rep 的下游有 4 个 ORF，分别编码 S、E、M、N4 种结构蛋白。

病毒包膜为双层脂膜，外膜蛋白包括糖蛋白 S、M 和小衣壳 E 蛋白。M 糖蛋白与其他冠状病毒糖蛋白不同，仅有短的氨基末端结构域暴露于病毒包膜的外面。长而弯曲的螺旋状核衣壳结构由单一分子的基因组 RNA、多分子的碱性 N 蛋白以及 M 蛋白的羧基末端组成。S 蛋白负责细胞的黏附、膜融合以及诱导中和抗体，相对分子质量为 150 000 ~ 180 000，包括胞外域、跨膜结构域以及短羧基末端的胞质结构域。在经典冠状病毒中，E 蛋白和 M 蛋白可能组成最小的装配单位，E 蛋白对病毒的组装发挥关键作用，M 蛋白对于病毒核心的稳定发挥重要作用。与其他冠状病毒不同的是，SARS-CoV 在 S 和 E 之间以及 M 和 N 之间有多于 50 个氨基酸的多肽潜在编码序列，M 和 N 之间还有少于 50 个氨基酸的多肽潜在编码序列，这些潜在多肽与任何其他蛋白都没有序列的相似性。

室温 24 ℃条件下，病毒在尿液里至少可存活 10 d，在腹泻患者的痰液和粪便里能存活 5 d 以上，在血液中可存活约 15 d，在塑料、玻璃、马赛克、金属、布料、复印纸等多种物体表面均可存活 2 ~ 3 d。病毒对温度敏感，随温度升高抵抗力下降，37 ℃可存活 4 d，56 ℃加热 90 min、75 ℃加热 30 min 能够灭活病毒。紫外线照射 60 min 可杀死病毒。病毒对有机溶剂敏感，乙醚 4 ℃条件下作用 24 h 可完全灭活病毒，75% 乙醇作用 5 min 可使病毒失去活力，含氯的消毒剂作用 5 min 可以灭活病毒。

二、流行病学

（一）传染源

目前已知 SARS 患者是主要的传染源。一般来说传染性随病程进展和症状加重而增强，发病第 2 周最具有传染性。极少数患者刚有症状即具有传染性，有少数"超级传染者"可感染多人甚至数十人，但也有部分从未感染其他人。SARS-CoV 可能源于动物，从果子狸分离的冠状病毒与人类的 SARS-CoV 基因序列高度符合。

（二）传播途径

近距离呼吸道飞沫传播，即通过与患者近距离接触，吸入患者咳出的含有病毒颗粒的飞沫，是 SARS 传播最重要的途径。气溶胶传播，即通过空气污染物气溶胶颗粒这一载体在空气中作中距离传播，被高度怀疑为严重流行疫区医院和个别社区暴发的传播途径之一。通过手接触传播是另一种重要的传播途径。目前尚不能排除经肠道传播的可能性。

（三）易感人群

一般认为人群普遍易感，但儿童感染率较低，原因尚不清楚。SARS 症状期患者的密切接触者是 SARS 的高危人群之一。医护人员、患者家属在治疗、护理、陪护、探望患者时，如果防护措施不力，极易感染 SARS。从事 SARS-CoV 相关实验室操作的工作人员和果子狸等野生动物饲养销售的人员，也是可能被感染的高危人群。

三、发病机制

人类对 SARS 的认识还很肤浅，详细的发病机制并不清楚。体外实验表明，SARS-CoV 进入人体细胞是通过与细胞膜融合而不是通过入胞作用实现的。血管紧张素转换酶Ⅱ（ACE2）作为 SARS-CoV 的受体之一介导 SARS-CoV 进入细胞。SARS-CoV 在呼吸道黏膜上皮内复制，进一步引起病毒血症。被病毒侵染的细胞包括气管和支气管上皮细胞、肺泡上皮细胞、巨噬细胞、肠道上皮细胞、肾脏远端曲管上皮细胞等。

肺组织是 SARS-CoV 作用的主要靶器官之一，它对 SARS-CoV 感染的反应可表现为肺间质内有巨噬细胞和淋巴细胞渗出，激活的巨噬细胞和淋巴细胞可释放细胞因子和自由基，进一步增加肺泡毛细血管的通透性和诱发成纤维细胞增生。肺泡上皮细胞（特别是Ⅰ型肺泡上皮细胞）受累可损伤呼吸膜气血屏障的完整性，同时伴有炎症性充血，引起浆液和纤维蛋白原的大量渗出，渗出的纤维蛋白原凝集成纤维素，进而与坏死的肺泡上皮碎屑共同形成透明膜。受损的肺泡上皮细胞脱落到肺泡腔内可形成脱屑性肺泡炎，且肺泡腔内含有多量巨噬细胞，增生脱落的肺泡上皮细胞和巨噬细胞可形成巨细胞。肺脏的以上改变符合弥漫性肺泡损伤（DAD）的渗出期变化。病变严重或恢复不良的患者随后出现 DAD 的增殖期和纤维化期的变化，增生的细胞包括肌成纤维细胞和成纤维细胞，并产生Ⅰ型和Ⅲ型胶原纤维。由于 DAD 和弥漫性肺实变致血氧饱和度下降，以及血管内皮细胞损伤等因素所引起的弥散性血管内凝血，常常造成多器官功能衰竭而导致患者死亡。

肠道也是 SARS-CoV 攻击的靶器官之一。在 SARS 患者的小肠黏膜上皮也发现有 SARS-CoV 的存在，肠道和肾脏远端曲管上皮细胞被病毒侵染，在疾病的传播方面有一定流行病学意义。

SARS-CoV 作用的另一类靶器官为免疫器官（淋巴结、脾脏等），大多数情况下，SARS-CoV 感染时，人体免疫系统能够激发体液免疫和细胞免疫反应并逐渐控制感染、清除病毒。SARS-CoV 感染可导致患者淋巴细胞明显减少和外周淋巴组织的病理损伤。多数 SARS 患者外周血白细胞计数正常或降低，而 $CD3^+$、$CD4^+$、$CD8^+$ T 淋巴细胞明显低于正常人，病情越重，T 淋巴细胞计数下降越明显。患者体内出现的病毒 N 蛋白和核酸可以作为 SARS-CoV 早期感染的标志。N 蛋白能诱发较强的免疫反应，因此可用于抗体检测。对于抗体的检测表明，一般发病后 1 周，患者体内的 IgM 开始产生，最多可持续 3 个月；7 ~ 10 d IgG 开始产生，随后逐渐升高，1 个月左右抗体滴度达到高峰并全部阳转，至患者恢复后 1 年仍可呈阳性。

四、病理

肺脏是主要的病变器官。肉眼观察所见类似大叶性肺炎的肝样变。光镜在病程 10 d 左右显示肺水肿、纤维素渗出、透明膜形成。肺泡腔内巨噬细胞聚集和增生的肺泡 Ⅱ 型肺泡细胞内渗出物和透明膜极化，肺泡间隔成纤维细胞增生。最后形成肺泡闭塞、萎缩和全肺实变。少数病例出现纤维化甚至硬化。经支气管活检标本显示类似变化，在增生的肺泡上皮及渗出的单核细胞胞质内可见病毒包涵体。电镜观察显示肺泡上皮特别是 Ⅱ 型细胞增生。板层体减少、内质网增生扩张，并可见病毒颗粒。脾脏和淋巴结等免疫器官也是 SARS 的重要侵犯器官之一。部分患者脾脏肿大，但也有部分脾脏缩小，镜下可见白髓萎缩、淋巴细胞减少、组织细胞增多。部分患者淋巴结肿大，镜下见淋巴滤泡均有萎缩，甚至消失，淋巴细胞减少，有的尚见出血及坏死。其他器官如心、肝、肾、肾上腺、脑、骨髓、胰腺及生殖器官均有不同程度的病变。

五、临床表现

（一）潜伏期

SARS 的潜伏期通常限于 2 周之内，一般为 2 ~ 10 d。

（二）临床症状

急性起病，自发病之日起，2 ~ 3 周内病情都可处于进展状态。主要有以下 3 类症状。

（1）发热及相关症状：常以发热为首发和主要症状，体温一般高于 38 ℃，常呈持续性高热，可伴有畏寒、肌肉酸痛、关节酸痛、头痛、乏力。在早期，使用退热药可有效；进入进展期，通常难以用退热药控制高热。使用糖皮质激素可对热型造成干扰。

（2）呼吸道症状：常无上呼吸道卡他症状，少数患者出现咽痛。咳嗽不多见，部分可有干咳。严重者渐出现呼吸加速、气促，甚至呼吸窘迫。呼吸困难和低氧血症多见于发病 6 ~ 12 d 以后。

（3）消化道症状：部分患者可出现腹泻、恶心、呕吐。

（三）体征

SARS 患者的肺部体征常不明显，部分可闻及湿啰音或肺实变体征。偶有局部叩诊浊音、呼吸音减低等少量胸腔积液的体征。

SARS 临床分期没有统一意见。中华医学会颁布的诊治方案将其分为早期、进展期和恢复期。也有人主张按自然病程分为初发期、进展期、高峰期和恢复期，按病理生理分为病毒血症期、肺水肿渗出期、肺实变期、炎症吸收期，并依此分为普通型、重型和极重型。

六、辅助检查

（一）外周血常规

白细胞计数一般正常或降低；常有淋巴细胞计数减少（若淋巴细胞计数 $< 0.9 \times 10^9/L$，对诊断的提示意义较大）；部分患者血小板减少。

（二）T 淋巴细胞亚群计数

常于发病早期即见 CD4$^+$、CD8$^+$ 细胞计数降低，两者比值正常或降低。

（三）病原学检查

1. SARS-CoV RNA 检测

SARS-CoV 是一种 RNA 病毒，PCR 可以从各类标本（用作 SARS 诊断实验的血液、大便、呼吸道分泌物或人体组织）中检测出 SARS-CoV 核酸。

我国制定的 SARS-CoV RNA 阳性判断标准必须符合以下三者之一：①至少需要两个不同部位的临床标本检测阳性（如鼻咽分泌物和粪便）。②收集至少间隔 2 d 的同一种临床标本送检检测阳性（如 2 份或多份鼻咽分泌物）。③在每一个特定检测中对原临床标本使用两种不同的方法，或从原标本新提取 RNA 开始重复 PCR 检测阳性。PCR 检测结果的确认则需要在使用原标本重复 PCR 试验或在第二个实验室检测同一份标本依然获得阳性结果才能确认。

2. SARS-CoV 特异性抗原 N 蛋白检测

定性检测血清或血浆标本中 SARS-CoV 核衣壳（N）抗原，用于 SARS-CoV 感染的早期辅助诊断。常用酶联免疫吸附试验（ELISA）作为血清或血浆 SARS-CoV N 蛋白检测方法。SARS 患者病程早期（3～10 d），SARS-CoV N 蛋白有相对较高的阳性检出率；发病 10 d 以上患者标本，阳性率逐渐下降。

3. SARS-CoV 特异性抗体检测

SARS-CoV 抗体检测包括 IgG、IgM、IgA 或总抗体检测，其中任何一种发生抗体阳转或抗体滴度升高≥4 倍，均可诊断为 SARS，但血清 SARS-CoV IgG 抗体或总抗体更为可靠。SARS-CoV 中和抗体试验检测的是抗 SARS-CoV 总抗体。WHO 推荐 ELISA 和免疫荧光试验（IFA）作为血清 SARS-CoV 抗体检测方法，SARS-CoV 抗体中和试验作为 SARS 血清学诊断的"金标准"。用 ELISA 法检测 SARS 患者血清 SARS-CoV 抗体时，发病 21 d 后的血清标本所得结果比较可靠；而用 IFA 方法检测时，发病 10 d 后的血清标本所得结果比较可靠。

急性期血清抗体和恢复期血清抗体发现抗体阳转或抗体滴度升高≥4 倍，即可诊断 SARS-CoV 近期感染。单份血清抗体阳性，尤其是在抗体滴度较低的情况下，其解释应当慎重。未检测到 SARS-CoV 抗体不能排除 SARS-CoV 感染。抗体中和试验应在生物安全 3 级实验室（BSL3）中完成。

4. SARS-CoV 的分离

病毒的分离鉴定是确立病原学诊断的"金标准"。与其他冠状病毒不同，利用 Vero-E6 或 Vero（绿猴肾细胞）细胞很容易对 SARS-CoV 进行分离培养，病毒在 37 ℃条件下生长良好，细胞感染 24 h 即可出现病变，可用空斑进行病毒滴定，早期分离株的培养滴度一般可达 1×10^5 PFU/mL 左右。培养细胞进行薄层电镜扫描基本可以确认冠状病毒，但不能肯定 SARS-CoV，最后诊断的肯定仍需通过 SARS-CoV RNA 的 PCR 检测或全基因组的测序。因此病毒的分离不能进行快速诊断，而且细胞培养结果阴性也不能排除 SARS。

（四）胸部影像学检查

疾病初期以两肺下野及肺周围部位多见，X 线表现为不同程度的片状、斑片状毛玻璃密度影，少数为肺实变影。病灶密度较低，或在心影或横膈重叠的病变在后前位 X 线胸片上有时难以显示，CT 的检查有助于早期发现病变，CT 表现也以毛玻璃阴影和实变为主，常为多发和（或）双侧改变，并于发病过程中呈进展趋势，部分病例进展迅速，可以从发病初期的小片状影像发展为大片状，由单发病变进展为多发或弥漫性病变，由一个肺野扩散到多个肺野，短期内融合成大片状阴影甚至白肺。一般很少出现胸腔积液、空洞和淋巴结肿大。

七、诊断

2003 年 10 月 10 日我国卫生部下发了由中华医学会和中华中医药学会接受原卫生部与国家中医药管理局的委托，组织有关专家撰写的《传染性非典型肺炎（SARS）诊疗方案》，2005 年做了进一步修订。

1. 医学隔离观察者

无 SARS 临床表现但近 2 周内曾与 SARS 患者或 SARS 疑似患者接触者，列为医学隔离观察者。应接受医学隔离观察。

2. 疑似病例

对于缺乏明确流行病学依据，但具备其他 SARS 支持证据者，可以作为疑似病例，需进一步进行流行病学追访，并安排病原学检查以求印证。对于有流行病学依据，有临床症状，但尚无肺部 X 线影像学变化者，也应作为疑似病例。对此类病例，需动态复查 X 线胸片或胸部 CT，一旦肺部病变出现，在排除其他疾病的前提下，可以作出临床诊断。

3. 临床诊断和确定诊断

对于有 SARS 流行病学依据、相应临床表现和肺部 X 线影像改变，并能排除其他疾病诊断者，可以作出 SARS 临床诊断。在临床诊断的基础上，若分泌物 SARS-CoV RNA 检测阳性，或血清（或血浆）SARS-CoV 特异性抗原 N 蛋白检测阳性，或血清 SARS-CoV 抗体阳转，或抗体滴度升高≥4 倍，则可作出确定诊断。

4. 重症 SARS 的诊断标准

具备以下三项之中的任何一项，均可以诊断为重症 SARS。

（1）呼吸困难，成人休息状态下呼吸频率≥30 次/分，且伴有下列情况之一：①X 线胸片显示多叶病变或病灶总面积在正位胸片上占双肺总面积的 1/3 以上。②病情进展，48 h 内病灶面积增大超过 50% 且在正位胸片上占双肺总面积的 1/4 以上。

（2）出现低氧血症，PaO_2/FiO_2 低于 300 mmHg。

（3）出现休克或多器官功能障碍综合征（MODS）。

八、鉴别诊断

SARS 轻症者和初发者临床症状无特异性，重症者早期表现极似流感，应仔细鉴别。影像学出现变化后应与各种病原体引起的社区获得性肺炎鉴别，特别是病毒性肺炎和不典型病原体如肺炎支原体、肺炎衣原体和军团菌引起的肺炎鉴别。重症 SARS 发病其影像学和呼吸系统表现也容易和急性间质性肺炎、肺间质纤维化、其他原因引起的 ARDS 等混淆，应强调流行病学资料和实验室诊断。由于 SARS 的高度传染性，流行季节以发热作为一个筛选手段是控制疾病暴发不得已的方法，具体实施过程中不能孤立地看待体温问题，应及时和其他发热性疾病鉴别。同时也应该注意 SARS 疑似病例呼吸道标本或血清学标本其他病原学检测阳性时，并不能完全排除 SARS 可能，而是应该根据流行病学和临床过程综合判断。

九、治疗

虽然 SARS 的病原已经肯定，但发病机制仍不明确，目前尚缺少针对病因的治疗，临床上以对症支持治疗和针对并发症的治疗为主。应尽量避免疗效尚不明确的多种药物（如抗生素、抗病毒药、免疫调节剂、糖皮质激素等）长期、大剂量联合应用。

（一）一般治疗与病情监测

卧床休息，注意维持水、电解质平衡，避免用力和剧烈咳嗽。密切观察病情变化（不少患者在发病后的 2~3 周内都可能处于进展期）。一般早期给予持续鼻导管吸氧（吸氧浓度一般为 1~3 L/min）。根据病情需要，每日定时或持续监测脉搏容积血氧饱和度（SpO_2）。定期复查血常规、尿常规、血电解质、肝肾功能、心肌酶谱、T 淋巴细胞亚群（有条件时）和 X 线胸片等。

（二）对症治疗

发热体温 >38.5 ℃，或全身酸痛明显者，可使用解热镇痛药。高热者给予冰敷、乙醇擦浴、降温毯等物理降温措施。儿童禁用水杨酸类解热镇痛药。咳嗽、咳痰者可给予镇咳、祛痰药。腹泻患者应注意补液及纠正水、电解质失衡。有心、肝、肾等器官功能损害者，应采取相应治疗。

（三）糖皮质激素的使用

应用糖皮质激素的目的在于抑制异常的免疫病理反应，减轻全身炎症反应状态，从而改善机体的一般状况，减轻肺的渗出、损伤，防止或减轻后期的肺纤维化，但糖皮质激素在急性期也有可能导致病毒复制增加，引起病情加重，因此应尽量避免早期应用。一般推荐出现以下指征之一时应用：①有严重的中毒症状，持续高热不退，经对症治疗 3 d 以上最高体温仍超过 39 ℃。②X 线胸片显示多发或大片阴影，进展迅速，48 h 之内病灶面积增大 >50% 且在正位胸片上占双肺总面积的 1/4 以上。③达到急性肺损伤或 ARDS 的诊断标准。成人推荐剂量相当于甲泼尼龙 2～4 mg/（kg·d），当临床表现改善或 X 线胸片显示肺内阴影有所吸收时，应及时减量停用。通常静脉给药 1～2 周后可改为口服泼尼松或泼尼松龙，一般不超过 4 周，不宜过大剂量或过长疗程。应同时应用制酸剂和胃黏膜保护药，还应警惕骨缺血性改变和继发感染，包括细菌和（或）真菌感染，以及原已稳定的结核病灶的复发和扩散。

（四）抗病毒治疗

目前尚未发现针对 SARS-CoV 的特异性药物。临床回顾性分析资料显示，利巴韦林等常用抗病毒药对 SARS 无效。用于治疗 AIDS 的蛋白酶抑制药克力芝，即咯匹那韦及利托那韦的合剂，对 SARS 的疗效尚待验证。

（五）免疫治疗

胸腺素、干扰素、静脉用丙种球蛋白等非特异性免疫增强剂对 SARS 的疗效尚未肯定，不推荐常规使用。SARS 恢复期血清的临床疗效尚未被证实，对诊断明确的高危患者，可在严密观察下试用。

（六）抗菌药物的使用

抗菌药物的应用目的主要有两个，一是用于对疑似患者的试验治疗，以帮助鉴别诊断；二是用于治疗和控制继发细菌、真菌感染。鉴于 SARS 常与社区获得性肺炎（CAP）相混淆，而后者常见致病原为肺炎链球菌、肺炎支原体、肺炎衣原体、流感嗜血杆菌等，在诊断不清时可选用新喹诺酮类或 β 内酰胺类联合大环内酯类药物按 CAP 试验治疗。继发感染的致病原包括革兰阴性杆菌、耐药革兰阳性球菌、真菌及结核分枝杆菌，应有针对性地选用适当的抗菌药物。

（七）心理治疗

对疑似病例，应合理安排收住条件，减少患者担心院内交叉感染的压力；对确诊病例，应加强关心与解释，引导患者加深对本病的自限性和可治愈的认识。

（八）重症 SARS 的治疗

尽管多数 SARS 患者的病情可以自然缓解，但大约有 30% 的病例属于重症病例，其中部分可能进展至急性肺损伤或 ARDS，甚至死亡。因此对重症患者必须严密动态观察，加强监护，及时给予呼吸支持，合理使用糖皮质激素，加强营养支持和器官功能保护，注意水、电解质和酸碱平衡，预防和治疗继发感染，及时处理并发症。重症患者 PaO_2 急剧下降，面罩吸氧不能满足组织供氧时需要机械通气支持，但可能增加 SARS 病毒传播，理论上应当在负压隔离病室，并使用动力空气净化系统，呼气和吸气系统加用 N95 滤过膜，人工气道吸引采用封闭吸引系统。

相对于有创机械通气，无创正压人工通气（NIPPV）操作简单，传染的危险性减少，可以改善呼吸困难的症状，改善肺的氧合功能，有利于患者度过危险期，有可能减少有创通气的应用。应用指征为：①呼吸频率 >30 次/分。②吸氧 5 L/min 条件下，SpO_2 <93%。禁忌证为：①有危及生命的情况，需要紧急气管内插管。②意识障碍。③呕吐、上消化道出血。④气道分泌物多和排痰能力障碍。⑤不能配合 NIPPV 治疗。⑥血流动力学不稳定和有多器官功能损害。

在 NIPPV 无效或者不适合 NIPPV 的患者需要实施有创正压人工通气，其指征为：①使用 NIPPV 治疗不耐受，或呼吸困难无改善，氧合功能改善不满意，PaO_2 <70 mmHg，并显示病情恶化趋势。②有危及生命的临床表现或多器官功能衰竭，需要紧急进行气管内插管抢救。

十、预防

（一）防治总则

新修订的《中华人民共和国传染病防治法》已将 SARS 列为法定乙类传染病并参照甲类传染病进行管理。要针对传染源、传播途径、易感人群 3 个环节，采取管理和控制传染源、预防控制医院内传播为主的综合性防治措施，努力做到"早发现、早报告、早隔离、早治疗"。特别是在 SARS 流行的情况下，要采取措施，确保"四早"措施落实到位。强调就地隔离、就地治疗，避免远距离传播。

（二）防治措施

1. 控制传染源

SARS 的传染源主要是患者，因此在流行期间及早隔离患者是 SARS 控制的关键。SARS 的疑似患者、临床诊断患者和确诊患者均应立即住院隔离治疗，但应收治在不同区域，其中临床诊断患者、疑似患者均应住单人病房，避免交叉感染。应就地治疗，尽量避免远距离转送患者。对症状期密切接触者均应实施医学观察，一般采取家庭观察；必要时实施集中医学观察，但要注意避免交叉感染。隔离观察期为 14 d（自最后接触之日算起）。在隔离观察期满后，对无 SARS 症状和体征的隔离观察者，应及时解除隔离。如果隔离观察者发展成为 SARS，应严格按患者实施管理，并对其密切接触者进行追踪。

考虑到 SARS 可能来源于动物，因此应该加强对动物宿主的监测研究，采取措施，减少或避免动物感染或扩散 SARS-CoV 到人。同时要加强实验室安全，严格从事 SARS 科研、检测、试剂和疫苗生产机构的生物安全管理。

2. 切断传播途径

由于 SARS 的传播主要是通过人与人的传播，因此切断这一途径是控制 SARS 流行的关键。应选择合格的专科（传染病、肺科）医院作为定点收治医院。病房应设在严格管理的独立病区；尤其是保证病房通风条件要好，医护人员办公室与病区应相对独立，以尽量减少医护人员与 SARS 患者不必要的接触或长时间暴露于被 SARS 病原污染的环境中。

健全院内感染管理组织，制定医院内预防 SARS 的管理制度，严格消毒，落实医务人员个人防护措施，促使医务人员形成良好的个人卫生习惯，是防止发生医院内 SARS 传播的基本措施。

个人防护用品包括防护口罩、手套、防护服、护目镜或面罩、鞋套等。其中以防护口罩和手套最为重要，一般接触患者应戴由 12 层以上纱布制成的口罩，有条件的或在 SARS 感染区则应佩戴 N95 口罩。在对危重患者进行抢救、插管、口腔护理等近距离接触的情况下，医护人员还应佩戴护目镜或面罩。

3. 保护易感人群

目前正在研制的疫苗分为灭活疫苗、减毒活疫苗和亚单位疫苗三大类。2004 年 5 月，中国开始了全球首次 SARS 灭活疫苗的人体试验。虽然全球 SARS 疫苗研制取得了很大的进展，但要真正用于人群的防护，还有待时日。研究表明，正确使用干扰素对 SARS-CoV 的感染有一定的预防作用。但目前尚无特效的疫苗或药物预防方法。

第三节　禽流感

禽流感的全称是禽类流行感冒病毒感染。人禽流行性感冒（简称人禽流感）是由禽甲型流感病毒某些亚型中的一些毒株引起的急性呼吸道传染病。甲型禽流感病毒（H_5N_1 亚型）感染（简称 H_5N_1 型禽流感）首次于 1997 年在我国香港传染给人类，发生人 H_5N_1 型禽流感，造成 18 人患病，其中 6 人死亡，在世界范围内引起广泛关注。尽管目前人禽流感只是在局部地区出现，但由于人类对禽流感病毒普遍缺乏免疫力、人类感染 H_5N_1 型禽流感后的高病死率（60% 以上）以及可能出现的病毒变异从而导致在人间传播等，WHO 认为该疾病可能是对人类存在潜在威胁最大的疾病之一。其他亚型的禽流感包括 H_7N_7 与 H_9N_2 也可感染人类，但仅少数导致严重症状甚至死亡，多为轻症或亚临床感染。

1952 年 WHO 建立了全球流感监测与反应系统（GISRS）。目前由来自 106 个国家的 136 个国家流感中心、6 个 WHO 合作中心等组成。我国的国家流感中心成立于 1957 年，流感监测网络已覆盖了所有地市级单位，含 411 家监测网络实验室和 556 家监测哨点医院，为全国的流感防控提供技术支持。1996 年开始 WHO 即把确诊的流感信息通过流感监测网络（FluNet）实时发布。已报告发生人 H_5N_1 型禽流感病例的国家共 15 个，按报告先后顺序分别为：中国、越南、泰国、柬埔寨、印尼、土耳其、伊拉克、阿塞拜疆、埃及、吉布提、尼日利亚、老挝、缅甸、巴基斯坦、孟加拉国。

一、病原学

依据禽流感病毒的外膜血凝素（HA）和神经氨酸酶（NA）蛋白抗原性的不同，目前可分为 16 个 H 亚型（$H_1 \sim H_{16}$）和 9 个 N 亚型（$N_1 \sim N_9$）。甲型禽流感病毒除感染禽外，还可感染人、猪、马、水貂和海洋哺乳动物。到目前为止，已证实感染人的禽流感病毒亚型为 H_5N_1、H_9N_2、H_7N_7、H_7N_2、H_7N_3 等，其中 H_5 与 H_7 为高致病型，感染 H_5N_1 型禽流感的患者病情重，病死率高。NA 是流感病毒编码的一个主要的表面抗原，属于 Ⅱ 型膜蛋白。NA 在病毒接触宿主细胞中发挥作用。

按目前的认识，H_5 和 H_7 病毒在低致病性状态时传染给家禽，可在家禽之间传播，几个月内病毒常会发生变异，成为高致病性的病毒。这就是对该病毒始终高度重视的原因。

荷兰和美国实验室借助基因工程技术使 H_5N_1 型禽流感病毒发生突变，产生变异的病毒，后者能在哺乳动物之间包括人之间传播。

各种化学或物理方法可灭活 H_5N_1 亚型禽流感病毒，包括肥皂、去垢剂、乙醇和含氯剂消毒液。裸露的病毒在直射阳光下 40 ~ 48 h 即可灭活，如果用紫外线直接照射，可迅速破坏其活性。H_5N_1 亚型禽流感病毒对乙醚、氯仿、丙酮等有机溶剂均敏感。常用消毒剂容易将其灭活，如氧化剂、稀酸、卤素化合物（漂白粉和碘剂）等都能迅速破坏其活性。H_5N_1 亚型禽流感病毒对热比较敏感，但对低温抵抗力较强，65 ℃加热 30 min 或煮沸（100 ℃）2 min 以上可灭活。

二、流行病学

感染人类的 H_5N_1 型禽流感起源于禽类，这些病毒株流行于当地家禽和野生鸟类中。禽流感病毒可在活禽市场中长期生存、扩增和播散；H_5N_1 型禽流感的传播主要与家禽及家禽制品运输有关。因此，人 H_5N_1 亚型禽流感的传染源主要为患 H_5N_1 型禽流感或携带 H_5N_1 型禽流感病毒的鸡、鸭、鹅等禽类。野禽在 H_5N_1 型禽流感的自然传播中扮演了重要角色，该病经呼吸道传播，也可通过密切接触家禽分泌物和排泄物而感染，接触病毒污染的物品和水或直接接触病毒毒株也可被感染。一般认为，人类对 H_5N_1 型禽流感病毒并不易感。尽管任何年龄均可被感染，但在已发现的 H_5N_1 型禽流感病例中，90% 患者年龄在 40 岁左右或以下，总病死率为 60% 以上，10 ~ 19 岁患者的病死率最高，而 50 岁以上患者的病死率最低。该病患者全年可见，但冬春季节感染者例数明显增加。发病前 1 周有与患病或死亡家禽接触史者均为高危人群。

三、临床表现

（一）潜伏期

人类接触 H_5N_1 型禽流感后，潜伏期常在 7 d 内，多数患者的潜伏期为 2 ~ 5 d。

（二）临床症状

目前，H_5N_1 型禽流感患者的典型临床表现为暴发性重症病毒性肺炎，且常迅速发展为急性呼吸窘迫综合征。患者发病到出现临床表现的时间中位数为 4 d，死亡的时间中位数为 9 ~ 10 d。

患者呈急性起病，早期表现类似普通型流感。主要为发热，体温大多持续在 39 ℃以上，可伴有流涕、鼻塞、咳嗽、咽痛、头痛、肌肉酸痛和全身不适，部分患者可有恶心、腹痛、腹泻、稀水样便等消化道症状。重症患者可出现高热不退，病情发展迅速，几乎所有患者都有临床表现明显的肺炎，可出现急性肺损伤、急性呼吸窘迫综合征、肺出血、胸腔积液、全血细胞减少、多器官功能衰竭、休克及 Reye 综合征等多种并发症。可继发细菌感染，发生败血症。

H_5N_1 型禽流感患者的非特异性临床表现常导致误诊。应仔细追问流行病学史，特别是有病情进展迅速的肺炎时，应考虑 H_5N_1 禽流感病毒感染可能。重症患者可有肺部实变体征等。

四、辅助检查

（一）外周血检测

白细胞总数一般不高或降低。重症患者多有白细胞总数及淋巴细胞减少，并有轻到中度的血小板降低和转氨酶升高。淋巴细胞减少和乳酸脱氢酶的升高常提示预后不良。其他异常表现有肌酸磷酸激酶升高，低白蛋白血症和D-二聚体的升高，后者提示弥散性血管内凝血。

（二）病毒抗原及基因检测

取患者呼吸道标本采用免疫荧光法（或酶联免疫法）检测甲型流感病毒核蛋白抗原（NP）或基质蛋白（M1）、禽流感病毒H亚型抗原。还可用实时反转录酶聚合酶链反应法检测特异性H_5抗原基因。能在$4 \sim 6 h$内提供结果。单次呼吸道标本检测结果阴性，并不能排除H_5N_1亚型流感病毒。应重复收集多种类型的标本进行检测，包括咽喉标本和鼻拭子标本。

（三）病毒分离

从患者呼吸道标本中分离H_5N_1亚型流感病毒。

（四）血清学检查

发病初期和恢复期双份血清禽流感病毒亚型毒株抗H_5抗体滴度4倍或4倍以上升高，或单次抗体滴度在1：80以上，有助于回顾性诊断和用于流行病学调查。血清转换常在患者感染后的$2 \sim 3$周出现。

（五）胸部影像学检查

H_5N_1型禽流感患者可出现肺部浸润。胸部影像学检查可表现为肺内片状影。重症患者肺内病变进展迅速，呈大片状毛玻璃影及肺实变影像，病变后期为双肺弥漫性实变影，可合并胸腔积液。

五、诊断

根据流行病学接触史、临床表现及实验室检查结果，可做出人H_5N_1亚型禽流感的诊断。

（一）流行病学接触史

特别应注意下列几点：①发病前1周内曾到过疫点。②有病死禽接触史。③与被感染的禽或其分泌物、排泄物等有密切接触。④与H_5N_1亚型禽流感患者有密切接触史。⑤实验室从事有关H_5N_1型禽流感病毒研究。

（二）诊断标准

1. 医学观察病例

有流行病学接触史，1周以内出现流感样临床表现者。对于被诊断为医学观察病例者，医疗机构应当及时报告当地疾病预防控制机构，并对其进行7日医学观察。

2. 疑似病例

有流行病学接触史和临床表现，呼吸道分泌物或相关组织标本甲型流感病毒M1或NP抗原检测阳性或编码它们的核酸检测阳性者。

3. 临床诊断病例

被诊断为疑似病例，但无法进一步取得临床检验标本或实验室检查证据，而与其有共同接触史的人被诊断为确诊病例，并能够排除其他诊断者。

4. 确诊病例

有流行病学接触史和临床表现，从患者呼吸道分泌物标本或相关组织标本中分离出H_5N_1亚型禽流感病毒，或采用其他方法检测H_5N_1亚型特异抗原或核酸阳性，发病初期和恢复期双份血清禽流感病毒抗体滴度4倍或4倍以上升高者。

我国已经实行"非典型肺炎"直报监测系统。临床上该病应注意与其他亚型病毒引起的流感、普通感冒、细菌性肺炎、传染性非典型肺炎（SARS）、传染性单核细胞增多症、巨细胞病毒感染、衣原体肺炎、支原体肺炎、军团菌病、肺炎型流行性出血热等疾病进行鉴别诊断。鉴别诊断主要依靠病原学检查。

六、治疗

WHO 的临床治疗指南简介如下。

（一）抗病毒治疗

目前对抗病毒药物的易感性随 H_5N_1 型禽流感流行株不同而异。

抗病毒药物如奥司他韦对于高危患者早期使用可改善生存期，因此对部分患者采用奥司他韦经验性治疗是合理的，无须等到实验室检查结果出来后再用药。病程 1~3 d 早期使用标准剂量奥司他韦治疗（如成人 75 mg，每日 2 次，疗程为 5 d），如临床表现仍进行性加重，建议奥司他韦加量（如成人 150 mg，每日 2 次）和延长疗程至 10 d。奥司他韦与金刚烷胺在人体内无药物间相互作用，在对金刚烷胺敏感的 H_5N_1 亚型毒株感染地区，尤其是重症患者，可以联合奥司他韦治疗。

扎那米韦，美国 FDA 于 1999 年 8 月批准其用于治疗 A 型和 B 型流感。本品通过抑制流感病毒的神经氨酸酶，从而改变流感病毒在感染细胞内的聚集和释放。本品可用于成年和 12 岁以上的青少年患者，每日 2 次，间隔 12 h，每次 10 mg（分 2 次吸入），疗程为 5 d。帕拉米韦，是一个新颖的环戊烷类抗流感病毒药物，是继扎那米韦和奥司他韦研发成功后的又一新型流感病毒 NA 抑制药。国外研究显示该药能有效抑制各种流感病毒株的复制和传播过程，具有耐受性好、毒性小等优点。

（二）其他治疗

在处理 H_5N_1 型禽流感患者时，支持疗法包括纠正低氧血症，接受呼吸机辅助通气，及时施行气管内插管或适时气管切开和治疗并发症仍是关键。糖皮质激素因疗效不佳，在治疗中不作为常规使用，且长疗程或高剂量的糖皮质激素可引起严重的并发症，包括机会性感染。而其他免疫调节治疗的价值仍在探索中。

七、预后

人感染 H_5N_1 亚型流感病毒者预后较差，据目前医学资料报道，病死率超过 60%。影响预后的因素还包括年龄、有无基础性疾病及并发症以及就医、抗病毒治疗等及时与否。

八、预防

（1）流感的预防是各国面临的公共卫生问题，WHO 相关专门机构明确规定各国共享流感病毒、疫苗和其他利益。2011 年 5 月 24 日第 64 届世界卫生大会决议明确该机构的任务，建立电子化互联网追踪系统。

（2）加强禽类疾病的监测。动物防疫部门一旦发现疑似禽流感疫情，应立即通报当地疾病预防控制机构，指导职业暴露人员做好防护工作。尽可能减少人，特别是少年儿童与禽类、鸟类不必要的接触，尤其是病死禽类。因职业关系必须接触者，工作期间应戴口罩、穿工作服。

（3）加强对密切接触禽类人员的监测。与家禽或人禽流感患者有密切接触史者，一旦出现流感样症状，应立即进行流行病学调查，采集患者标本并送至指定实验室检测，以进一步明确病原，同时应采取相应的防治措施。

（4）严格规范收治人禽流感患者医疗单位的院内感染控制措施。接触人禽流感患者应戴口罩、戴手套、戴防护镜、穿隔离衣，接触后应洗手。

（5）加强检测标本和实验室禽流感病毒毒株的管理，严格执行操作规范，防止实验室的感染及传播。

（6）抗病毒药物的预防。有条件者可在发病 48 h 以内口服神经氨酸酶抑制药奥司他韦预防及隔离患者，可阻止或延缓该病的大面积暴发流行。

（7）疫苗的预防。已研制出灭活的 H_5 疫苗，在动物模型中有效，但在人类，因 H_5N_1 病毒基因与抗原特性均易变异，且能诱导其他免疫反应，对人的保护作用尚不清楚。各种疫苗包括保守性抗原疫苗、载体 H_5 疫苗和其他佐剂正在研究中。

第四节　麻疹

麻疹是由麻疹病毒引起的具有高度传染性的急性呼吸系统传染病，临床主要特征为皮肤出现弥漫性红色斑丘疹、口腔麻疹黏膜斑、发热、咳嗽、鼻咽炎及眼结膜炎等。在疫苗前时代，该病在儿童中广为流行。1954 年 Enders 等成功分离麻疹病毒，20 世纪 60 年代初开始全球推广应用麻疹疫苗，使其发病率明显下降。

一、病原学

麻疹病毒属副黏病毒科中的麻疹病毒属，与其他副黏液病毒不同点为不含神经氨酸酶，电镜下呈多形球体，直径 100~250 nm。病毒中心为单股 RNA，螺旋排列的蛋白质则组成衣壳体，包膜表面有 2 种类型小的突起，其中含有血凝素（H）和融合蛋白（F）。单股 RNA 的分子量为 4.5 kDa。已获得全基因组序列，据此可鉴别野病毒株和疫苗株。麻疹病毒至少编码 8 种结构蛋白，分别为 F、C、H、L、M、N、P 和 V，其中核蛋白（N）、磷酸聚合酶蛋白（P）和大蛋白（L）结合于 RNA，蛋白 C 和 V 参与病毒转录和复制，M（基质蛋白）蛋白及糖蛋白 H 和 F 为与病毒包膜相关的蛋白，H 蛋白参与病毒吸附宿主细胞，而 F 有助于病毒在细胞间扩散。H 和 F 蛋白可引起人体产生抗体。灵长类组织内广泛分布的补体调节蛋白 CD46 为麻疹病毒受体，在上皮细胞可能还存在其他受体。麻疹病毒存在基因和抗原变异，H 和 N 的基因序列最易发生变异。麻疹病毒在人胚和猴细胞中较易培养，接种 5~10 d 后可产生病变。

麻疹病毒非常不稳定，对酸、蛋白酶和紫外线敏感，加热 56 ℃ 15~20 min 即可灭活，冰冻干燥可保存 20 年。在 -70 ℃ 病毒活力可保存 5 年以上，在空气飞沫中保持传染性达数小时，尤其在相对湿度较低的环境下。

二、流行病学

（一）传染源

麻疹传染性极强，人类为唯一自然宿主，密切接触麻疹患者后 90% 以上易感者可被感染。急性期患者为本病最重要的传染源。一般认为无症状感染者及麻疹病毒携带者数量少，但近年也曾从这些人中分离到麻疹病毒，传染性虽低但不容忽视。

（二）传播途径和方式

麻疹主要通过呼吸道分泌物飞沫传播，从潜伏期末到出疹期初，患者口、鼻、咽及眼部黏膜分泌物中含大量病毒，在咳嗽、打喷嚏时，麻疹病毒可借飞沫小滴散布到周围空气中，经易感者鼻咽部或眼结膜侵入体内。密切接触患者也可经污染病毒的手传播。本病传染期为出疹前 5 d 至出疹后 5 d 的 10 d 中。潜伏期末到出疹后 1~2 d 传染性最强，患者若并发肺炎，传染性可延长至出疹后 10 d。经衣服、用具等间接传染者较少。

（三）易感人群

凡未患过麻疹或未接种过麻疹疫苗者，或接种过疫苗而抗体已下降至低水平者均为易感者。初生儿可经胎盘获得被动免疫抗体，该被动免疫力可维持 4~6 个月，以后逐渐下降，大多至 9 月龄时抗体已测不出，但近年报道母亲通过麻疹疫苗接种所获得的免疫力维持时间较短。在普种疫苗之前，我国麻疹发病年龄以 6 个月至四五岁为高；广泛接种疫苗后，发病年龄有所延后。

（四）流行情况

麻疹一般呈地区性流行，世界各地均可见。在疫苗应用前，当易感者累积至40%人口以上时，人群集中的大城市可发生大流行，每隔2~3年流行一次，而在人口分散且交通不便的农村、边区、山区则流行间隔较长。麻疹的传染性很强，同一家庭或托幼机构、学校中与患者密切接触的易感者几乎90%以上可被感染。一年四季均可发病，以冬、春为高。男女发病率无差别，病后一般可获对本病的持久免疫力，很少第二次患病。

三、发病机制

麻疹病毒首先侵入呼吸道黏膜上皮细胞层，在呼吸道上皮组织及邻近的淋巴结内增殖，由巨噬细胞、T淋巴细胞或单核细胞携带，病毒经初次病毒血症抵达全身网状内皮组织，并在其内繁殖，在前驱期始发生第二次病毒血症，此时出现发热，病毒随血流扩散到全身各脏器组织及皮肤黏膜。前驱期后3~5 d，临床表现最明显，进入出疹期。在感染过程中，除了病毒直接侵犯宿主细胞引起病变外，机体尚发生一系列免疫反应。病毒入侵并刺激T淋巴细胞，使之大量分化繁殖，成为致敏淋巴细胞，后者再遭遇病毒抗原接触时，乃释放淋巴细胞活性因子，引起病变处单核细胞浸润、炎症反应及组织坏死。受病毒致敏的淋巴细胞有致胚胎细胞样变并产生细胞毒作用，使该细胞发生毒性变，细胞增大并融合而形成多核巨细胞。有认为麻疹的病程是全身迟发型超敏性细胞免疫反应。感染后13~17 d病毒血症渐止，病程进入恢复期。皮疹出现时IgM抗体开始上升，一周后IgG抗体出现并持续终身。

正常人患麻疹后可获得终身免疫力。病程第4~第10日即可出现血凝抑制、补体结合和中和抗体等，抗体效价逐渐升高，至4~6周达高峰。补体结合抗体消失较快，血凝抑制抗体和中和抗体一年后下降至1：4，有人报道自然感染后如未再接触麻疹病毒，则抗体滴度在15年后可下降到1：16，大多终身可保持低水平。IgM出现早而最多存在6周，血中IgG可持续较久，呼吸道分泌物中可测出SIgA。麻疹抗体水平长久维持的机制尚不清晰，认为可能与麻疹病毒感染后在体内长期隐匿或反复暴露麻疹病毒导致抗原持续刺激所致。可再次感染麻疹病毒但多无症状，血中可检测到抗体滴度上升。

在无丙种球蛋白血症患者中并未发现反复感染麻疹，提示细胞免疫在防止麻疹反复感染中起一定作用。曾患过麻疹者的外周血淋巴细胞于接触麻疹抗原后可被激活，产生麻疹特异性细胞毒性T淋巴细胞。在麻疹感染过程中，CD_8和CD_4细胞均被激活，两者可能在病毒的清除及皮疹的发生中起作用，有细胞免疫缺陷或低下者（如白血病、肿瘤患者，应用免疫抑制药及先天免疫缺陷者等），机体不能有效清除病毒，易患重症迁延型麻疹，且常无皮疹，易发生致死性的巨细胞肺炎（Hecht肺炎），即使注射大量被动免疫抗体也无用。麻疹恢复期时细胞免疫出现抑制，抑制性细胞因子水平上升如IL-4，可出现对结核分枝杆菌素反应抑制现象，可导致原有结核病灶恶化，也可使湿疹、哮喘、肾病综合征患者的症状得到暂时缓解。

麻疹的特征性病理变化是多个细胞融合形成多核巨细胞，称为Warthin-Finkeldey巨细胞，其大小不一（15~100 μm），内含数十至百余个核，核内外均有嗜酸性包涵体，尤以胞质内为多，电镜下发现包涵体内有病毒。此种巨细胞广泛存在于全身网状内皮组织内。另一种相似的巨细胞，主要存在于呼吸道，称上皮巨细胞，核内外也有嗜酸性包涵体，常可从上皮表面脱落，在呼吸道分泌物中可找到。鼻咽喉及气管、支气管黏膜除可见上皮巨细胞外，还可见广泛的肿胀、充血、淋巴细胞浸润，管腔内充满炎性分泌物。肺部有间质性肺炎，也可见多核巨细胞，严重时可形成麻疹巨细胞肺炎，若继发细菌感染则呈大片支气管肺炎，可伴肺实质病变。麻疹的皮疹切片中可见真皮层的毛细血管内皮细胞增大、水肿、单核细胞浸润，血浆和红细胞渗出，引起色素斑，表皮细胞可见变性，多核巨细胞，坏死空泡形成及后角化脱屑。口腔麻疹黏膜疹的病变与皮疹相似。并发脑炎时脑组织充血、水肿、炎性浸润，甚至出现脱髓鞘改变。严重麻疹病例则可有心、肾、肝浑浊肿胀及脂肪变性。

四、临床表现

潜伏期较规则，10~14 d，成人潜伏期通常长于儿童。接受被动免疫者潜伏期可延至21~28 d。典型麻疹可分以下 3 期。

（一）前驱期

从发病到出疹 3 ~ 5 d。主要症状有发热和上呼吸道卡他症状。低到中度发热，也可突发高热，婴幼儿可伴惊厥，年长儿童或成人常诉头痛、头昏、乏力。流涕、刺激性干咳，眼结膜充血，流泪、畏光等卡他症状日渐加重，伴精神不振、厌食，可出现腹泻呕吐。起病第 2 ~ 第 3 日可于双侧近白齿颊黏膜处出现细砂样灰白色小点，绕以红晕，称麻疹黏膜斑（Koplik Spots），为本病早期特征。黏膜斑可逐渐增多，互相融合，也可见于下唇内侧及齿龈黏膜，偶见于上腭，一般维持 16 ~ 18 h，有时延至 1 ~ 2 d，大多于出疹后 1 ~ 2 d 内消失。

（二）出疹期

起病 3 ~ 5 d 后，全身症状及上呼吸道症状加剧，体温可高达 40 ℃，精神萎靡，嗜睡或烦躁。常在见到黏膜斑后 1 ~ 2 d，首先于耳后发际出现皮疹，迅速发展到面颊部，自上而下逐渐蔓延到胸、背、腹及四肢，3 ~ 4 d 内遍及全身至手掌足底，此时头面部皮疹已可开始隐退。皮疹为 2 ~ 5 mm 大小，初呈淡红色，散在，后渐密集呈鲜红色，进而转为黯红色，疹间皮肤尚正常。出疹时全身淋巴结、肝、脾可肿大，肺部可闻及干湿啰音。皮疹约延续 5 d。成人出疹期中毒症状较严重，皮疹多而融合。

（三）恢复期

皮疹出齐后按出疹顺序隐退，留有棕色色素斑伴糠麸样脱屑，可存在 2 ~ 3 个月。随皮疹消退全身中毒症状减轻，热退，精神及食欲转好，咳嗽也逐渐改善而消失，整个病程 10 ~ 14 d。

特殊类型麻疹有以下几类。

1. 成人麻疹

麻疹长久以来被认为是儿童疾病，成人一旦发生，病情通常较重，临床特点有：①出疹时间变化多，有早到患病第 1 日即出疹，也有迟至发热 5 d 后才见皮疹。②胃肠道症状较多，如呕吐、食欲减低、腹泻、腹痛等。③诉肌痛、背痛、关节痛者相当多。④约 3/4 患者出现 Koplik 斑，存在时间较长，可达 3 ~ 5 d。⑤肺炎等并发症较儿童少见，但肝功能损害较常见，主要表现为肝酶轻中度升高，常伴肝脏增大。⑥卡他症状中眼痛较多而畏光少。

2. 轻症麻疹

多见于具有一定免疫力者，如一些 1 岁以内被动获得过母传抗体的婴儿及一些易感者接触麻疹后曾使用免疫球蛋白者。表现不一，典型麻疹的表现如前驱期症状、结膜炎、麻疹黏膜斑，甚至皮疹可以缺如。潜伏期可以延长。

3. 免疫力低下者麻疹

细胞免疫抑制或缺陷者如恶性肿瘤治疗患者、移植后患者、AIDS 患者及先天性免疫缺陷者可发生严重麻疹，病死率高，临床上常不出疹，易发生巨细胞肺炎、脑炎、细菌或腺病毒肺炎等，诊断较困难。无麻疹史的免疫抑制者一旦接触麻疹应采取被动免疫措施，使用免疫球蛋白。

4. 孕妇和新生儿麻疹

孕期患麻疹可导致流产和早产。孕妇患麻疹病情相对较重，易并发肺炎，大多需住院治疗。尚无报道孕期麻疹可致胎儿先天畸变。患麻疹的孕妇可经胎盘将病毒传给胎儿，发生新生儿麻疹，病情轻重不等，因此建议对麻疹孕妇所分娩的新生儿生后即采取给予免疫球蛋白的被动免疫措施。

5. 结核患者患麻疹

结核患者自然感染麻疹可使结核病情恶化，推测为麻疹病毒感染致细胞免疫抑制的结果，患麻疹或接种麻疹疫苗 1 个月内，结核分枝杆菌素试验可阴转。因此对结核患者在有效治疗前应延迟接种麻疹疫苗。

6. 异型麻疹

或称非典型麻疹，多发生在接种灭活麻疹疫苗或接种灭活疫苗后紧接着又接种麻疹减毒活疫苗者，在数年后接触麻疹患者后可发生本病。这些患者初期检测不到麻疹抗体或滴度极低，但随后麻疹抗体可骤升至极高水平，可达1：100。临床表现不同一般，表现为急起高热，伴头痛、肌痛、干咳、呕吐等，中毒症状重而卡他症状少，罕见黏膜斑，可出现四肢水肿，间质性肺炎，肝炎，偶有胸腔积液。起病1~2 d后出疹，皮疹呈离心性分布，表现为荨麻疹、斑丘疹、出血性疹、水疱疹或上述皮疹混合，易误诊为水痘、药物疹或中毒性休克等。病情重且病程较长。不能从这些患者中分离到病毒，尚无传染给他人的证据。可能因具有对麻疹部分免疫力的宿主对麻疹病毒产生了高敏反应；也可能是灭活疫苗抗原性不足以刺激某些个体产生足够的免疫力，导致感染发生。动物模型发现灭活疫苗能诱导低亲和力麻疹抗体，该抗体无法中和野毒株病毒，导致免疫复合物沉积，发生血管炎和肺炎。因此，对于曾接种灭活麻疹疫苗者应强烈推荐接种减毒麻疹活疫苗，尽管接种后可发生较严重的局部反应和发热，但是危险性远低于异型麻疹。

7. 重型麻疹

多见于体弱、免疫力低下者，如伴有营养不良或其他疾病，或并发肺炎、心血管功能不全等患者。高热中毒症状重，常出现心力衰竭和中枢神经系统症状，气促、心率快、发绀、嗜睡、昏迷、惊厥等。皮疹密集融合或色淡透不出或出而又退，皮疹出血，甚至大片瘀斑，伴内脏出血，称出血性麻疹，预后差。

五、并发症

年幼体弱，营养不良及免疫力低下者，患麻疹后极易发生的并发症如下。

（一）肺炎

除麻疹病毒本身可引起巨细胞肺炎外，在病程各期尚易并发继发性肺炎，以出疹期为多见，病原常为金黄色葡萄球菌、肺炎链球菌、腺病毒等，并发肺炎时全身症状加重，体温持续升高，气促，鼻翼扇动，发绀，肺部有中细湿啰音。可并发脓胸、脓气胸、心肌炎及心力衰竭等。若病程迁延不愈，可引起支气管扩张症。严重肺炎为婴幼儿麻疹死亡主要原因。

（二）喉炎

麻疹患者常伴有轻度喉炎，出现声音嘶哑，有刺激性干咳。重症喉炎多由细菌或其他病毒感染所致，患者声音嘶哑，犬吠样咳嗽，易出现喉梗阻、缺氧、发绀及吸气性呼吸困难，吸气时呈三凹征，如不及时进行气管内插管或气管切开术则可迅速发展至三度喉梗阻而窒息致死。

（三）心肌炎、心功能不全

重症麻疹可影响心肌功能，尤其伴营养不良及并发肺炎时。临床表现为气促缺氧明显，四肢厥冷，发绀，心率快，心音弱，肝脏肿大，心电图有心肌炎表现，病情危重。

（四）脑炎

麻疹并发中枢神经系统病变较其他出疹性传染病为多，症状性脑炎的发生率为0.1%~0.2%，多发生于出疹后2~5 d，偶见于前驱期，也可在出疹后2~3周发病。早期可能由麻疹病毒直接引起，而晚期发生者多有脑组织脱髓鞘病变，可能与免疫反应有关。常出现高热、肢体瘫痪及呼吸衰竭，脑膜刺激征阳性，脑脊液中细胞数增至（50~500）×10^6/L，以单核细胞为多，蛋白质稍增高，糖正常。病情大多危重，可留有强直性瘫痪、智力障碍、失明等后遗症。有报道约50%麻疹患者临床上无神经系统症状，而仅有脑电图提示脑部累及。

亚急性硬化性全脑炎（SSPE）属麻疹远期并发症，也可称为麻疹相关疾病，属亚急性进行性脑炎，发病率在（0.1~0.4）/10万人，未接种疫苗人群中为0.85/10万人，已接种疫苗人群者约0.07/10万人。

（五）其他并发症

常并发口腔炎、中耳炎、乳突炎等，大多为细菌继发感染，也可并发肠胃炎。此外因慢性腹泻、护理不当或忌口等可引起营养不良及各种维生素缺乏病，原有结核病灶者可因麻疹而扩散恶化，引起粟粒型结核或结核性脑膜炎，麻疹后也易发生百日咳、水痘等感染。急性期还可发生一过性肝炎。

六、辅助检查

(一)血常规

出疹期白细胞计数降至（4~6）×10⁹/L，常见中性粒细胞比例下降。

出疹期白细胞计数降至 $(4 \sim 6) \times 10^9/L$，常见中性粒细胞比例下降。

(二)分泌物涂片检查多核巨细胞

鼻咽及眼分泌物及尿沉渣涂片，瑞氏染色，显微镜下可见脱落的上皮多核巨细胞，同时可检测特异麻疹病毒抗原，在出疹前后1~2 d即可出现抗原阳性，早于麻疹黏膜斑，有助于早期诊断。

(三)病原学检查

可采取病毒分离、麻疹病毒抗原或RNA检测及特异性血清学等方法。病毒分离技术较困难，无法广泛开展，可用于诊断抗体反应极低的免疫缺陷病患者。免疫荧光方法检测鼻分泌物或尿沉渣细胞上的病毒抗原，可用于麻疹快速诊断。采用逆转录PCR（RT-PCR）方法能检测麻疹病毒RNA。

临床最常用的实验室诊断方法是血清学检测，急性期和恢复期麻疹特异性血清抗体4倍及4倍以上增高具有诊断意义。中和抗体的检测技术较复杂，不易推广，而补体结合试验则敏感性较低，血凝抑制试验也较少使用。所以目前常用的是酶联免疫方法（ELISA），其操作简便、敏感。此法可测特异性IgM抗体，可用作急性期麻疹的诊断，麻疹IgM抗体可持续至起病后1个月。另外，滤纸片微量血抗体检测也在应用。

七、鉴别诊断

根据流行病学资料及临床表现，典型麻疹的诊断不难，麻疹黏膜斑对出疹前的早期诊断有帮助；上呼吸道卡他症状及皮疹形态及分布特点都有诊断价值，麻疹恢复期的色素沉着及糠麸状脱屑也有助诊断。出疹期麻疹需与其他出疹疾病鉴别。

1. 风疹

前驱期短，全身症状轻，无黏膜斑，皮疹散在、色淡，1~2 d即退，无色素沉着及脱屑。

2. 幼儿急疹

多见于婴幼儿，突发高热数日，热退时出现散在玫瑰色皮疹为其特点。

3. 猩红热

发热、咽痛1~2 d后全身出猩红色针尖大小皮疹，疹间皮肤充血，疹退后伴大片脱皮。外周血常规白细胞增高，以中性粒细胞为主，咽拭子培养可获A组乙型溶血性链球菌。

4. 肠道病毒感染

皮疹无特异性，可为斑丘疹、疱疹、瘀点，常伴咽痛、肌痛、腹泻及无菌性脑膜炎。

5. 药物皮疹

有近期服药史，皮疹多样，停药后皮疹不再发展而渐退。此外尚需与过敏性皮疹、斑疹伤寒、皮肤黏膜淋巴结综合征（川崎病）等相鉴别。

八、治疗

对麻疹病毒至今尚未发现特异的抗病毒药物，故治疗重点在加强护理，对症处理和防治并发症。患者需卧床休息，单间隔离，保持室内空气新鲜，适宜温度及湿度，衣被不宜过厚，眼、耳、鼻、口腔、皮肤均应保持清洁。高热者以物理降温为主，适当给予小剂量退热药。保证足够的液体补充。继发细菌感染者合理使用抗菌药物，但不推荐预防使用抗菌药物。

对6月龄~2岁住院麻疹患儿及存在免疫缺陷、维生素A缺乏、肠吸收障碍及中重度营养不良的麻疹患儿推荐补充维生素A，有助于减轻麻疹病情，降低病死率。剂量：6个月~1岁，10万IU；1~2岁，20万IU，分2日口服。

可辅助使用中医中药，初热时用宣毒发表汤或升麻葛根汤加减，以辛凉透表、祛邪外出；外用透疹药（生麻黄、芫荽子、西河柳、紫浮萍各 15 g），放入布袋中煮沸后在床旁蒸熏，待稍凉后可以药汁抹面部、四肢，以助出疹。出疹期宜清热解毒透疹，用清热透表汤；重症用三黄石膏汤或犀角地黄汤（现为清热地黄汤）。虚弱肢冷者用人参败毒饮或补中益气汤，恢复期宜养阴清热，可予以沙参麦冬汤或竹叶石膏汤。

并发症治疗：①肺炎。按一般肺炎处理，继发细菌感染选用抗菌药物，重症可考虑短期应用肾上腺皮质激素。进食少者适当补液及采用其他支持疗法。②心血管功能不全。心力衰竭时及早应用强心药，同时应用利尿药。控制补液总量和速度，维持电解质平衡，循环衰竭按休克处理。③脑炎。处理同病毒性脑炎，重点在对症治疗，降温止惊，昏迷时加强护理。目前对亚急性硬化性全脑炎无特殊治疗。

九、预后

麻疹预后与患者免疫力强弱关系甚为密切。年幼体弱、健康状况较差，如患营养不良、佝偻病或其他疾病者，特别是细胞免疫功能低下者病情较重，常迁延不愈，易有并发症。护理不当，治疗不及时也常使病情加重，而早期诊断，及早采用主动免疫或被动免疫，有助于减轻病情。

十、预防

提高人群免疫力是预防麻疹的关键，对易感人群实施计划免疫十分重要。如发现麻疹患者则应采取综合措施防止传播流行。

（一）主动免疫

易感者应接种麻疹减毒活疫苗，初种年龄不宜小于 8 个月，以防因来自母体的抗体中和疫苗病毒，造成免疫失败。尽管麻疹发病率已有明显降低，但是要达到 WHO 消灭麻疹的目标（发病率低于 1/100 万人）仍有距离，因此我国目前仍定于 8 月龄初种 1 剂，18 ~ 24 月龄加强 1 剂。因接种后抗体应答水平 11 ~ 12 月龄者高于 8 ~ 9 月龄，故国外多主张在 12 ~ 15 月龄初种，1 年后加强。麻疹活疫苗可与腮腺炎疫苗和风疹疫苗混合（MMR 疫苗）注射，我国自 2007 年起第 1 剂使用麻疹、风疹二联疫苗，第 2 剂使用麻疹、风疹、腮腺炎三联疫苗。疫苗应保存在 2 ~ 10 ℃暗处，一次皮下注射 0.2 mL，各年龄剂量相同。接种疫苗后反应一般较轻微，5 ~ 14 d 后可有低热数日，偶见稀疏淡红皮疹。易感者在接触麻疹患者后 2 d 内，若立即接种麻疹疫苗，仍可防止发病或减轻病情。有发热和急、慢性疾病者，应暂缓接种；有过敏体质、活动性结核、恶性肿瘤、白血病、艾滋病、先天性免疫缺陷和应用免疫抑制药，均不宜接种麻疹减毒活疫苗；凡近 8 周内接受过输血或血制品及被动免疫制剂，以及 4 周内接受其他病毒减毒活疫苗者，均应推迟接种，以免影响效果。接种麻疹减毒活疫苗后血清抗体效价多有上升，阳性率可达 95% ~ 98%，偶有免疫失败者。

（二）被动免疫

体弱多病及免疫力低下易感者如接触麻疹患者，6 d 内给予免疫球蛋白进行被动免疫，可预防或减轻疾病，6 d 后再给予则无法阻止疾病进展。被动免疫力仅能维持 3 ~ 4 周。

（三）综合预防措施

发现麻疹患者后应立即作疫情报告，并进行呼吸道隔离直至出疹后 5 d，有并发症者延至 10 d。接触患者的易感儿应检疫 3 周，并根据情况，给予主动免疫或被动免疫。接受免疫制剂者，应延长检疫至 4 周。

第五节　流行性腮腺炎

流行性腮腺炎是由腮腺炎病毒引起的好发于儿童及青少年中常见的急性呼吸道传染病。该病毒可侵犯各种腺组织，最突出的临床表现为唾液腺的非化脓性肿胀和触痛，尤多见于腮腺，可累及一侧或双侧。除腮腺外儿童常可引起脑膜脑炎，青春期后患本病易引起睾丸炎、附睾炎、卵巢炎和胰腺炎等。流行性腮腺炎多数呈良性自限过程。

一、病原学

腮腺炎病毒（MuV）属副黏病毒属，是 RNA 型，1934 年自患者唾液中分离出并成功感染猴和志愿者。腮腺炎病毒呈不规则圆形颗粒状，直径 90～300 nm，平均 200 nm。核壳体有壳膜，可分 3 层，外层表面规则地密布糖蛋白，具有血凝素、神经氨酸酶、血溶素，此层有病毒抗原（V 抗原）；中间层为双层脂质；内层为糖基化膜蛋白，起维持病毒外部结构的作用。病毒基因组可编码 7 种蛋白，最重要的核壳蛋白称 S 抗原，具可溶性，起抗原作用。按 S 抗原基因的变异度可将流行性腮腺炎病毒分为 A～K 11 个基因型，型内变异度在 2%～4%，型间变异度为 8%～18%。西方国家多为 C、D、E、G 和 H 型，亚洲多为 B、F 和 I 基因型，同一地区可流行一种以上基因型，基因型对流行病学调查有重要意义。中国 2008 年分离到的 MuV 毒株序列与 WHO MuV 基因型参比株测序比对研究确认其属 F 基因型，但序列相互存在着差异，与 1995 年的 MuV 比虽同属 F 基因型，但前后毒株差异较大，说明我国目前流行的 MuV 发生了一定程度的变异。目前尚未发现有其他基因型在中国流行。

S 抗原和 V 抗原各有其相应的抗体。S 抗体于起病后 7 d 出现，并于 2 周内达高峰，此后逐渐下降，可持续存在 6～12 个月，补体结合方法可测得，S 抗体无保护作用。V 抗体出现较晚，起病 2～3 周时才能测得，再 1～2 周后达高峰，且存在时间长久，V 抗体具有保护作用，可用补体结合、血凝抑制、中和试验等检测，是检测免疫反应的较佳指标。人类是已知腮腺炎病毒的自然宿主，病程早期可自患者的唾液、尿液、血液，并发脑膜炎者的脑脊液等处分离到病毒。感染后发不发病都能产生免疫反应。腮腺炎病毒对物理和化学因素作用均很敏感，1% 甲酚、0.2% 甲醛、75% 乙醇可于 2～5 min 内将其灭活，紫外线下迅速死亡，4 ℃时其活力可保持 2 个月，加热至 56 ℃ 20 min 即可灭活，−70 ℃可存活数年。

二、流行病学

流行性腮腺炎属于全球性流行疾病。由于人们对流行性腮腺炎病毒普遍易感，在 19 世纪 60 年代前疫苗未广泛应用，流行性腮腺炎在 1 岁以上儿童中广泛流行和暴发，甚至在成人中也会流行。一般每 2～5 年一次，美国 1964 年报道发病率达 250/10 万人，1967 年研制成功减毒疫苗并广泛使用后，1968 年发病率降为 7.6/10 万人，1978 年更降至 1.2/10 万人。但是近年由于麻、腮、风疫苗（MMR）接种覆盖率不足及疫苗免疫接种后保护力下降，出现青少年、成年人流行性腮腺炎的暴发。流行性腮腺炎在我国列为丙类传染病，2004 年实现网报后，全国流行性腮腺炎报告数迅速上升，流行和暴发的报道也很常见。2011 年我国卫生部报告流行性腮腺炎发病例数高达 454 385 例，比 2010 年增加 51.3%。居 11 种丙类传染病的第 3 位。

（一）传染源

流行性腮腺炎患者是主要传染源，自发病前 6 d 至腮腺肿胀后 9 d 内均有传染性，而起病前后传染性最大。根据血清免疫学试验如中和试验、补体结合试验等证明 30%～50% 是隐性感染者，而症状不明显，故隐性感染者也为传染源。是否存在病毒携带状态目前尚不清楚。

（二）传播途径

本病毒通过飞沫和密切接触由飞沫经呼吸道传播，由于其传染性强，易感人群在集体机构如幼儿园和小学生中流行常呈集体发病。

（三）易感人群

人群对该病毒普遍易感。1 岁以内婴儿由于体内具有经胎盘获得的母传特异性抗体而发病者极少。主要发病年龄为 5～14 岁，尤其是 5～10 岁儿童。近年来成人病例趋于增多，发病后可获得持久免疫力，再发病者极少见。男女发病比例男性略多于女性。

（四）流行特征

流行性腮腺炎全年均可发病，温带地区以冬春季最多，以 4~7 月为高峰。流行或散发于小学、幼儿园和其他学校、部队等集体机构，在未开展普遍接种前平均 7~8 年有一次大流行，疫苗普遍接种后这种周期性大流行情况已不存在。

三、发病机制

本病由含腮腺炎病毒的飞沫或污染物经鼻或口吸入后侵袭口腔黏膜、鼻黏膜和上呼吸道黏膜，在上皮组织中大量增殖后进入血液循环（第一次病毒血症）。经血流累及腮腺和一些组织，并在其中增殖，再次进入血液循环（第二次病毒血症）并侵犯上次未波及的一些脏器。病程早期，从口腔、呼吸道分泌物，血、尿、乳汁、脑脊液及其他组织中可分离到腮腺炎病毒。曾从胎盘和胎儿体内分离到该病毒。腮腺炎病毒也可侵犯各种腺组织如睾丸、卵巢、胰腺、肠浆液造酶腺、胸腺、甲状腺，甚至非腺体如心肌、肝脏、脑和脑膜等均可累及。从部分患者无腮腺肿大而表现为脑膜脑炎或其他器官受累症状，可间接说明腮腺炎病毒存在通过两次病毒血症发病的机制。有人认为该病毒对腮腺有特殊的亲和性，因此进入口腔后可经腮腺管而侵入腮腺或颌下腺，在腺体内增殖后，再进入血液循环形成病毒血症，累及其他组织，因此流行性腮腺炎的临床表现变化多样。

由于腮腺炎症时导管部分阻塞，排出唾液受阻，唾液中淀粉酶经淋巴系统进入血液循环，致使血淀粉酶增高及由尿中排出。胰腺或肠浆液造酶腺受累时，其所分泌的淀粉酶也可影响血与尿淀粉酶含量。

四、病理

（1）腮腺和（或）颌下腺：呈弥漫性间质水肿和浆液纤维蛋白渗出性炎症，单核细胞浸润，腮腺上皮细胞水肿、坏死、脱落，管腔内充塞中性粒细胞及坏死细胞残余，腺泡间血管充血。由于分泌液溢流等使腺体细胞受损加重。

（2）腮腺炎脑部病变：为脑膜脑炎和脑炎，受感染后脑部血管周围神经元细胞溶解和单核细胞性血管套病变；广泛小神经胶质细胞增多，神经元相对减少。

（3）胰腺和睾丸受累时：胰腺充血、水肿，胰岛有轻度退化及脂肪性坏死。幼年患者很少发生睾丸炎，病变时睾丸精曲小管的上皮显著充血，有出血点及淋巴细胞浸润，在间质中出现水肿及浆液纤维蛋白渗出物。

五、临床表现

潜伏期为 8~30 d，平均 16 d。起病前数小时至 2 d 内可有非特异性前驱期症状，包括低热、食欲缺乏、乏力、头痛、肌肉酸痛、咽炎或结膜炎等。多数患者无前驱症状，而以腮腺炎肿痛起病。起病大多较急，可有发热，体温自 38~40 ℃不等，伴畏寒、头痛和全身不适。症状轻重很不一致，成人发病一般较重。腮腺肿胀最具特征，一侧先肿胀，但也有两侧同时肿胀者。多因耳下部疼痛而发现腮腺肿大，肿大特点是以耳垂为中心，向前、向后、向下发展，边界不清，触之有疼痛，张口咀嚼或食用酸味食品时胀痛加重。局部皮肤紧张，有时表面有灼热感，但多不红。腮腺四周的蜂窝组织也可水肿，可上达颧骨弓下至颌部，若伴颌下腺累及，颈部明显肿胀，胸锁乳突肌也可被波及，而使面部变形。通常一侧腮腺肿胀后 1~4 d（偶尔 1 周后）累及对侧，双侧肿胀者约占 75%。腮腺管口（位于上颌第二磨牙处的颊黏膜上）在早期常有红肿，唾液初见分泌增加，继因肿胀而减少，但口干不明显。腮腺肿大多于 1~3 d 达高峰，持续 4~5 d 逐渐消退，恢复正常。整个病程为 10~14 d。不典型病例可无腮腺肿胀，而单纯表现为脑膜脑炎或睾丸炎。也可只有颌下腺或舌下腺肿胀。

六、并发症

流行性腮腺炎病毒常累及中枢神经系统或其他腺体或器官而产生相应的症状，某些并发症不仅常见，而且可不伴有腮腺肿大而单独出现。

（一）神经系统并发症

1. 无菌性脑膜炎、脑膜脑炎、脑炎

儿童多见，男孩较女孩多见，为最常见的并发症。腮腺炎脑炎的发病率 0.3%～8.2%。上海复旦大学附属儿科医院 2005 年报道因流行性腮腺炎并发症住院者，23.4% 为中枢神经系统感染，包括脑膜脑炎、脑炎、脑膜炎等。中枢神经系统感染症状可发生于腮腺肿大前 6 d 至肿胀后 2 周内，一般多在肿胀后 1 周内出现。脑脊液检查所见和症状与其他病毒性脑膜脑炎相仿，头痛、呕吐等急性脑水肿表现较明显，脑电图可有改变但不如其他病毒性脑炎明显。本病以脑膜受累为主。预后多数良好。腮腺炎脑炎病例可无腮腺肿大。

2. 耳聋

因听神经损害，可发生短暂性高频耳聋和永久性非对称性耳聋，后者较少（约 1/15 000）且多为单侧性。耳聋可逐渐或突然发生，通常伴有眩晕但前庭功能正常。

3. 其他神经系统并发症

包括小脑共济失调、面瘫、横贯性脊髓炎、多发性神经根炎（吉兰—巴雷综合征）及急性神经根脊髓炎等，预后多良好。

（二）生殖系统并发症

腮腺炎病毒好侵犯发育成熟的生殖腺，故多见于青春发育期及以后的患者，小儿少见。

1. 睾丸—附睾炎

是除唾液腺外最易被波及的腺体。13～14 岁后发病明显增多，占成人男性腮腺炎患者的 14%～35%，大多发生于腮腺炎病程 1 周左右，也可发生在腮腺肿大之前或无腮腺肿大。起病突然，体温可再度升高至 39～41 ℃，寒战，局部疼痛明显。检查发现睾丸肿大、压痛，阴囊皮肤水肿，鞘膜腔积液。数月后，1/3～1/2 患者发生不同程度的睾丸萎缩，病变常为单侧性，即使双侧也仅有部分曲精管受累，故较少引起不育症。有睾丸炎患者，约 85% 同时合并附睾炎。

2. 卵巢炎

占成人女性腮腺炎患者的 5%～7%，症状相对较轻，有发热、下腹部疼痛、月经不调，严重的可扪及肿大的卵巢，伴触痛，极少影响生育。

（三）胰腺炎

儿童少见，成人胰腺炎患者中约占 5%，常发生于腮腺肿大后 3～7 d，上腹剧痛和压痛，伴呕吐、发热、腹胀、腹泻和便秘。若同时有腮腺肿大，则测血淀粉酶不宜作为诊断依据。血清脂肪酶常在起病 72 h 升高，超过正常值 2 倍提示最近患胰腺炎。

（四）肾炎

病毒可直接损害肾脏，轻者尿中有少量蛋白质，重者临床表现及尿常规改变与肾炎相仿，个别可致急性肾衰竭。大多数预后良好。

（五）心肌炎

多见于病程第 5～第 10 日，可与腮腺肿大同时或在恢复期发生。表现为面色苍白、心率增快或减慢、心音低钝、心律不齐、暂时性心脏扩大，有收缩期杂音，心电图可见窦性停搏、房室传导阻滞、ST 段下降、T 波低平或倒置、期前收缩等。大多数仅有心电图改变（3%～12%），而无明显临床症状。偶有心包炎。

（六）其他

乳腺炎见于 15 岁以上女性患者（31%），骨髓炎、肝炎、前列腺炎、前庭大腺炎、甲状腺炎、胸腺炎、血小板减少、荨麻疹、急性滤泡性眼结膜炎等均属偶见。关节炎发生率约 0.44%，主要累及大关节，多发生于腮腺肿大后 1～2 周内，可持续 2 日～3 个月不等，能完全恢复。

七、辅助检查

（一）血常规

白细胞计数总数正常或者稍增高，分类淋巴细胞相对增多，有并发症时白细胞计数可增高，偶有类白血病反应。

（二）血清淀粉酶和尿淀粉酶测定

90%患者的血清淀粉酶轻至中度增高，尿淀粉酶也增高。淀粉酶增高程度往往与腮腺炎肿胀程度成正比。此酶增高也可能与胰腺和小肠浆液造酶腺病变有关。

（三）血清学检测

1. 中和抗体试验

低效价 1∶2 即提示现症感染。

2. 补体结合试验

病程早期及第 2、第 3 周双份血清效价有 4 倍以上的增高或一次血清效价达 1∶64 即有诊断意义。

3. 血凝抑制试验

用鸡胚受病毒感染，其羊水及尿囊液可使鸡的红细胞凝集，腮腺炎患者恢复期血清有很强的抑制凝集作用，而早期血清的抑制作用较弱，如 2 次测定效价相差 4 倍以上，即为阳性。

（四）病原学检测

1. 检测特异性抗体

血清特异性 IgM 抗体效价增高是近期感染的诊断依据。常用 ELISA 法，此法敏感、特异、简便，对腮腺炎病毒感染后不表现腮腺炎，但呈脑膜脑炎或脑炎的病例，可检测脑脊液中特异性 IgM 抗体来明确诊断。测定 S 抗体和 V 抗体，S 抗体增高表明新近感染，S 抗体不增高而 V 抗体增高表明既往感染。

2. 分子生物学检测腮腺炎病毒 RNA

RT-PCR 和巢式 PCR 检测病毒 RNA 的敏感度高。此外基于 TaqMan 探针的一步法实时定量 PCR 可测定从 $10 \sim 10^8$ 拷贝/mL 的病毒载量，该方法敏感度和特异度均高。

3. 病毒分离

腮腺炎肿大前 6 d 至肿大后 9 d 可从唾液中分离到病毒，并发脑膜脑炎或脑炎患者的脑脊液也常可分离到病毒。起病 2 周内的尿液可检测到病毒，因病毒血症很短暂，血中只在病初 2 d 内可能测到。

八、诊断

根据流行情况、接触史及腮腺肿大的特征可作出诊断。不典型病例或可疑病例应依赖上述实验室检查方法，结合流行病学资料明确诊断。

九、鉴别诊断

1. 化脓性腮腺炎

常为单侧性，局部红、肿、热、痛明显，拒按，后期有波动感，挤压腮腺可见脓性分泌物自腮腺导管口流出。外周血白细胞总数和中性粒细胞比例增高。

2. 颈部或耳前淋巴结炎

肿大不以耳垂为中心，局限于颈部或耳前区，为核状体，质坚硬，边缘清楚，压痛明显，表浅者可活动，伴有咽峡炎、耳部疮疖等。血常规白细胞总数和中性粒细胞比例增高。

3. 其他病毒感染所致腮腺炎

副流感病毒 1、3 型、柯萨奇病毒、流感病毒 A 型和单纯疱疹病毒，均可引起腮腺肿大和中枢神经症状，可进一步做病原学检查。

4. 症状性腮腺肿大

在糖尿病、营养不良、慢性肝病、慢性肾病，或应用某些药物如碘化物、激素类等可引起腮腺肿大，为对称性，无肿痛，触之质软，组织检查主要为脂肪变性。

5. 其他原因所致的腮腺肿大

过敏性腮腺炎、腮腺导管阻塞，均有反复发作，常腮腺肿大突然，消肿迅速。单纯性腮腺肿大多见于青春期男性，因功能性分泌增多，代偿性腮腺肿大，无其他症状。

6. 其他病毒所致脑膜脑炎

腮腺炎病毒感染所致脑膜脑炎可发生在腮腺肿大之前或可始终无腮腺肿大，难以与其他病毒所致者相鉴别。可借助病原学检测和结合流行病学资料来确诊。

十、治疗

（一）一般治疗

对症和支持治疗。患者需卧床休息直至腮腺肿胀完全消退，注意口腔溃疡。饮食以软食为宜，并忌酸性食物，否则会加重腮腺疼痛。保证每日液体摄入量。可应用解热镇痛药如对乙酰氨基酚以减轻局部疼痛和降温。氦氖激光局部照射对止痛、消肿有一定效果，高热、头痛、呕吐等可给予对症处理包括应用脱水药。

（二）抗病毒治疗

早期应用利巴韦林有一定疗效。使用干扰素尚无可靠的循证学依据。

（三）并发症治疗

腮腺炎脑膜炎、脑炎患者治疗同其他病毒性中枢神经系统感染。并发睾丸炎者需卧床休息，用睾丸托带将睾丸位置抬高，局部冷敷，可考虑短期应用肾上腺皮质激素。胰腺炎大多并发症较轻，可暂时禁食、补液，必要时应用阿托品或东莨菪碱。

十一、预后

多数良好，个别伴有严重并发症如重型脑炎、心肌炎、肾炎等必须慎重处理，积极抢救。听力损害需引起重视，少数可留下耳聋和听力减退等永久性后遗症。

十二、预防

尽早隔离患者至腮腺肿大完全消退为止，避免对易感者传播。由于腮腺炎病毒在腮腺肿大前已存在于唾液中，而且隐性感染者也可排病毒，仅靠隔离无法预防本病流行。

国外自 1996 年开始使用鸡胚细胞培养减毒活疫苗，小儿预防效果可达 97%，成人达 93%，腮腺炎病毒减毒活疫苗与麻疹、风疹疫苗联合使用（MMR），结果满意，三者之间互不干扰。免疫后腮腺炎病毒的中和抗体可持续 9.5 年。目前全世界常用的疫苗株至少有 10 种以上，分别在鸡胚成纤维细胞、人二倍体细胞、鹌鹑胚成纤维细胞中培养传代所得。2007 年 12 月卫生部公布《扩大国家免疫规划实施方案》把腮腺炎疫苗列入计划免疫，规定 18 ~ 24 月龄接种 1 剂次麻疹—腮腺炎—风疹联合减毒活疫苗（MMR）。流行性腮腺炎减毒活疫苗有良好免疫原性的免疫反应，抗体阳转率和保护率均较好，但为增加免疫的持久性，专家建议可在初免后 3 ~ 4 年进行加强免疫。

腮腺炎减毒活疫苗不能用于孕妇，不能用于先天性或获得性免疫功能低下者，也不能用于对鸡蛋蛋白过敏者。

人体免疫球蛋白、成人血液和胎盘球蛋白均无预防疾病的作用。

第三章

急性肺血栓栓塞症

肺栓塞（PE）是指肺外的栓子经静脉系统回流到右心，在肺动脉中堵塞而引起的以肺循环障碍为基础的一系列临床病理生理综合征，包括肺血栓栓塞症、脂肪栓塞综合征、羊水栓塞、空气栓塞等。其中肺血栓栓塞症（PTE）是最常见的一种类型，为来自静脉系统或右心的血栓阻塞肺动脉或其分支所致疾病，以肺循环和呼吸功能障碍为其主要临床和病理生理特征，通常也简称为肺栓塞。肺动脉发生栓塞后，若其支配区的肺组织因血流受阻或中断而发生坏死，称为肺梗死（PI）。引起肺血栓栓塞症的血栓主要来源于深静脉血栓症（DVT）。肺血栓栓塞症常为深静脉血栓症的并发症，PTE 与 DVT 同属于静脉血栓栓塞症（VTE），为静脉血栓栓塞症的两种类型，即"同一个血管，同一种血栓"。

一、流行病学

目前缺乏最新的全球范围的肺栓塞的流行病学资料，而国内的资料更不全，并长期误认为在我国肺栓塞是一种少见病、罕见病。从临床数据看，美国国家医院出院数据库20年内的资料表明：肺栓塞占美国非联邦医院住院患者的0.4%，每年约15万人因肺栓塞而住院，而且20年来没有明显的变化趋势，但是很多学者认为这些数据低估了患者数量，实际应该有1%左右。

二、病因

肺栓塞的形成因素复杂，早在150年前德国著名病理学家 Virchow 就提出血栓形成三要素：血流淤滞、血液高凝状态和血管内膜损伤。实际上深静脉血栓形成是上述三要素综合作用的结果。按各种原因，分为先天性和获得性因素。

1. 先天性因素
（1）抗凝血酶缺乏。
（2）蛋白 C 缺乏。
（3）蛋白 S 缺乏。
（4）Leiden V 因子。
（5）活化蛋白 C 抵抗。
（6）凝血酶原基因突变。
（7）异常纤维蛋白原血症。
（8）纤溶酶原缺乏症。
（9）高脂蛋白。
（10）低组织因子旁路抑制因子。
（11）同型半胱氨酸，因子VIII、IX和XI升高。

2. 获得性因素
（1）活动减少。
（2）高龄。

（3）肿瘤，化学治疗。

（4）急性内科疾病。

（5）手术，外伤，脊髓伤，石膏固定。

（6）妊娠期和产褥期。

（7）真性红细胞增多症。

（8）抗磷脂抗体综合征。

（9）口服避孕药。

（10）激素替代治疗。

（11）肥胖。

（12）中心静脉插管。

（13）阻塞性睡眠呼吸暂停综合征。

（14）白塞病。

三、病理

血栓在肺动脉内膜附着后，开始会出现体积萎缩，血流冲击血栓中的疏松部分，部分体积小的栓子会在两周左右自溶消失。如果血栓不能溶解，则会出现肉芽组织机化、炎性细胞浸润（以淋巴细胞为主）、吞噬含铁血黄素的细胞（吞噬细胞、单核细胞、浆细胞）。此外，血栓中还可出现钙化、纤维化、网格状或筛孔状再通。慢性化的过程中，肺动脉将发生改变，如内膜粥样硬化、洋葱样改变，严重者出现肺动脉壁的局灶性纤维素样坏死或玻璃样变。随着肺动脉高压的出现，肺动脉扩张，右心室、右心房出现扩大或肥大。

肺组织通过肺动脉、支气管动脉双重循环以及广泛的侧支循环代偿，外加氧气由肺泡内直接弥散至肺组织，因此具有多重氧供，而且一般的肺栓塞会被自溶，所以肺组织不易出现梗死。但是合并严重的心肺疾病、心肺功能不全、肺静脉瘀血、肺水肿、肺部感染及支气管阻塞时，多重氧供受到影响导致肺组织缺血梗死。因此肺动脉血栓的大小与梗死不成正比，而肺梗死的范围与预后也不成比例。

梗死的肺组织，多位于肺周，肉眼观呈黯红色、略高出周围肺组织，脏层胸膜表面有纤维素渗出，局部肿胀。梗死灶多呈指向肺门的楔形。显微镜下肺泡腔内可见大量红细胞，富含含铁血黄素的吞噬细胞。慢性期后，病灶可以完全消失，或形成瘢痕组织。但是临床上有时很难与肺萎缩和肺不张区分。

肺栓塞时，多在血栓的同侧出现胸腔积液，一般以血性、渗出液为主，积液量以少到中等量为主，罕见大量。

四、临床表现

1. 主要症状

临床表现无明显特异性，表现多种多样，涉及呼吸、循环和神经系统等多个系统。但是如果患者病情危重无法及时进行影像学诊断时，症状学诊断依据仍有较大参考价值。呼吸困难、胸痛和咯血为经典的肺栓塞"三联症"，但是临床上只有不到30%的患者出现。

呼吸困难为临床上最常见和重要的症状，发生率为80%~90%。呼吸困难的程度与栓塞的范围相关。栓塞面积小时，可基本没有呼吸困难，但是当栓塞面积较大时，呼吸困难严重，并伴有濒死感，持续时间长，显著焦虑，是预后不良的征兆。呼吸困难与活动密切相关。

胸痛的发生率为70%左右，包括胸膜性胸痛和心绞痛性胸痛，以前者多见。胸痛多为轻到中度，出现胸膜性胸痛往往同时合并胸腔积液，也提示栓塞部位靠近外周，范围较小。心绞痛样胸痛发生率为10%。低血压、冠状动脉痉挛、右室室壁张力增加等引起冠状动脉缺血，加之低氧血症，导致心肌缺氧，严重者可以出现心肌梗死，多以右室为主，为预后不佳的表现。

咯血发生比例不到30%。少数是由肺梗死引起，更多见的原因是出血性肺不张。出血量一般不多。在治疗过程中如果出现咯血，注意区分病情加重和抗凝溶栓药物的并发症，因为处理原则完全相反。

晕厥可以是肺栓塞的唯一首发症状，多表现为一过性意识丧失。晕厥一般提示预后不良，部分患者可以表现为猝死。但是以晕厥就诊的患者中，肺栓塞不足1%，应注意与其他引起晕厥的如神经源性、心源性和血管源性疾病相鉴别。

约一半的患者可以出现烦躁不安、惊恐和濒死感，多因严重的呼吸困难和胸痛所致，出现这些症状，特别是程度严重时，往往提示栓塞面积较大，预后差。不可轻易诊断为癔症而贻误诊治。

此外，还可出现心悸、腹痛、猝死等。还需注意相关深静脉血栓的症状。

2. 体征

患者一般情况良好，病情严重时多呈急性病容，端坐呼吸或者坐卧不宁。发绀不常见。严重患者可出现休克、四肢湿冷。呼吸频率多大于20次/分，可以出现窦性、室上性和室性心动过速，心房颤动以及其他室性心律失常也会发生。血压一般无特异性改变。体温一般为低热，高热少见。少数患者肺部可闻及哮鸣音，出现少量胸腔积液时可闻及胸膜摩擦音。收缩期肺部血管杂音不易闻及。心脏检查：肺动脉听诊区第二心音亢进（$P_2 > A_2$），三尖瓣区收缩期反流性杂音，心尖上翘。右心衰时，可出现舒张早期奔马律、颈静脉怒张、肝肿大、肝颈反流征阳性、双下肢水肿。还应该注意深静脉血栓的症状和体征。

五、临床分类

肺栓塞的分类多种多样，可以按照临床症状、形成时间、血栓大小、临床表现等进行一系列分类。

1. 临床症状分类

临床上为便于对不同程度的PTE采取相应治疗，将PTE分为以下临床类型。

（1）大面积PTE：临床上以休克和低血压为主要表现，即体循环动脉收缩压<90 mmHg，或较基础值下降幅度≥40 mmHg，持续15 min以上。但须除外新发生的心律失常、低血容量或败血症所致的血压下降。

（2）非大面积PTE：不符合以上大面积PTE标准的PTE。部分患者超声心动图出现右心室运动功能减弱或临床上出现心功能不全表现，归为次大面积PTE。

欧洲心脏病协会将上述3种类型相应定义为高危、中危和低危肺栓塞，只是在中危肺栓塞定义中加入心脏肌钙蛋白、心房利尿肽的指标。

2. 形成时间分类

当然也可以按照时间来进行分类：以发病3个月为界限分为急性肺血栓栓塞症和慢性肺血栓栓塞症，但是临床上很难确定发病时间。也有人将1~3个月之间的血栓称为亚急性肺栓塞。还可以通过肺动脉压力来推测肺栓塞的病程，一般肺动脉压力超过50 mmHg者为慢性肺栓塞。

六、辅助检查

（一）血浆D-二聚体

D-二聚体是血栓中的交联纤维蛋白在纤溶系统作用下产生的可溶性降解产物，血栓栓塞时因血栓纤维蛋白溶解使其血浓度升高。对急性PE诊断的敏感性达92%~100%，但特异性较低，仅为40%左右。出血、手术、肿瘤、炎症、感染、组织坏死等均可使D-二聚体升高。临床上D-二聚体对急性PE有较大的排除诊断价值，若其含量低于500 μg，可基本除外急性PE。用ELISA法进行检测，敏感度最高。

（二）动脉血气分析

常表现为低氧血症，80%的患者出现低碳酸血症，肺泡—动脉血氧分压差（$P_{A-a}O_2$）增大。

（三）胸片

可见斑片状浸润、肺不张、膈肌抬高、胸腔积液，尤其是以胸膜为基底凸面朝向肺门的圆形致密阴影（Hampton驼峰）以及扩张的肺动脉伴远端肺纹理稀疏（Westermark征）等对PE诊断具有重要价值，但缺乏特异性。

（四）心电图

大多为非特异性改变。较常见的有 $V_1 \sim V_4$ 的 T 波改变和 ST 段异常；部分病例可出现 $S_I Q_{III} T_{III}$ 征（即 I 导 S 波加深，III 导出现 Q/q 波及 T 波倒置）；以及完全或不完全右束支传导阻滞肺型 P 波、电轴右偏和顺钟向转位等。多在发病后即刻开始出现，其后随病程的演变呈动态变化。

（五）超声心动图

严重病例可发现右室壁局部运动幅度降低，右心室和（或）右心房扩大，室间隔左移和运动异常，近端肺动脉扩张，三尖瓣反流速度增快，下腔静脉扩张，吸气时不萎陷，提示肺动脉高压、右室高负荷和肺源性心脏病，但尚不能作为 PE 的确诊依据。若在右房或右室发现血栓或肺动脉近端血栓，同时患者临床表现符合 PE，可作出诊断。

（六）深静脉超声

深静脉血栓的确诊对于肺栓塞的诊断有重要意义，90% 肺栓塞合并深静脉血栓形成。肺栓塞的患者应该常规进行该项检查。目前应用比较多的是彩色多普勒加压检查。

（七）确诊检查

1. CT 肺动脉造影（CTPA）

是目前的一线确诊方法。能发现段以上肺动脉内栓子，甚至发现深静脉栓子，是 PE 的确诊手段之一。其直接征象为肺动脉内低密度充盈缺损，部分或完全包围在不透光的血流之间（轨道征），或呈完全充盈缺损，远端血管不显影；间接征象包括肺野楔形密度增高影，条带状的高密度区或盘状肺不张，中心肺动脉扩张及远端血管分支减少或消失等。但对亚段 PE 的诊断价值有限。

2. 放射性核素肺通气/灌注扫描

典型肺动脉栓塞的表现为肺灌注显像多发的肺段性放射性分布减低或缺损，而同期的肺通气显像和胸部 X 线检查正常，表现为不匹配。随栓子大小不同，放射性分布减低或缺损区可为亚肺段性、叶性或全肺。肺灌注显像可观察到直径 1 mm 以上的栓塞血管。诊断的准确性达 95% ~ 100%，是诊断该病和观察疗效，选择终止用药合适时间的重要方法。但其他肺实质病变也可导致局限性放射性分布减低或缺损，使其特异性降低。

3. 磁共振成像（MRI）

对段以上肺动脉内栓子诊断的敏感性和特异性均较高，适用于碘造影剂过敏的患者。且具有潜在的识别新旧血栓的能力，有可能为确定溶栓方案提供依据。

4. 肺动脉造影

为 PE 诊断的经典方法，敏感性和特异性分别为 98% 和 95% ~ 98%。PE 的直接征象为肺血管内造影剂充盈缺损，伴或不伴轨道征的血流阻断。间接征象有肺动脉造影剂流动缓慢，局部低灌注，静脉回流延迟等。但为有创性检查，可发生严重并发症甚至致命，应严格掌握其适应证。

七、治疗

主要是药物治疗，可分为抗凝、溶栓、降低肺动脉压力以及病因治疗等。对一过性可逆性因素继发的肺栓塞患者，建议抗凝疗程 3 个月左右。不明原因的肺栓塞患者在抗凝 3 ~ 6 个月后，可评估抗凝利弊，如无出血风险，可考虑长期抗凝。反对常规为肺栓塞患者放置深静脉滤器，除非有抗凝禁忌证。研究发现滤器并不能改善致死性肺栓塞的发生率，反而会加重深静脉血栓形成。

（一）抗凝治疗

抗凝治疗是肺栓塞的标准治疗，能够改善非大面积急性肺栓塞患者的症状，降低复发率，预防血栓形成，并使血栓逐步吸收。急性期形成的血栓 3 个月左右 90% 的患者基本可以吸收。目前已经成为急性肺栓塞的标准治疗方法。目前指南推荐的临床上最常使用的抗凝血药主要有低分子肝素、华法林及 X 因子拮抗药，普通肝素由于其使用时必须定时监测活化部分凝血活酶时间（APTT），出血风险较大，临床上应用较少。

不需溶栓的肺栓塞患者和溶栓后的肺栓塞患者，以及拟诊肺栓塞的患者，无抗凝禁忌者可立即开始抗凝治疗。应用肝素、低分子肝素前应测定基础APTT、凝血酶原时间（PT）及血常规，注意是否存在抗凝的禁忌证，如活动性出血、凝血功能障碍、血小板减少、未予控制的严重高血压等。大部分禁忌证属相对禁忌证。

1. 低分子肝素

低分子肝素是短链的普通肝素，对于Ⅱa因子无作用，抑制Ⅹa因子活性，皮下注射吸收良好，生物利用度超过90%，半衰期长，出血风险低，无须常规检测凝血指标，使用方便安全，将逐步取代普通肝素。但在大面积肺栓塞和严重肾功能不全者，推荐使用普通肝素，不适用低分子肝素。合并恶性肿瘤的患者，建议首选低分子肝素治疗3~6个月，因为与华法林相比复发率降低50%，且低分子肝素可能还抑制肿瘤细胞的增殖。其剂量应该根据体重来计算。低分肝素皮下注射至少5 d，在INR连续2 d达标后可以停用。

2. 普通肝素

肝素的推荐用法：予2 000~5 000 IU或按80 IU/kg静脉注射，继之以18 IU/（kg·h）持续静脉滴注。在开始治疗后的最初24 h内每4~6 h测定1次APTT，根据APTT调整剂量，尽快使APTT维持于正常值的1.5~2.5倍。达稳态治疗浓度后，改为每日测定APTT 1次，使用肝素抗凝务求达有效水平，若抗凝不充分将严重影响疗效并可导致复发率显著增高。肝素剂量调整可参考表3-1。肝素也可用皮下注射的方式给药。一般先予静脉注射负荷量2 000~5 000 IU，然后按250 IU/kg剂量每12 h皮下注射1次。调节注射剂量使注射后6~8 h的APTT达到治疗水平。

表3-1 根据APTT监测结果调整静脉肝素剂量的方法

APTT	初始剂量及调整剂量	下次APTT测定间隔时间（h）
治疗前测基础APTT	初始剂量：80 IU/kg，静脉注射，然后按18 IU/（kg·h）静脉滴注	4~6
APTT <35 s（<1.2倍正常值）	予80 IU/kg静脉注射，然后增加静脉滴注剂量4 IU/（kg·h）	6
APTT 35~45 s（1.2~1.5倍正常值）	予40 IU/kg静脉注射，然后增加静脉滴注剂量2 IU/（kg·h）	6
APTT 46~70 s（1.5~2.3倍正常值）	无须调整剂量	6
APTT 71~90 s（2.3~3.0倍正常值）	减少静脉滴注剂量2 IU/（kg·h）	6
APTT >90 s（>3.0倍正常值）	停药1 h，然后减少静脉滴注剂量3 IU/（kg·h）后恢复静脉滴注	6

3. 维生素K拮抗药——华法林

华法林是应用最为广泛的维生素K拮抗药，其通过抑制肝脏环氧化酶，使无活性氧化型维生素K不能成为有活性的还原型维生素K，从而干扰维生素K依赖性凝血因子Ⅱ、Ⅶ、Ⅸ、Ⅹ的羧化，使这些因子停留于无活性的前体阶段而达到抗凝目的。由于华法林等对已经活化的凝血因子无效，且起效缓慢，因此不适用于肺栓塞的急性期抗凝，需要和肝素类药物重叠使用，在INR达标后才可单独使用，是长期抗凝的唯一药物。华法林首剂3~5 mg口服，维持量根据INR值调整，治疗目标INR维持于2~3。注意检测INR的变化，因为易受多种药物的影响。

抗凝血药的主要并发症就是各种部位的出血和肝素诱导的血小板减少症。其他如皮肤坏死、过敏反应、骨质疏松为少见的并发症。肝素引起的出血可用鱼精蛋白解救，华法林引起的可用维生素K。

（二）溶栓治疗

溶栓治疗主要适用于急性大面积肺栓塞，即出现因栓塞所致休克或低血压的病例。对于次大面积肺栓塞溶栓存在争论。溶栓治疗可迅速溶解部分或全部血栓，恢复肺组织再灌注，减小肺动脉阻力，降低肺动脉压，改善右室功能，减少严重肺栓塞患者的病死率和复发率。溶栓的时间窗一般定为 14 d 以内，但鉴于可能存在血栓的动态形成过程，对溶栓的时间窗不作严格规定。溶栓应尽可能在确诊的前提下慎重进行。对有溶栓指征的病例宜尽早开始溶栓。通过外周静脉溶栓即可，不推荐进行介入局部溶栓。目前认为两小时方案出血发生率最低，同样具有疗效：尿激酶 2 万 U/kg，或者 rtPA 50 mg（国人 50 mg 与 100 mg 相比，疗效相当，出血风险小）。

第四章

心肌梗死

一、概述

随着心肌坏死生物标志物检测技术敏感性和特异性的提高、成像技术不断的发展与成熟以及操作相关性心肌梗死发生率的增高，从流行病学调查、临床研究到公共卫生政策的制定以及临床实践，都需要一个更为精确的心肌梗死（MI）定义。据此，2012 年欧洲心脏病学会（ESC）、美国心脏病学院（ACC）、美国心脏学会（AHA）和世界心脏联盟（WHF）联合颁布了第三次全球 MI 的通用定义。该定义维持了急性心肌梗死（AMI）的病理学定义，即由持续较长时间的心肌缺血导致的心肌细胞死亡。急性 MI 的诊断标准为：检测到心脏生物标志物心肌肌钙蛋白（cTn）水平升高超过 99% 正常值上限，且符合下列条件中至少 1 项：①心肌缺血的症状。②心电图提示新发缺血性改变（新发 ST-T 改变或新发左束支传导阻滞）。③心电图出现病理性 Q 波。④影像学证据提示新发局部室壁运动异常或存活心肌丢失。⑤冠状动脉造影或尸检发现冠状动脉内存在新鲜血栓。

二、临床分型

第三次全球心肌梗死的定义对心肌梗死的临床分型进行了较大的更新。1 型：自发性心肌梗死（MI），由原发性冠状动脉事件如粥样斑块破裂、溃疡、侵蚀和（或）破裂、裂隙或夹层导致一个或多个冠状动脉内血栓形成。2 型：继发性心肌缺血性 MI，主要由心肌氧供减少或氧耗增加（如冠状动脉痉挛、冠状动脉栓塞、缓慢或快速心律失常、低血压等）而非冠状动脉本身疾病引起。3 型：猝死型 MI，此型患者有前驱心脏不适症状和心电图改变，但死亡发生在心脏生物标志物升高前，或没有采集到心脏生物标志物。4a 型：经皮冠状动脉介入治疗（PCI）相关性 MI，存在支持诊断的阳性症状、心电图改变、血管造影结果和区域变化成像，cTn 较 99% 正常值上限升高需达 5 倍，如果基线值原本已升高，cTn 再升高 20% 并稳定且有下降趋势，也具有诊断价值。4b 型：支架内血栓相关性 MI，通过冠状动脉造影或尸检可检出支架内血栓形成，cTn 升高超过 99% 正常值上限 1 倍。5 型：冠状动脉旁路移植术（CABG）相关性 MI，cTn 升高超过 99% 正常值上限的 10 倍，还应具备以下标准之一：①新发病理性 Q 波或新发 LBBB。②冠状动脉造影显示新的移植血管或原冠状动脉闭塞。③影像学证实新发的存活心肌丢失或室壁运动异常。

近年来，随着心脏瓣膜病介入治疗的发展，除 PCI 相关性 MI 外的介入相关性 MI 也有发生，如经皮主动脉瓣置换术和二尖瓣修复术等均有导致心肌损伤的风险，主要是源于操作相关的直接心肌损伤和冠状动脉闭塞所致。这与 CABG 相似，也会导致心肌生物标志物升高和预后恶化，但由于临床资料较少，尚难确定诊断标准，可参照 CABG 相关性 MI 的诊断标准。

三、病理

（一）冠状动脉斑块易损与破裂

冠状动脉粥样硬化是导致几乎所有 MI 的病理基础。MI 的多样临床表现均由冠状动脉病变的急性变化（即粥样斑块的破裂）所致。

易损斑块的组织学特征包括：①薄帽纤维粥样硬化（即有较大的脂质核心、薄纤维帽和富含巨噬细胞的斑块）。②富含糖蛋白基质或炎症导致内皮受侵蚀和血栓形成。③钙化结节斑块。研究显示65%～70%的血栓由薄纤维帽引起，25%～30%的血栓来源于斑块侵蚀，2%～5%的血栓由钙化结节突出管腔所致。决定纤维帽易碎性的因素主要有3个：圆周壁张力（或称纤维帽"疲劳"性）、病变特征（位置、大小和坚固度）及血流特征。近年来的研究发现，导致粥样斑块破裂的机制为：①斑块内T细胞通过合成细胞因子γ干扰素能抑制平滑肌细胞分泌间质胶原使斑块纤维帽结构变薄弱。②斑块内巨噬细胞、肥大细胞可分泌基质金属蛋白酶，如胶原酶、凝胶酶、基质溶解酶等，加速纤维帽胶原的降解，使纤维帽变得更易损。③冠状动脉管腔内压力升高、冠状动脉血管张力增加或痉挛、心动过速时心室过度收缩和扩张所产生的剪切力以及斑块滋养血管破裂均可诱发与正常管壁交界处的斑块破裂。实际上，具有相似特征的斑块可有不同的临床表现，这要归因于很多其他因素，如较强的凝血功能等。易损斑块的形成与很多因素有关，如血小板及凝血因子活化、炎症、氧化应激、细胞凋亡、血管重构、内皮功能障碍、白细胞迁移、细胞外基质降解等都对易损斑块的形成及发展起到重要作用。而且这些因素之间互相影响，共同促进。其中血小板对易损斑块的形成起关键作用。动脉血栓是建立在动脉粥样硬化病变破损基础上的急性并发症，它已成为最常见的致急性冠状动脉综合征及致死的原因。血小板、炎症细胞和内皮细胞相互作用成为启动动脉粥样硬化的基石。此外，1/3急性冠状动脉综合征猝死患者并无斑块破裂，而是出现明显管腔狭窄和斑块纤维化，这是由于全身因素启动了高凝状态导致血栓形成。这些全身因素包括低密度脂蛋白（LDL）增加、高密度脂蛋白（HDL）减少、吸烟、糖尿病及与血栓复合物相关的止血过程。

一系列炎症因子均参与易损斑块的形成过程。当存在血管内或血管外源的氧化应激和感染等促炎危险因素时，机体即在白细胞介素18（IL-18）、肿瘤坏死因子（TNF-α）等促炎细胞因子作用下，通过信使细胞因子白细胞介素6（IL-6）诱导肝细胞产生C反应蛋白（CRP）等，继而会触发急性炎症反应，使大量的白细胞、单核细胞浸润在斑块局部，激活为巨噬细胞，分泌基质金属蛋白酶，如基质金属蛋白酶1（MMP-1）、基质金属蛋白酶9（MMP-9）以及妊娠相关蛋白A（PAPP A）等，可以降解细胞外基质，使斑块的纤维帽变薄，也可使斑块变得不稳定，最后导致斑块破裂和血栓形成，同时伴有血小板活化。此外，内皮黏附分子活化，如细胞间黏附因子1（ICAM-1）和E选择素，也能促进单核细胞及白细胞渗出到血管外间隙中；斑块内的炎症还能刺激血管生长，从而导致斑块内出血和斑块不稳定，血管内皮生长因子（VEGF）、胎盘生长因子（PIGF）和肝细胞生长因子（HGF）都是有力的血管生长因子，都易引起斑块出血破裂。

（二）急性冠状动脉血栓性狭窄与闭塞

冠状动脉病变或粥样硬化斑块的慢性进展，可导致冠状动脉严重狭窄甚至完全闭塞，但由于侧支循环的渐渐形成，通常不一定产生MI。相反，冠状动脉的粥样硬化病变在进展过程中即使狭窄程度不重，但是只要发生急性变化即斑块破裂，就会经血小板黏附、聚集和激活凝血系统，诱发血栓形成，致冠状动脉管腔的急性狭窄或闭塞而产生MI。若冠状动脉管腔急性完全闭塞，血供完全停止，临床上表现为典型的ST段上抬型MI，导致所供区域心室壁心肌透壁性坏死，即传统的Q波MI；若冠状动脉管腔未完全闭塞，仍有血供，临床则表现为非ST段上抬型即非Q波MI或不稳定型心绞痛，心电图仅出现ST段持续压低或T波倒置。如果冠状动脉闭塞时间短，累计心肌缺血<20 min，组织学上无心肌坏死，也无心肌酶的释出，心电图呈一过性心肌缺血改变，临床上就表现为不稳定型心绞痛；如果冠状动脉严重狭窄时间较长，累计心肌缺血>20 min，组织学上有心肌坏死，心肌坏死标志物也会异常升高，心电图上呈持续性心肌缺血改变而无ST段上抬和病理性Q波出现，临床上即可诊断为非ST段上抬型或Q波MI。非ST段上抬型MI虽然心肌坏死面积不大，但心肌缺血范围往往不小，临床上依然很高危；这可以是冠状动脉血栓性闭塞已有早期再通，或痉挛性闭塞反复发作，或严重狭窄的基础上急性闭塞后已有充分的侧支循环建立的结果。

MI时冠状动脉内血栓既有白血栓（富含血小板），又有红血栓（富含纤维蛋白和红细胞）。ST段上抬型MI的闭塞性血栓是白、红血栓的混合物，从堵塞处向近端延伸部分为红血栓，而非ST段上抬型MI时的冠状动脉内附壁血栓多为白血栓；也有可能是斑块成分或血小板血栓向远端栓塞所致；偶有由破裂斑块疝出而堵塞冠状动脉管腔者被称为斑块灾难。

（三）冠状动脉栓塞与无再流

无再流是指闭塞的冠状动脉再通后，无心肌组织灌注的现象。冠状动脉造影表现为血流明显减慢（血流 TIMI≤2 级），而无冠状动脉残余狭窄、夹层、痉挛或血栓形成等机械性梗阻存在。无再流产生的病理生理机制还不完全清楚，但其结果是由于微循环损伤或功能障碍使微血管水平血流受阻致心肌组织无血流灌注已被公认。目前可能的机制有：①毛细血管结构完整性破坏。②毛细血管功能完整性损伤。③血小板激活。④微栓子栓塞。⑤白细胞聚集。⑥氧自由基损伤，氧自由基能破坏细胞膜的通透性和功能、钙的内环境稳定和微循环的完整性。无再流或慢血流的临床表现与冠状动脉急性濒临闭塞或完全闭塞相似，发生率为 1%～5%，无再流现象使 MI 的死亡率明显升高。

（四）心肌缺血与坏死

冠状动脉闭塞后的心肌坏死是由心内膜下扩向心外膜下，坏死范围的大小取决于冠状动脉供血减少的程度、供血停止的时间和侧支循环血流的多少。不少患者的 MI 呈间歇性加剧和缓解，相应提示冠状动脉血流完全中断和部分再通。这种由冠状动脉张力变化或痉挛所产生的梗死相关冠状动脉血流的动态变化可能与血小板激活释放出血管活性胺和血管内皮功能丧失有关。

病理学上，MI 可分为透壁性和非透壁性（或心内膜下）。前者 MI 累及心室壁全层，多由冠状动脉持续闭塞所致；后者坏死仅累及心内膜下或心室壁内，未达心外膜，多是冠状动脉短暂闭塞而持续开通的结果。不规则片状非透壁梗死多见于非 ST 段上抬型 MI，在未形成透壁梗死前，早期再灌注（溶栓或经皮冠状动脉介入治疗）成功的患者。

光学显微镜下，MI 心肌坏死有 3 种类型：①凝固性坏死，主要由心肌持续严重缺血所致，多位于梗死中央区，心肌细胞静止于舒张期并处于被动拉长状态。所见肌原纤维被动拉长，核固缩，血管充血，线粒体损伤伴絮状物沉积而无钙化，坏死细胞通过吞噬作用而消除。②收缩带坏死，又称凝固性心肌细胞溶解，主要是心肌严重缺血后再灌注的结果，心肌细胞死亡过程中由于钙离子内流增加而停止于收缩状态，多位于大面积 MI 的周围，在非透壁 MI 中更多见，是 MI 成功再灌注（如溶栓或经皮冠状动脉介入治疗）后的特征性心肌坏死。可见肌原纤维高度收缩伴收缩带形成，线粒体有钙超载损伤，血管明显充血，坏死细胞可溶解而使 MI 愈合。③心肌细胞溶解，是长时间严重缺血的结果，多位于梗死边缘区，镜下特征为细胞水肿或肿大、肌原纤维和核溶解呈空壳样，无中性粒细胞浸润，通过坏死细胞溶解、被吞噬和最终瘢痕形成而愈合。

MI 再灌注后的典型病理改变为不可逆心肌损伤区内心肌细胞坏死和出血；再灌注区内的凝固性心肌细胞溶解伴收缩带形成和细胞结构变形，非存活细胞线粒体中有磷酸钙沉积并最终导致细胞钙化，加速胞质内蛋白（血浆标志物）如肌钙蛋白 T、肌钙蛋白 I 和酶（如 CK-MB）的快速洗出并产生提前峰值。

MI 后坏死心肌的组织学改变和修复过程如下。发生 MI 后 2～3 h，光镜下可见梗死边缘区心肌纤维呈波浪样；8 h 后，心肌间质水肿，心肌纤维内脂肪沉积，有中性粒细胞和红细胞浸润，心肌细胞核固缩核溶解，小血管坏死；24 h 后胞质成团失去横纹，呈局灶玻璃样变性，核固缩甚至消失，心肌毛细血管扩张，中性粒细胞在梗死周边或中央区聚集；头 3 d 内，心肌间质水肿，红细胞外渗；第 4 日，巨噬细胞开始从梗死边缘区清理坏死组织，随后淋巴细胞、巨噬细胞和纤维白细胞浸润；第 8 日，坏死心肌细胞全部分解；第 10 日，白细胞浸润减少，肉芽组织在边缘区开始生长；直到此后 4～6 周，梗死区血管和成纤维细胞（纤维母细胞）一直在生长，伴胶原修复，替代坏死心肌细胞；梗死后 6 周前，梗死区被坚固的结缔组织瘢痕修复，其间可见散在完整的心肌纤维。

四、临床表现

（一）诱因和前驱症状

1. 诱因

临床上约有一半 AMI 患者可追及诱因的存在。任何可能诱发冠心病粥样"软化"斑块不稳定或破裂的因素均是 AMI 的诱因。相对于患者平时的任何"过度"甚或"极度"的日常活动均可能成为 AMI 的诱因，主要包括：①过度体力活动，如过度用力（搬运重物、排便）、剧烈运动（长跑）等。②过度情绪（精神）波动，如大喜、大悲、生气、激动、压抑等。③过度不良生活方式，如过饱、过度吸烟或饮酒、过度熬夜或娱乐等。④过度辛劳，如连续加班工作、远途旅行劳顿、身体疲惫不堪等。⑤过度气候变化，如冬季清晨外出遇冷，遇大风，甚至夏日进入过冷的空调环境等。⑥身体疾病或应激状态，如手术、感染、发热、休克、低氧、低血压、低血糖、肺栓塞、应用拟交感神经药物和可卡因使用等。上述各种诱因刺激均可导致心率增快、血压升高和冠状动脉痉挛而诱发斑块不稳定和破裂，而启动 AMI 的病理生理过程。

此外，AMI 的发病也存在明确的"昼夜节律"规律，以每日早上 6 时到中午时发病率最高。这主要是由于人体生理状态和生化指标受到"昼夜节律"影响，使早晨血浆儿茶酚胺和皮质醇激素增高，以及血小板聚集性增强。事先服用 β 受体阻滞药和阿司匹林的 AMI 患者则无特征性的"昼夜节律"现象。另外，AMI 是多种因素的复合和叠加诱发的，受季节和自然灾害应激的影响。

2. 前驱症状

是指 AMI 前患者所表现的与随后发生 AMI 有关联的症状，也可视为 AMI 的先兆症状。任何提示易损斑块已破裂的不稳定型心绞痛发作，均可视为 AMI 的前驱症状或先兆。患者往往多表现为频发劳力性心绞痛或自发性心绞痛，特别是第一次或夜间发作均提示 AMI 很快会发生。只是前驱症状轻而短暂，难以引起患者的警觉而主动就诊，即使就诊，又因"ECG 正常，心肌酶不高"难以抓住阳性诊断依据而易漏诊。临床上如能及时询问出并确定 AMI 的前驱症状或先兆，给予及时治疗包括强化药物或介入治疗的干预，就完全可能避免此次 AMI 的发生。因此，临床上对 AMI 的前驱症状的认识，不仅有重要的诊断价值，而且还有十分重要的治疗和预防价值，患者和医师均应高度警惕和重视。

（二）典型症状

典型的临床症状是诊断 AMI 的三大关键的元素或依据之一，也是临床上考虑 AMI 诊断最为重要的基础。AMI 最为特征性的临床症状是：持续性剧烈胸痛 > 30 min，含硝酸甘油 1~2 片后无缓解，并伴有恶心、呕吐和大汗。疼痛部位可以从心脏的前后、左右和上下区域反映出来，多为心前区，如左胸前、胸骨后、食管和咽部；其次为胸骨下区，如心窝、上腹部；也可在后背部，个别还有心外部位疼痛，如牙痛、头痛，甚至大腿痛。疼痛同时往往向左上肢前臂尺侧放射，甚至到手指；也可放射至下颌部、颜面、肩部，甚至肩胛部，以左侧为主。胸痛的性质多为压榨样或刀绞样、压迫感或窒息感、火辣感或烧灼感，也有闷痛、咽堵感或上腹痛。疼痛程度多数剧烈难忍，少数轻些。对有心绞痛病史的患者，AMI 的疼痛部位与平时心绞痛发作部位多一致，但疼痛更剧烈、更严重，持续时间更长，且休息或含服 1~2 片硝酸甘油无缓解。

AMI 时，持续剧烈胸痛往往提示冠状动脉已发生急性狭窄或堵塞，供血急剧减少或中断，使心肌发生了严重缺血。口含硝酸甘油 1~2 片不能缓解即可提示冠状动脉供血减少并非动力性痉挛所致，而是机械堵塞的结果，此时的冠状动脉血流应 < TIMI 3 级（TIMI 2 级或以下）。因此，剧烈胸痛变化及持续时间都由冠状动脉堵塞或开通情况而定，若冠状动脉持续完全堵塞而未开通（血流 TIMI 0~1 级），则胸痛将一直持续到缺血心肌彻底坏死为止，6~12 h；若冠状动脉堵塞因溶栓（或介入治疗）或自溶开通而恢复正常血流（TIMI 3 级）供应，则再剧烈的胸痛多会在数分钟或 1~2 h 迅速减轻，缓解或消失。若冠状动脉堵塞因溶栓（或介入治疗）或自溶部分开通而恢复部分血流（TIMI 2 级）供应，则胸痛也会明显减轻，然后在数小时内消失。若冠状动脉完全堵塞未开通（TIMI 0/1 级血流），但伴有侧支循环形成，也会使疼痛逐渐减轻或消失。可见，胸痛有无、剧烈程度和消长变化均反映着冠状动脉供应情况和心肌缺血的有无、程度和范围；也同时应验了中医"痛则不通，通则不痛"的医学原理。

另外，恶心、呕吐和出汗也是 AMI 时较为特征性的症状和表现。特别是 ST 段抬高型 AMI（STEMI）患者，除持续性剧烈胸痛外，几乎均伴有恶心、呕吐和大汗，即使在少数无胸痛的患者，也多会有恶心、呕吐和大汗的症状。恶心、呕吐时又往往伴有面色苍白和大汗（或冷汗），这是由于血压降低所致，与心肌缺血时刺激左心室受体产生了迷走反射导致心动过缓和低血压有关，在下壁 AMI 多见。AMI

时出汗多伴有面色苍白，是低血压的直接结果，故几乎均为冷汗，或一身冷汗，严重时大汗淋漓，这也是 AMI 需要立即急救的信号。

AMI 时，也有部分患者表现的症状不典型，包括：①心力衰竭，即无胸痛，以呼吸困难为首发症状或仅表现为心力衰竭加重。②晕厥，与完全房室传导阻滞有关。③休克，是循环衰竭所致，也可由于长时间低血压引起。④只有典型心绞痛发作症状，无疼痛加重和时间延长。⑤疼痛部位不典型，如以头痛为表现。⑥中枢神经系统表现，如脑卒中，是在并发脑动脉粥样硬化基础上继发了心排血量减少所致。⑦神经精神症状，如躁狂或精神不正常，也是脑供血不足的结果。此外，还有无症状性 AMI，包括一半是确实无症状，另一半是可回顾性问出相关症状，多见于老年和糖尿病患者。

（三）体征

AMI 患者的体征随发病轻、重、缓、急所反映的梗死相关冠状动脉（IRCA）堵塞及其程度、血流状态和梗死缺血范围的大小差别很大。由于 AMI 直接影响心肌的电稳定性及心脏功能和循环状态，随时可危及患者生命，因此体格检查应快速和重点检查患者的一般状况、生命体征、心律失常和心血管的阳性体征，以对 AMI 的诊断、鉴别诊断、并发症及心功能和循环状态有一初步而快速的判断。

一般状况，患者多因剧烈胸痛而呈痛苦、焦虑病容，多因不敢动而取"静卧"或因难以忍受而取"转辗不安"体位，多有面色苍白，出冷汗。神志多清楚，只有在严重快速心律失常或房室传导阻滞、心功能低下和心源性休克致心排血量明显降低出现低血压状态时，表现为意识淡漠、嗜睡，甚至烦躁、谵妄和精神症状；心脏停搏时会立即意识丧失和抽搐。若因大面积心肌梗死（或缺血）或在陈旧性心肌梗死基础上出现左心衰竭、肺水肿时，患者可呈端坐位、呼吸困难，伴窒息感、面色苍白、大汗淋漓、咳粉红色泡沫痰。若严重低血压和（或）心源性休克时，则患者因循环衰竭而出现四肢湿冷、肢端和甲床发绀、躯体皮肤花斑等因低灌注导致的微循环淤滞的体征。

生命体征中，反映每搏量、心室率和心律的脉搏，因每搏量降低而细弱，多偏快，也可偏慢，律多不整齐或有期前收缩。反映心、肺功能状态的呼吸多平稳，也可因大面积或反复心肌梗死并发左心衰竭而出现不同程度的呼吸困难，从呼吸增快到明显呼吸困难；老年患者或使用吗啡后还可出现潮式（Cheyne-Stokes）呼吸。直接反映循环状态的血压多因胸痛和交感神经兴奋而升高，平时血压正常者可升高（＞160/90 mmHg），有高血压病史者，则更高；也可因大冠状动脉（如前降支开口或左主干）突然闭塞、每搏量急剧降低而明显降低（＜90/60 mmHg），致循环状态不稳定；或因右冠状动脉近端闭塞并发迷走反射出现房室传导阻滞和严重心动过缓，或因伴有右心室梗死、容量不足和心源性休克而出现一过性或持续性低血压。一般来说，下后壁 AMI 因副交感神经刺激多会出现低血压和心率慢的体征，而前壁 AMI 因交感神经刺激则多会发生高血压和心动过速的体征。AMI 患者发病时体温一般正常，大面积 AMI 者可于发病后 24~48 h 出现体温升高，为非特异性的坏死心肌吸收热，4~5 d 恢复正常。AMI 时，室性心律失常很常见，应警惕随时发生心室颤动致心搏骤停。

AMI 时，反映右心房压力的颈静脉通常无扩张或怒张，搏动也无特殊改变。若有"大范围"右心室 MI 影响右心室血流动力学异常，左心衰竭伴有肺动脉血压升高，心源性休克和右心室乳头肌梗死或缺血并发了三尖瓣大量反流时，可见颈静脉明显"充盈"和"搏动"，超声心动图和漂浮导管可加以鉴别；容量不足则颈静脉充盈不足或塌陷。颈动脉搏动更能反映心脏每搏量和血压状态，急救时有利于快速判断。

肺部检查应重点检查呼吸音、湿啰音、干啰音、喘鸣音。AMI 时多数患者特别是首次下后壁 AMI 患者呼吸音正常，无干湿啰音，提示呼吸功能和心功能均无异常。若伴有心力衰竭，则除了呼吸困难、呼吸增快外，可闻及湿啰音，往往先出现在双肺底部，中度心力衰竭时多限于 50% 的肺野内，重度心力衰竭时多＞50% 肺野，甚至满肺野。心力衰竭时也可出现干啰音，甚至喘鸣音或心源性哮喘。此时与肺源性哮喘的鉴别要点除病史外，主要根据胸片上的"肺气肿"和"肺水肿"的特征加以鉴别。

心脏检查在小面积 AMI 患者可以无特殊发现；但对于大面积梗死，特别伴有泵功能低下或冠状动脉近端完全堵塞者，心脏体征明显，且有重要临床诊断和预后诊断意义。有过陈旧性心肌梗死并发心力衰竭或室壁瘤者，心尖搏动可向左下移位，搏动弥散偏弱，也可触及矛盾运动，收缩期前和舒张早期时搏动。第一心音（S₁）多低钝甚至难以听到，第二心音（S₂）在伴完全左束支传导阻滞或严重左心功能低下者可有逆分裂；在大面积梗死伴左心衰竭者可闻及第三心音（S₃），是由于舒张期左心室快速充盈使左心室充盈压迅速上升至充盈急减速的结果，心尖部明显，左侧卧位容易听到；多数患者可闻及第四心音（S₄），提示左心室因顺应性降低在舒张晚期充盈时左心房收缩增强。如果 S₃ 和 S₄ 来自右心室梗死时，则在左侧胸骨旁才能听到，并有吸气时增强。心率多偏快，心律多不整齐，可有期前收缩；也可有严重窦性心动过缓，见于下、后壁 AMI 伴低血压、房室传导阻滞和迷走反射者。心尖部可有但不易听到的收缩期杂音，多由继发于乳头肌功能不全或心室扩大的二尖瓣反流所致；心尖部或心前区新出现全收缩期杂音，粗糙伴震颤时，提示有乳头肌断裂致极重度二尖瓣反流或有室间隔破裂穿孔致心内左向右分流存在，此时多伴有严重心力衰竭或心源性休克。如果收缩期杂音是由于三尖瓣反流（如右心室 MI、乳头肌功能不全或心力衰竭）所致，则其收缩期杂音在右胸骨左缘最响，吸气时增强并伴随颈静脉搏动和 S₄。发病后第 2 日至 1 周左右可闻及心包摩擦音，有心脏破裂风险。在大面积透壁 AMI 和肝素抗凝者多见，应警惕。

AMI 患者的体格检查应注意有针对性。重点判断患者 AMI 面积的大小、心功能状态、血流动力学状态（即循环状态稳定与否）以及有无并发症。若患者有颈静脉压升高充盈、肝肿大则提示右心室梗死存在。若 AMI 患者呈端坐位，面色苍白伴大汗，呼吸困难伴咳嗽、咳泡沫痰和发绀，窦性心动过速和两肺满布湿啰音等体征时，提示大面积心肌梗死或缺血并发肺水肿。若呈现低血压伴面色苍白或青灰，皮肤湿冷，口唇和甲床微循环缺血、淤滞和发绀，四肢皮肤青紫、淤滞带花斑，少尿、意识淡漠，甚至躁动、谵语等组织灌注不足的体征时，则提示心肌梗死或缺血面积很大，左心室泵血功能极低和心源性休克存在，此时死亡率极高。即使体格检查未发现明确异常体征，虽提示梗死范围小，或当下尚未发生大面积心肌梗死或坏死，也应警惕心脏破裂的风险。

五、并发症

MI 的并发症可分为机械性并发症、心律失常、缺血性并发症、栓塞性并发症和炎症性并发症。

（一）机械性并发症

1. 心室游离壁破裂

3% 的 MI 患者可发生心室游离壁破裂，是心脏破裂最常见的一种并发症，占 MI 患者死亡的 10%。

左心室游离壁破裂多位于大面积 AMI 中央、室壁最薄弱和冠状动脉供血末端无侧支循环保护且透壁坏死最严重的部位（如心尖部），也可位于正常收缩心肌与无运动坏死心肌交界处，以及剪切力效应最集中的部位（如侧壁）；老化心肌坏死区伴有心肌微结构的锯齿状撕裂部位，心室游离壁破裂 1 ~ 14 d 都可能发生。早高峰在 MI 后 24 h 内，晚高峰在 MI 后 3 ~ 5 d。早期破裂与胶原沉积前的梗死扩展有关，晚期破裂与梗死相关室壁的扩展有关。心脏破裂多发生在第一次 MI、前壁梗死、老年和女性患者中。其他危险因素包括 MI 急性期的高血压、既往无心绞痛和心肌梗死、缺乏侧支循环、心电图上有 Q 波、应用糖皮质激素或非甾体抗炎药、MI 症状出现 14 h 以后的溶栓治疗。临床表现依据有无完全破裂而完全不同。在未完全破裂前，症状主要是胸痛，持续性或发作性，特别是不伴有 ECG ST 段变化的持续性或发作性胸痛，应高度怀疑心室壁破裂过程中的撕裂痛。另外，还可表现为晕厥、低血压、休克、心律失常、恶心、呕吐、烦躁不安、急性心包填塞和电机械分离等。当临床上怀疑有心脏破裂的可能性，应及时行床旁超声心动图检查。

心室游离壁破裂也可为亚急性，即心肌梗死区不完全或逐渐破裂，形成包裹性心包积液或假性室壁瘤，患者能存活数月。

2. 室间隔穿孔

比心室游离壁破裂少见，常发生于 AMI 后 3 ~ 7 d。其发生率在未行再灌注治疗者为 1% ~ 3%，在溶栓治疗者为 0.2% ~ 0.34%，在心源性休克者高达 3.9%，病理上和左心室游离壁破裂一样，室间隔穿孔有大面积透壁心肌梗死基础，前壁 AMI 多位于心尖部室间隔，下后壁 AMI 则位于基部室间隔；穿孔直径从 1 cm 到数厘米不等；可以是贯通性穿孔，也可以是匐行性不规则穿孔。病理生理特点为心室水平左向右分流。室间隔穿孔的临床表现与梗死范围、心功能状态和室间隔穿孔大小有关，多表现为突然发生心力衰竭、肺水肿、低血压，甚至心源性休克；或心力衰竭突然加重并很快出现心源性休克，伴有心前区新的、粗糙的全收缩期杂音和震颤。彩色多普勒超声心动图检查能检出左向右分流和室间隔穿孔部位和大小；右心漂浮导管检查也可检出左向右分流，两者有确诊和鉴别诊断价值。AMI 后，胸骨左缘突然出现粗糙的全收缩期杂音或可触及收缩期震颤，或伴有心源性休克和心力衰竭，应高度怀疑室间隔穿孔，此时应进一步检查以明确诊断。

3. 乳头肌功能失调或断裂

左心室乳头肌的部分或完全断裂是透壁性 AMI 少见而致死性的并发症，发生率约为 1%，下壁、后壁 AMI 可致后内侧乳头肌断裂，比前侧壁产生的前侧乳头肌更多见。左心室乳头肌完全横断断裂，由于突发大量二尖瓣反流造成严重的急性肺水肿往往是致死性的；而乳头肌的部分断裂（通常是尖部或头部），虽有严重的二尖瓣反流，但往往不会立即致命。右心室乳头肌断裂并不常见，但可产生大量三尖瓣反流和右心衰竭。与室间隔穿孔并发于大面积 AMI 不同，一半的乳头肌断裂患者可并发于相对小面积的心肌梗死，有时冠状动脉仅为中度病变。

和室间隔穿孔一样，左心室乳头肌断裂的临床表现为心力衰竭进行性加重、低血压，甚至心源性休克。左心室乳头肌断裂造成不同程度的二尖瓣脱垂或关闭不全，心尖区出现收缩中晚期喀喇音和收缩期吹风样杂音，第一心音可不减弱，伴有心前区全收缩期杂音，杂音可随血压下降而减轻变柔和，甚至消失。彩色多普勒超声心动图能够正确诊断出乳头肌断裂和大量二尖瓣反流，并与室间隔穿孔相鉴别。因此，临床上对任何怀疑有乳头肌断裂的 AMI 患者应立即做多普勒超声心动图检查，以尽快确诊。

4. 左心室室壁瘤

又称左心室真性室壁瘤，是指在左心室室壁大面积透壁性 AMI 基础上，形成的梗死后室壁变薄、膨出、瘤样扩张和矛盾运动，发生率约为 5%。其多伴有左心室扩张、心功能低下，常发生在前壁 AMI，也可发生在下壁、后壁 AMI 患者，多在 AMI 早期形成，恢复期明显，出院后持续扩大。发病多位于前壁心尖部，瘤部的室壁明显变薄，尸检发现有的薄如牛皮纸，主要由纤维组织、坏死心肌和少量存活心肌组成，多伴有附壁血栓形成。其病理生理机制明确为梗死区心肌透壁坏死，变薄、膨出，即扩展和重构的结果，由于瘤部无收缩运动，血流多淤滞于此，容易诱发附壁血栓形成。基础冠状动脉病变多由 LAD 单支急性闭塞而无侧支循环形成，又未行早期冠状动脉开通治疗，或成功开通而无有效再灌注的结果。

临床表现可出现顽固性充血性心力衰竭，以及复发性、难治的致命性心律失常。体检可发现心浊音界扩大，心脏搏动范围较广泛或心尖抬举样搏动，可有收缩期杂音。心电图上除了有 MI 的异常 Q 波外，约 2/3 的患者同时伴有持续性 ST 段弓背向上抬高，恢复期仍然不回落，则提示室壁瘤存在。超声心动图、心脏 MRI 和 CT，以及左心室造影，均可见梗死区膨出、瘤样扩张伴矛盾运动，非梗死区收缩运动代偿性增强即可确诊。左心室室壁瘤的风险有心力衰竭、恶性心律失常和动脉系统栓塞，预后差。

5. 假性室壁瘤

在心室游离壁亚急性破裂过程中，通过血肿、机化血栓与心包粘连一起堵住破裂口而不出现心包积血和心脏压塞，渐渐形成假性室壁瘤。假性室壁瘤需与真性室壁瘤相鉴别：鉴别要点在于病理解剖上假性室壁瘤实际上没有发生心包积液和心脏压塞的心室壁破裂，故瘤壁只有机化血栓、血肿和心包，无心肌成分；而真性室壁瘤则是梗死区扩展和膨出形成，瘤壁就是梗死的心室壁，由心肌组织和瘢痕组织组成。另外，前者瘤体很大，但瘤颈狭而窄；而后者瘤体也大，但瘤颈更宽。这些诊断要点和特性均可通过超声心动图、CT 和 MRI 心脏影像而反映并明确诊断。

少数患者，临床或尸检可见超过一种心脏结构破裂，甚至会有 3 种机械并发症组合发生的病例。

（二）心律失常

在 AMI 发生的早期即冠状动脉急性闭塞的早期，心律失常的发生率最高，不少患者也因发生严重心律失常而猝死于院外。院内心律失常也与冠状动脉持续闭塞致心肌缺血和泵功能低下有关，过去很常见；目前已是再灌注时代，只在冠状动脉再通成功时多见，此后恢复期也较少见，仅在伴有严重心功能低下或心力衰竭患者常见。心律失常包括快速型和缓慢型，前者包括室性和室上性期前收缩、心动过速和颤动；后者则包括心动过缓，窦房、房室和束支传导阻滞。心律失常的诊断主要依靠心电图（ECG）。

AMI 并发心律失常的主要机制，在冠状动脉急性闭塞期是由于缺血心肌心电特性不均一致折返所致，而在冠状动脉再灌注时则是由于缺血心肌堆积的离子（如乳酸和钾离子）以及代谢毒物冲刷所致。心律失常所产生的血流动力学后果轻则无妨，重则可产生心源性脑缺血综合征，甚至发生心搏骤停；结果主要取决于心脏每搏输出量（SV）和心输出量（CO）降低及其程度，以及对循环的影响；而影响 SV 和 CO 的决定因素是心率或心室率（如太快或太慢），还有心房的收缩作用。任何心律失常只要 SV 和 CO 无明显降低，对循环无影响，则血流动力学就会稳定；如果 SV 和 CO 严重降低，且循环受损血流动力学不稳定，若 SV 和 CO 接近 0，则会立即致心搏骤停。

（三）缺血性并发症

1. 梗死延展

指同一梗死相关冠状动脉供血部位的 MI 范围扩大，可表现为心内膜下 MI 转变为透壁性 MI 或 MI 范围扩大到邻近心肌，多有梗死后心绞痛和缺血范围的扩大。梗死延展多发生在 AMI 后的 2~3 周，多数原梗死区相应导联的心电图有新的梗死性改变且 CK 或肌钙蛋白升高时间延长。

2. 再梗死

指 AMI 4 周后再次发生的 MI，既可发生在原来梗死的部位，也可发生在任何其他心肌部位。如果再梗死发生在 AMI 后 4 周内，则其心肌坏死区一定受另一支有病变的冠状动脉所支配。通常再梗死发生在与原梗死区不同的部位，诊断多无困难；若再梗死发生在与原梗死区相同的部位，尤其是 NSTEMI 的再梗死、反复多次的灶性梗死，常无明显或特征性的心电图改变，可使诊断发生困难，此时迅速上升且又迅速下降的酶学指标比肌钙蛋白更有价值。CK-MB 恢复正常后又升高或超过原先水平的 50% 对再梗死具有重要的诊断价值。

（四）栓塞性并发症

MI 并发血栓栓塞主要是指心室附壁血栓或下肢静脉血栓破碎脱落所致的体循环栓塞或肺动脉栓塞。左心室附壁血栓形成在 AMI 患者中较多见，尤其在急性大面积前壁 MI 累及心尖部时，其发生率可高达 60%，而体循环栓塞并不常见，国外一般发生率在 10% 左右，我国一般在 2% 以下。附壁血栓的形成和血栓栓塞多发生在梗死后 1 周内。最常见的体循环栓塞为脑卒中，也可产生肾、脾或四肢等动脉栓塞；如栓子来自下肢深部静脉，则可产生肺动脉栓塞。

（五）炎症性并发症

1. 早期心包炎

发生于心肌梗死后 1~4 d，发生率约为 10%。早期心包炎常发生在透壁性 MI 患者中，是梗死区域心肌表面心包并发纤维素性炎症所致。临床上可出现一过性的心包摩擦音，伴有进行性加重的胸痛，疼痛随体位而改变。

2. 后期心包炎（心肌梗死后综合征或 Dressler 综合征）

发病率为 1%~3%，于 MI 后数周至数月内出现，并可反复发生。其发病机制迄今尚不明确，推测为自身免疫反应所致；而 Dressler 认为它是一种过敏反应，是机体对心肌坏死物质所形成的自身抗原的过敏反应。临床上可表现为突然起病，发热，胸膜性胸痛，白细胞计数升高和红细胞沉降率增快，心包或胸膜摩擦音可持续 2 周以上，超声心动图常可发现心包积液，少数患者可伴有少量胸腔积液或肺部浸润。

六、辅助检查

（一）心肌损伤标志物

AMI 后，随着心肌细胞坏死和细胞膜的完整性破坏，心肌细胞内的大分子物质即心肌损伤标志物

（心肌酶和结构蛋白）开始释放入血，使血中浓度出现异常升高和恢复正常的过程，这是临床上心肌损伤标志物诊断 AMI 的基础和依据。理论上，只要有心肌坏死，血中的心肌损伤标志物就应异常升高；若要诊断 AMI，就必须要有心肌损伤标志物的异常升高。因此，心肌损伤标志物异常升高已成为 AMI 诊断的主要依据和最终依据。目前，临床最常用的心肌损伤标志物包括肌酸磷酸激酶（CPK）或肌酸激酶（CK）及其同工酶 MB（CK-MB）、肌红蛋白、肌钙蛋白 T 或 I（cTnT 或 cTnI）、乳酸脱氢酶（LDH）和同工酶 LDHI 等。

1. CK 和 CK-MB 同工酶

肌酸激酶（CK）是最早用于常规诊断 AMI 的生物标志物。但其唯一缺陷是在肌病、骨骼肌损伤、剧烈运动后、肌内注射、抽搐和胸廓出口综合征、肺栓塞、糖尿病及饮酒后可出现假阳性升高。因此，其同工酶因组织分布的特异性（BB 主要分布在脑和肾中，MM 主要分布在骨骼肌和心肌中，MB 主要分布在心肌中）使 CK-MB 同工酶多年来一直成为诊断 AMI 更特异的生物标志物。然而由于骨骼肌中也有 1%～3% 的 CK-MB 存在，另一些器官（如小肠、舌、膈肌、子宫和前列腺）内也有少量存在，因此剧烈运动和上述器官的创伤、手术或甲状腺功能亢进时，也可出现 CK-MB 异常升高。可见，CK-MB 的心肌特异性只是相对的。

2. 心肌特异性肌钙蛋白 I 和肌钙蛋白 T

肌钙蛋白是调节横纹肌肌动蛋白收缩过程的钙调节蛋白，包括肌钙蛋白 C（TnC）、肌钙蛋白 I（TnI）和肌钙蛋白 T（TnT）3 个亚单位，分别结合钙离子、肌动蛋白和原肌球蛋白组成肌钙蛋白附着于肌动蛋白细丝点，TnT 和 TnI 除结合在肌钙蛋白上，分别还有 6% 和 2%～3% 溶于细胞胞质内。由于骨骼肌和心肌中的 TnT 和 TnI 的基因编码不同，就可使用特异性抗体检测心肌的 TnT 和 TnI（cTnT 和 cTnI），并予以定量测出，这就是其心肌特异性的组织学和分子基础。只是 cTnT 检测技术由一家公司掌握，其正常值的载值是相对统一的；而 cTnI 检测技术则有数家公司开发，又受血清中所检测 cTnI 的不同片段（游离或复合的 cTnI）影响，故其正常载值就难以统一。无论是 cTnT 还是 cTnI，其异常升高的载值通常定义为 99% 正常参考上限值。就肌钙蛋白和 CK-MB 对 AMI 的诊断价值而言，如果以 CK-MB 为诊断标准，cTnT 或 cTnI 可诊断出更多的 "假阳性" AMI 患者，反之如果以 cTnT 或 cTnI 为诊断标准，则 CK-MB 又可诊断出 "假阴性" AMI 患者。可见，根据临床需要敏感性高（把所有 AMI 患者都诊断出来）和特异性强（把所有非 AMI 患者都除外）的诊断指标的基本要求，显然 cTnT 和 cTnI 比 CK-MB 诊断 AMI 敏感性和特异性更高，从而更准确。

3. 肌红蛋白

从坏死心肌释放入血更快、更早，在 AMI 后 1～2 h 即可检出，血中峰值明显提前至 4 h 左右，对 AMI 早期诊断有帮助，只是缺乏特异性，需要与 cTnT 或 cTnI 联合检测，才有 AMI 的诊断价值。

LDH 和 LDHI 是非心肌特异性生物标志物，而临床上已不再用于诊断 AMI。

上述心肌酶或心肌损伤标志物，一般在 AMI 发病后 4～8 h 在血中开始异常升高，平均 24 h 达峰值，2～3 d 降至正常水平。只是肌红蛋白升高和峰值提前至 1～2 h 和 4 h，对 AMI 早期诊断有帮助；cTnT 或 cTnI 峰值更后，持续时间更长，理论上 1～2 周才消失，可为延误就诊的 AMI（早期已误诊者）诊断提供证据，AMI 成功再灌注治疗（包括溶栓或急诊 PCI）可因血流快速冲刷作用，使血中心肌损伤标志物峰值提高并提前。近年研发的高敏肌钙蛋白 T 或肌钙蛋白 I（hscTnT 或 cTnI）可在 AMI 后 3～4 h 在血中就升高，对早期诊断优势突出。为提高对 AMI 诊断的准确率，临床一般在发病后 8～10 h、20～24 h 和 48 h 连续多时间点取血，并检测多个心肌酶谱或组合，观察其动态变化，以综合判断。单一 CK 和 CK-MB 升高，可见于剧烈运动、肌肉损伤和甲状腺功能低下者，此时心肌结构特有的 cTnT 或 cTnI 正常。

（二）心电图检查（ECG）

ECG 是最为方便和普及的检查，又有其特征性改变和动态演变，是诊断 AMI 的必备依据之一。故临床上只要疑有 AMI，就必须尽快记录一张 12 导联或 18 导联（加做 V_7～V_9 和 V_3R～V_5R）ECG 以确定或除外 AMI 的诊断。AMI 时，心肌缺血、损伤和梗死在 ECG 相应导联上，分别特征性地表现为 ST

段压低或 T 波的高尖或深倒、ST 段上抬和 Q 波形成。AMI 超急性期，即冠状动脉全闭塞伊始，ECG 相应导联随即出现短暂的高尖 T 波，接下来很快进入急性期而出现 ST 段上抬，伴对侧导联 ST 段镜向性压低这一冠状动脉急性闭塞致 AMI 的特征性变化，1～2 h 后由于心肌坏死而渐出现病理性 Q 波和 R 波消失。因此，在 AMI 早期数小时内，ECG 的典型改变是相应导联异常 Q 波、ST 段上抬和 T 波的直立或浅倒，偶见 T 波高尖或深倒，提示冠状动脉刚刚发生急性闭塞或闭塞后已再通。

然而，ECG 对 AMI 最具诊断价值的特征性改变是其"动态演变"，即 AMI 发病后数小时、数日、数周（个别数月）在 ECG 上有一个特征性的动态演变过程：抬高的 ST 段迅速或逐渐回复到等电位线；同时伴相应导联 Q 波的形成并加深、加宽，R 波的降低和消失，呈现典型的 QS 波形；T 波从短暂高尖到自 ST 段末端开始倒置并渐渐加深至深倒呈对称的"冠状 T"，然后又渐渐变浅和直立。若 ECG 呈这一"动态演变"过程，则原则上可确诊为 AMI；无动态演变则可除外诊断，如早期复极综合征和恒定不变"冠状 T"的心尖肥厚性心肌病。另外，新出现的完全左束支阻滞（CLBBB）也是 AMI 的特征性改变，提示发生了 AMI 且预后差。广泛前壁 AMI 患者出现完全右束支阻滞（CRBBB）者，提示梗死范围大、坏死程度重和预后差。

ECG 依据不同部位导联的特征性变化和动态演变对 AMI 进行定位诊断。前壁导联（V_1～V_4）、侧壁导联（V_4～V_6）、高侧壁导联（Ⅰ、AVL）、下壁导联（Ⅱ、Ⅲ、AVF）、正后壁导联（V_7～V_9）加上 RV 导联（V_3R～V_5R）的变化就诊断为该部位 AMI。在新出现 CLBBB 时，则是前壁 AMI。

AMI 均是由于心外膜主要冠状动脉及其分支急性闭塞所致，故冠状动脉闭塞与 ECG 梗死部位有明确的对应关系。冠状动脉左前降支（LAD）闭塞，引起前壁 + 高侧壁 AMI；右冠状动脉（RCA）闭塞可引起下壁、正后壁、侧壁和 RV 的 AMI；左回旋支（LCX）闭塞可引起下壁伴前侧壁、高侧壁或正后壁 AMI，其开口部闭塞偶呈前壁心肌梗死改变；左主干（LM）闭塞除产生 LAD + LCX 都闭塞的广泛心肌缺血和梗死外，aVR 肢体导联 ST 段上抬是其特征。重要的是，不同冠状动脉闭塞和相同冠状动脉不同部位闭塞所产生的 AMI 范围大不相同。就右优势型不同冠状动脉闭塞而言，梗死范围从大到小依次为 LM > LAD > RCA > LCX，左优势型冠状动脉时 RCA 闭塞时理论上只产生单纯右心室梗死，左心室无梗死；而就相同的冠状动脉而言，三大主支近端闭塞梗死范围大，主支远端和分支闭塞则范围小，左主干闭塞（3%～5%）的缺血和梗死范围最大，可随时因心血管崩溃而死亡。因此，临床上有必要也有可能依据 ECG 所累及的导联推测梗死范围，还可反推出梗死相关冠状动脉（IRA）及其堵塞部位的高低。

此外，AMI 特别是初期和早期的 ECG 变化是冠状动脉病变和血流供应状态及其变化的反映，因此临床上也可据此推测和判断 IRA 的血流状态和变化。一般来说，冠心病患者在安静状态下，IRA 在无侧支循环供血的情况下，只要正常供血达 TIMI 3 级血流，患者多无心肌缺血症状，也无 ECG 缺血的表现；若供血急剧减少至血流 < TIMI 3 级（TIMI 2 级或以下），患者则几乎无例外地立即出现心肌缺血症状和 ECG 的 T 波高尖和 ST 段上抬变化；此时如果供血再恢复正常 TIMI 3 级血流，则心肌缺血症状会立即减轻，甚至消失，ECG 上抬的 ST 段也会随之迅速回落，甚至回复至等电位线。如果有侧支循环存在，则心肌缺血症状和 ECG ST 段上抬能得到部分代偿，心肌缺血症状和 ST 段上抬程度会轻些；如果侧支循环较丰富，能较好代偿，则缺血症状和 ST 段上抬程度均很轻微；如果侧支循环很丰富，能完全代偿，则缺血症状和 ST 段上抬可以完全不发生。可见，AMI 时只要 ECG 有 ST 段上抬（与平时相比），就提示冠状动脉供血急剧减少至 TIMI 血流 ≤ 2 级，若上抬的 ST 段迅速回落或回复至等电位线，则提示冠状动脉血流又恢复了 TIMI 3 级。这一规律性的变化在当今冠状动脉再通治疗（溶栓或急诊 PCI）时代已成为共识，并且也是临床指导急诊 PCI 治疗的基本标准。

特别重要的是，AMI 时 ECG ST 段上抬与回落已成为反映心肌组织灌注完全与否及其程度的"金标准"，也是检验 AMI 再灌注治疗时代心肌有无获得完全再灌注的主要依据或标准。临床上约 1/3 的 AMI 患者在发病后 1～2 h 胸痛迅速缓解，上抬的 ST 段迅速回落，这是由于 IRA 自发再通并实现了心肌组织的成功完全再灌注；部分患者特别是下壁 AMI 患者，IRA 未自发再通，而是通过侧支循环的迅速开放而实现心肌组织部分或个别完全再灌注。AMI 在给予溶栓治疗特别是 PCI 植入支架后冠状动脉已成功再通，但血流未达到 TIMI 3 级，产生了慢血流或无再灌注现象，ECG 出现 ST 段明显上抬，是因为微血管栓塞而未实现心肌再灌注；如果血流达到 TIMI 3 级，也有 3%～5% 的患者 ECG 上抬的 ST 段不能迅速回落，表明心肌组织并无完全再灌注（心肌无再流），可能是心肌微血管栓塞甚至破坏的结果。

（三）影像学检查

1. 床旁 X 线胸片

能准确地评价 AMI 时有无肺瘀血和肺水肿存在，以及其消退吸收情况，并初步评价心影的大小，对诊断肺水肿有不可替代的重要价值。只是诊断和治疗效果评价有 12 h 的延迟，特别是肺水肿吸收和肺野清亮，需延迟 1～2 d。此外，对心脏大小的判断和主动脉夹层动脉瘤的诊断也有一定帮助。

2. 心血管 CT 或 MRI

对 AMI 的诊断和鉴别诊断有重要价值，然而只在特殊情况下如疑有大动脉夹层和急性肺栓塞时才应用。MRI 特别是钆显影延迟增强 MRI，不仅能检出坏死心肌，评价心功能，还可检测心肌灌注和存活心肌，预测预后，也有重要的临床应用价值。只是 AMI 急性期需搬运患者，不能常规检查，只能在恢复期进行。此外，MRI 对陈旧性心肌梗死瘢痕检查非常敏感和特异性强，对已错过急性期诊治的疑有陈旧性心肌梗死患者有独特的确定和排除诊断价值。

3. 超声多普勒心动图

可床旁检查，能直接检出梗死区室壁节段运动异常，包括减弱、消失、矛盾运动，甚至室壁瘤样膨出，并据此估测梗死范围，还能测量评价左心室大小和整体收缩功能，心内瓣膜结构和心内分流、跨瓣膜血流的情况，以及心包积液情况；对 AMI 左心室功能状态及其并发症（特别是机械并发症）的诊断、鉴别诊断和预后预测均有重要价值。加之无创、便携式和床旁检查可重复操作的优势和便捷，已成为急诊室和 CCU 的常规检查手段。唯一不足是在某些患者，如肥胖、肺气肿和气管内插管机械通气者，声窗不清，影响图像质量而难以评价，此时可行经食管超声（TEE）检查。应特别注意的是，在 STEMI 患者，切不可因等待此项检查和结果而延误早期再灌注治疗的时间。

4. 核素心肌灌注显像

虽可检出梗死区充盈缺损，对 AMI 有确诊价值；还可估测梗死面积，评价心功能状态，检测存活心肌，预测预后；但在 AMI 急性期不可作为常规检查。

5. 其他检查项目

AMI 后 24～48 h，应常规检查血常规、肝肾功能、血脂、血糖、出凝血时间和血气等项目，部分有预后预测价值，但多不作诊断之用。其中，血清总胆固醇和高密度脂蛋白胆固醇，在 AMI 后 24～48 h 的检查值基本维持在基础水平，此后会明显下降；AMI 患者若在发病 48 h 后住院，则准确反映血脂水平的检测需在 8 周后。血白细胞计数通常在 AMI 后 2 h 开始升高，2～4 d 达高峰值，1 周左右恢复正常。峰值为（12～15）×10³/mL，在大面积 AMI 者可达 20×10³/mL。通常，入院时白细胞计数越高，冠状动脉病变越不稳定，临床不良预后风险也越高。AMI 后 1～2 d，ESR 通常正常，第 4～第 5 日升高，并维持数周，与预后无关。而 C 反应蛋白（CRP）的升高则提示梗死相关血管病变的不稳定性，易并发心力衰竭。AMI 时血红蛋白（Hb）值有很强的独立预测心血管事件的价值。Hb < 150 g/L 或 > 170 g/L 均增加心血管事件。贫血会影响组织的氧运转，而红细胞增多症的风险则与血液黏稠度增高有关。

七、诊断

依据传统 WHO 标准，临床上只要符合持续胸痛 > 30 min 的典型缺血症状、ECG 动态演变和心肌酶学的异常升高 3 项指标中的任何 2 条（即 2/3 条件）就可确诊为 AMI。近年来，国际上已将心肌损伤标志物（CTnT、CTnI）的异常升高为 AMI 诊断的必备标准，再加上其他 2 条的任何 1 条检测（1＋1 标准），即可确诊。但在 STEMI，一旦 ECG 有 ST 段上抬，就应当尽早给予再灌注治疗，切不可因等待心肌损伤标志物的检查结果而延误了冠状动脉再灌注治疗。

因此，临床上患者只要有持续剧烈胸痛发作 > 20 min，口含硝酸甘油不能缓解，伴有大汗、恶心、呕吐的典型表现，ECG 上 2~3 个相邻导联呈现 ST 段≥1 mm 的上抬（或压低），或呈新发 CLBBB 图形，则应高度怀疑 STEMI（或 NSTEMI），应当立即给予急救治疗。特别是 STEMI，应尽快准备行急诊 PCI 或溶栓冠状动脉开通治疗，切不可因等待心肌酶学的结果而耽误。只有在临床症状和 ECG 变化均不典型时，才依赖心肌损伤标志物的结果做最终的确诊和排除诊断。

八、鉴别诊断

AMI 诊断过程中，需与下列疾病相鉴别。

1. 主动脉夹层

有剧烈胸痛，ECG 无心肌梗死改变，X 线胸片有升主动脉和降主动脉增宽，超声多普勒心动图、CT 和 MRI 有确诊或排除诊断价值。

2. 急性肺栓塞

临床发病、ECG 改变和心肌酶学与 NSTEMI 均有重叠。血气分析、超声多普勒心动图、核素肺灌注显像和 CT 有确诊或排除诊断价值。

3. 气胸

胸片有确定或除外诊断价值。

4. 心肌心包炎

症状可酷似 STEMI，超声心动图和冠状动脉造影有鉴别诊断价值。

5. 胃痛和急腹症

以胃痛为表现的下后壁 AMI 常易被误诊为胃病或急腹症，应高度警惕。胃痛和急腹症时，ECG 无改变，并有相关的腹部体征可鉴别。

6. 心绞痛或心肌缺血

症状轻，持续数分钟，呈一过性，含硝酸甘油有效，ECG 呈一过性（非持续）缺血改变。

7. 应激性心肌病

又称鱼篓病，多似广泛前壁 AMI，但有明确情绪应激诱因，症状轻，病情重，急诊冠状动脉造影显示梗死相关冠状动脉（IRCA）通畅，达 TIMI 3 级血流，但左心室心尖部呈室壁瘤样扩张，且在 1~2 周又会恢复，即有"快速可逆性"室壁瘤形成。这与 AMI 时 IRCA 闭塞左心室室壁瘤不可逆的特点完全不同。

8. 上消化道大出血

部分患者呈现剑突下不适、恶心、呕吐、出汗，甚至血压偏低，临床表现与 AMI 相似，但 ECG、心肌酶学和影像学检查均正常，可鉴别。

九、治疗

无论是 STEMI 还是 NSTEMI，一旦确诊或疑诊，就应立即给予监测和急救治疗。救治原则包括：①一般救治，包括舌下含服硝酸甘油，建立静脉通道、镇痛、吸氧、持续心电、血压监测等。②及时发现和处理致命性心律失常。③维持血流动力学和生命体征稳定。④立即准备并尽早开始冠状动脉再灌注治疗，包括急诊 PCI 或溶栓治疗。⑤抗血小板、抗凝。⑥保护缺血心肌，缩小梗死面积。⑦防止严重并发症。⑧稳定"易损斑块"。

（一）院前急救

由于 AMI 发病后 1 h 内患者死亡风险很高，且多由心室颤动所致，故院前急救对挽救患者生命尤其重要，其重点任务是：①采取一切急救监护措施，保持患者存活和血流动力学稳定。②尽快转运患者到最近能行冠状动脉再通（急诊 PCI 或溶栓）治疗的医院急诊室。③做好与冠状动脉再通治疗的相关准备，包括通信联络和药物。④如果运送时间很长（如>1 h），又有人员和设备条件时，也可开始院前溶栓治疗。

就院前溶栓治疗而言，理论上能够"争分夺秒"地尽早开通闭塞的冠状大动脉，缩小梗死面积，改善心脏功能和预后，是院前急救的重点内容。但是，基于 AMI 发病后 60 ~ 90 min 开始冠状动脉再通治疗对降低病死率的获益最大的认识，考虑到在城市一般能于 30 min 左右将 AMI 患者送到医院，加上院内流水线式绿色通道的实施，基本能达到 60 ~ 90 min 这一冠状动脉再通最佳时间的目标，院前溶栓显得似乎已无必要；院前溶栓所需人员和设备的要求太高，相当于将急诊室装上救护车，这样又不太可行。因此，当下只有在转运时间长（如 > 1 h），又有人员和设备条件时，才考虑给予院前溶栓治疗。

（二）急诊室救治

急诊室是 AMI 院内救治的入口，是最关键的一站，主要任务包括：①尽快明确 AMI 诊断。②尽快给予监护和急救治疗。③尽快完成冠状动脉再通治疗的准备工作。④努力使得来诊—急诊 PCI 时间（门—球时间）缩短在 90 min 内，来诊—静脉溶栓时间（门—针时间）< 30 min。具体处理如下。

1. 一般治疗

采集病史，立即记录 12 导联 ECG（必要时记录 18 导联 ECG，即加上右心室导联和正后壁导联），给予持续心电和血压监测，建立静脉通道；准备好除颤和心肺复苏等急救设备。

2. 抗血小板治疗

抗血小板治疗是急性冠状动脉综合征（ACS）治疗的基础，也是 AMI 急诊 PCI 治疗所必需的，治疗药物包括阿司匹林（ASA）+ $P2Y_{12}$ 受体拮抗药的双抗血小板治疗（DAPT）。ASA 不仅在心血管事件一级预防中有效，而且在治疗急性冠状动脉综合征中也有效。因此，对所有疑诊或确诊 AMI 的患者，只要无禁忌证（消化道溃疡或过敏），都应给予水溶阿司匹林 300 mg 嚼服，从口腔黏膜迅速吸收，迅速达到完全抑制血小板的效果，而小剂量阿司匹林（100 mg）不能迅速（需要数日）达到抗血小板的效果。$P2Y_{12}$ 受体拮抗药包括氯吡格雷和替格瑞洛，是当下双联抗血小板治疗（DAPT）的主要组合用药，负荷剂量分别为 300 ~ 600 mg 和 180 mg，口服。其中，前者是前体药，口服后经肝脏 P450 代谢成有效成分而起作用，故有 30% 左右的患者因慢代谢致无反应或低反应，即抵抗而低效或无效；而后者本身就是起效成分，不经过肝脏代谢而直接起效，故不仅起效快、作用强，而且无抵抗现象，在急诊 PCI 中的优势似更为突出。$P2Y_{12}$ 受体拮抗药还有普拉格雷。

3. 镇痛

AMI 患者来急诊室时，多数都有较为严重的心肌缺血性疼痛，有进一步刺激交感神经兴奋的不良作用，故镇痛非常重要。措施包括镇痛药（如吗啡）、硝酸盐制剂、吸氧和选择性应用 β 受体阻滞药。

（1）镇痛药：首选吗啡，3 ~ 5 mg，静脉缓慢注入，5 ~ 10 min 后可重复应用，总量不应超过 15 mg。吗啡除有强镇痛作用外，还有血管（静脉、动脉）扩张作用，从而降低左心室前、后负荷和心肌氧耗量而有抗缺血作用；其不良反应有恶心、呕吐、呼吸抑制和低血压，因此血压偏低（< 100 mmHg）者应慎用或减量使用。

（2）硝酸甘油：因为其强大的扩张冠状动脉（包括侧支循环）和扩张静脉容量血管致去心室负荷作用，可有效抗心肌缺血和止痛，是 AMI 患者最重要的基础用药。可先给硝酸甘油 0.5 ~ 0.6 mg 舌下含服，然后以 10 ~ 20 μg/min 静脉持续输注。若患者血压偏高可渐加量（每 3 ~ 5 min 增加 5 μg/min）至收缩压降低 10 ~ 20 mmHg（仍 > 90 mmHg）为止。硝酸甘油除有抗心肌缺血而镇痛作用外，还有降低左心室舒张末压达 40% 和改善心功能的有益作用。不良反应有低血压，在伴右心室 MI 时容易发生，可以通过停药、抬高下肢、扩容或静脉注射多巴胺 2.5 ~ 5 mg 纠正。

（3）β 受体阻滞药：因能降低心肌氧耗量和抗交感神经过度激活的效用，而减轻心肌缺血性疼痛，缩小 MI 面积，预防致命性心律失常。因此，对临床无心力衰竭的 AMI 患者，均应使用，尤其适用于伴窦性心动过速和高血压的 AMI 患者。但是 AMI 伴心力衰竭、低血压［收缩压（SBP）< 90 mmHg］、心动过缓（HR < 60 次/分）和房室传导阻滞（PR 间期 > 0.24 s）者禁用。在前再灌注治疗时代，对西方人群 AMI 患者经典使用方法是采用美托洛尔 3 个 5 mg 静脉缓慢注射方案，中间间隔 5 min 观察，如果出现心率 < 60 次/分或收缩压 < 100 mmHg，则不再使用下一个 5 mg 剂量。最后一个剂量结束后 15 min，如血流动力学稳定，则可给予口服美托洛尔 50 mg，每 6 h 一次，连服 2 d，再改成 100 mg，每日 2 次。对于我国 AMI 患者可以参照上述方法给药，也可根据患者病情给予口服 β 受体阻滞药，从小剂量开始，

逐渐加量，以维持心率在60~70次/分。特殊情况下如伴有心力衰竭又缺血患者，为控制心室率，可以选用超短效的β受体阻滞药艾司洛尔50~250 μg/（kg·min），然后以小剂量口服β受体阻滞药开始，并逐渐加量维持。使用β受体阻滞药期间应严密观察患者的心率、血压及心功能变化，我国AMI患者使用国外的3个5 mg方案时，更应警惕伴有心力衰竭患者诱发心源性休克的风险，必要时减量或根据病情调整方案。

（4）吸氧：AMI早期由于心功能降低或心力衰竭致肺通气—血流比例失调，多有低氧血症存在，如并发肺炎或原有肺部疾病的AMI患者，低氧血症更严重。因此，对所有AMI患者于入院后24~48 h均应给予鼻导管或面罩吸氧，通过增加吸入氧浓度，增加载氧量而保护缺血心肌。通常吸入100%浓度的氧气，流量一般2~4 L/min，有明显低氧血症时需更大流量，如出现急性肺水肿，还需面罩加压给氧。不过，对于无低氧血症的AMI患者，吸氧提高载氧量有限，反而有轻度增加外周血管阻力和血压而降低心脏输出量的不良反应，故临床上对于指氧监测血氧饱和度正常者可以不给予吸氧。对于有明显低氧血症（如氧饱和度<90%）的AMI患者，应常规监测血气分析，及时评价吸氧效果，以确保低氧血症得以及时纠正。对于吸氧效果不显著者应寻找原因，对于急性肺水肿低氧血症难以纠正者，应当及早行气管内插管和呼吸机正压呼吸纠正。

4. 缩小梗死面积治疗

梗死面积或范围大小是决定AMI患者预后的重要因素。因心源性休克而死亡的AMI患者，要么是由于一次大面积梗死所致，或者是在以往多次陈旧性心肌梗死基础上，又有小、中面积心肌梗死的结果。大面积心肌梗死患者往往心功能受损严重，长期"病死率"高，而小面积心肌梗死患者，心功能还可代偿，病死率低。由于心肌梗死面积大小对预后有很大的决定性作用，故缩小梗死面积，一直是医学界基础研究和临床研究的重点和目标，也是从急诊室开始到住院期间都必须首先实施的重点治疗策略。当下，缩小梗死面积的措施如下：①早期再灌注治疗。②预防心肌缺血—再灌注损伤。③降低心肌能量需求即心肌氧耗量。④增加心肌能量供应。

AMI早期除再灌注治疗外，经典缩小梗死面积的理论依据是维持最优的心肌氧的供需平衡，主要通过减少心肌氧耗以最大程度地挽救梗死边缘区的缺血心肌。决定心肌氧耗量的临床指标是心率和血压，故基本措施是将患者置于安静环境下，身心休息，并给予镇静药物，使决定心肌氧耗量的心率降低，β受体阻滞药的应用也因此达到缩小梗死面积的作用；同时，应当禁用增加心率或心肌氧耗量的药物（包括阿托品或异丙肾上腺素），应积极有效处理各种快速心律失常和心力衰竭。另一方面，维持血压稳定，避免血压过度波动（>25 mmHg），因为当血压过高（室壁张力增加）会增加心肌氧耗量，过低（冠状动脉灌注压）又会减少心肌供血，均不利于缩小梗死面积。

此外，对于无禁忌证的患者均应做好冠状动脉再灌注治疗（包括急诊PCI或溶栓治疗）的相关准备：包括风险交代、签署知情同意书、应用双抗血小板药物、血液检查和向导管室运送等准备工作。对于部分临床表现高度怀疑AMI，但ECG无诊断意义的变化（无ST段上抬或下移或T波深倒）者，应当留院观察，给予持续心电监测，系列记录ECG，分次抽血检测心肌损伤标志物，床旁超声心动图检测室壁节段运动异常，尽早能在12 h内做出确诊和排除AMI的诊断。

（三）再灌注治疗

再灌注治疗包括溶栓治疗和急诊PCI，是STEMI患者的首选，且越早越好。因为这样能使急性闭塞的冠状动脉再通，恢复心肌灌注，挽救缺血心肌，缩小梗死面积；从而改善血流动力学、保护心功能、降低泵衰竭的发生率和住院病死率（<5%）。因此，它已成为治疗STEMI公认的首选急救措施，而且开始越早越好。对此，美国心脏病协会（AHA）、美国心脏病学院（ACC）、欧洲心脏病学会（ESC）和中华医学会心脏病学分会（CSC）所制定的指南均要求，STEMI从发病开始算起，应在120 min内使冠状动脉成功开通。

1. 溶栓治疗

即溶血栓治疗，是根据STEMI由冠状动脉血栓性闭塞所致的病理生理学机制，通过静脉注入溶栓剂溶解梗死相关冠状动脉（IRCA）内的新鲜血栓，使IRCA迅速再通的治疗方法。再通率可达60%~

80%。9个临床试验（样本量均＞1 000）的Meta溶栓治疗研究分析（FTT）发现，溶栓治疗比不溶栓能够降低AMI患者的病死率18%（9.6%对11.5%，$P<0.001$），对45 000例STEMI患者，其短期病死率降低25%，其中发病后1~2 h溶栓者获益最大。FTT中对于＞75岁老年人的溶栓治疗能否降低病死率仍有争议，因为在早年临床试验中这些老年患者是除外标准之一，但是实际登记试验中其可占到35%，其死亡率没有降低。原因可能包括就医延迟、症状不典型、并发症和心电图不典型等致溶栓延迟。此外，LATE和EMERAS研究发现即使在发病＞6 h给予溶栓治疗，病死率也会显著降低。

（1）适应证和禁忌证：在AMI发病早（＜3 h），又无条件行急诊PCI时溶栓治疗是首选。STEMI、发病＜12 h、年龄≤70岁又无溶栓禁忌证者，都是溶栓治疗的适应证。禁忌证包括：①出血素质及凝血功能障碍者。②胃肠道、呼吸道和泌尿生殖系统有活动性出血者。③不能控制的高血压（血压＞160/110 mmHg）。④半年内有脑血管病或TIA发作史。⑤2周内做过大手术或长时间的心肺复苏者。⑥严重疾病，如肿瘤、严重肝肾功能损害者。

（2）溶栓剂：即纤溶酶原激活剂，是指能将已形成的血栓溶解，使闭塞的冠状动脉再通，能通过静脉或导管法治疗STEMI的一类药物。溶血栓关键是溶解血栓内的纤维蛋白，需要纤维蛋白溶解酶，后者又是溶栓剂激活纤维蛋白溶解酶原而来。目前，国际公认能用于临床的溶栓剂包括链激酶（SK）、茴香酰纤溶酶原链激酶激活剂复合物［（复合纤溶酶链激酶（APSAC）、尿激酶（UK）和基因重组组织型纤溶酶原激活物（rt-PA，又称阿替普酶）］及其重组变异衍生物替奈普酶和瑞替普酶。溶栓剂的基本药理机制是使无活性的纤溶酶原转化成有纤溶活性的纤溶酶，从而溶解已生成的纤维蛋白及其血栓。纤溶酶原在体内有两种储存（或存在）形式：血液中的循环纤溶酶和血栓中与纤维蛋白结合的纤溶酶原。能够选择性激活血栓中纤溶酶原的溶栓剂是纤维蛋白特异性的溶栓剂，而对血液和血栓中纤溶酶原无选择性激活的溶栓剂则是非纤维蛋白特异性溶栓剂，后者往往能使血液中的纤溶酶大量增加，触发全身的溶栓状态。阿替普酶及其变异衍生物替奈普酶和瑞替普酶属于纤维蛋白特异性溶栓剂，而链激酶、纤溶酶原链激酶复合物和尿激酶则属于非纤维蛋白特异性的溶栓剂。

链激酶是β溶血性链球菌代谢产生的一种蛋白质，从乙型溶血性链球菌培养液中提取、冷冻干燥而成，相对分子质量为47 000。与其他溶栓剂不同，链激酶不是酶，不能直接激活纤溶酶原，而是先与其1∶1结合，使之产生构象改变，暴露出激活位点，通过此位点去激活纤溶酶原为纤溶酶，产生溶栓效应。链激酶为非纤维蛋白特异性溶栓剂，全面激活血液和血栓中的纤溶酶原产生纤溶酶，溶血栓的同时，也在血液中产生大量纤溶酶，起到压倒性地拮抗α_2抗纤溶酶的作用，也产生了全身纤溶状态。其不良反应有过敏反应，发生率约为5%，表现为皮疹、发热、畏寒，甚至寒战；也可引起低血压，可能与纤溶酶原介导的缓激肽释放有关，多需要给予升压药，如多巴胺或去甲肾上腺素。此外，接受链激酶或既往有链球菌感染者都会产生链激酶抗体，从而降低溶栓疗效。我国还有基因重组链激酶（γ-SK），其药理特性和作用与SK相同。

纤溶酶原链激酶复合物由SK和等摩尔的赖氨酸—纤溶酶原混合而成，后者是纤溶酶的裂解形式，即N端有赖氨酸残基的纤溶酶原；赖氨酸—纤溶酶原与SK结合时所暴露出的活性位点则被茴香酰基所阻断。当静脉给药后，茴香酰基被脱酰化而缓慢去除，才暴露出两者复合物上的激活位点激活纤溶酶原，产生纤溶酶和溶栓效用，故使半衰期延长至100 min，可以单次静脉或弹丸式注射给药是其优势，方便临床应用。药理机制、溶栓特性和不良反应几乎与SK相同。由于其疗效无优势，加之价格偏高，临床几乎不再使用。

尿激酶（UK）是一种内源性化合物，由肾和血管内皮细胞产生，是双链丝氨酸蛋白酶，相对分子质量为34 000，能直接将纤溶酶原转变成纤溶酶而发挥溶栓作用。UK无免疫原性，过敏反应罕见，为非纤维蛋白特异性，会产生全身纤溶状态。国际上除我国外，并未评价过治疗STEMI的溶栓疗效，仅用于导管内给药治疗深静脉、冠状动脉或外周动脉血栓症。因为国际上生产的尿激酶是从人胚胎肾细胞培养液中提取，价格偏高；而国产尿激酶主要从尿液中提取，纯化而成，价格明显低，是我国最早用于治疗STEMI的溶栓剂。

阿替普酶，即rt-PA，是用基因重组技术产生的单链t-PA溶栓剂。单链t-PA是人体内一种丝氨酸类蛋白酶，由血管内皮细胞分泌，相对分子质量为 68 000，主要结构包括指状（F）、表皮生长因子（EGF）、三环结构 1 区和 2 区（kringle 1&2）和蛋白酶 5 个功能区域，其中，指状和三环结构区可介导与纤维蛋白的相互作用。在血栓内纤溶酶能使阿替普酶迅速转化成双链形式，以激活更多的纤溶酶原转化成纤溶酶，产生纤溶放大效应。阿替普酶是纤溶蛋白特异性溶栓剂，有纤维蛋白存在时的催化激活效应比无纤溶蛋白存在时高 2~3 个数量级，但这也受限于交联纤维蛋白的可溶性降解产物（DD）E 的竞争性抑制。于是，其在纤维蛋白表面的纤溶酶产生溶栓效用，而在（DD）E 表面的纤溶酶则降解纤维蛋白原，结果是纤维蛋白原的降解产物 X 碎片的积聚，可引起血管损伤处已形成的微血栓溶解导致出血。

替奈普酶是 rt-PA 的"点突变"变异体，主要为了延长半衰期和抵抗纤溶酶原激活物抑制物-1（PAI-1）的灭活。前者通过在三环结构 1 区增加一个糖基化位点，同时为抵消其削弱纤维蛋白特异性作用而移去原有的糖基化位点；后者是通过在主控 t-PA 和 PAI-1 相互作用的蛋白酶区引入四丙氨酸。因此，替奈普酶可以一次性弹丸式注射给药。另外，其纤维蛋白的特异性比 rt-PA 更强。因其与（DD）E 的亲和力更弱，产生纤维蛋白原溶解作用也更弱。

瑞替普酶是 rt-PA 的缺失变异体或衍生物，是去除了 rt-PA 的前 3 个功能区，仅剩余后两个区的衍生物，相对分子质量仅为 39 000。瑞替普酶因缺指状区的纤维蛋白而特异性减弱，又因为大肠埃希菌生产未有糖基化，半衰期更长。

新溶栓剂包括去氨普酶和蛇毒纤溶酶，前者是吸血蝙蝠唾液中纤溶酶原激活物的基因重组产物，纤维蛋白特异性比 rt-PA 好，曾经应用于临床缺血性卒中的治疗；后者是蛇毒溶栓酶，即蛇毒液的截短部分，属于金属蛋白酶，循环中其活性被 α_2 巨球蛋白所抑制，故只能导管内给药，用于外周动脉堵塞或中心静脉导管堵塞的溶栓治疗。但是临床试验均令人失望，前者疗效与安慰剂相当，病死率反而更高；后者无效。可见，开发新型溶栓剂遭遇挑战和瓶颈。

（3）方案和疗效。

1）尿激酶（UK）：UK 溶栓治疗 STEMI，是我国的"八五"攻关项目，也是国际上首先开展的临床试验，因此一直没有国际经验借鉴。该研究通过 1 023 例发病 6 h 内的 STEMI，在负荷阿司匹林 300 mg 基础上，随机分为低剂量（2.2 万 U/kg）和高剂量（3.3 万 U/kg）UK（均在 30 min 内静脉输注完毕）两组溶栓治疗，结果 2 h 的冠状动脉通畅率、4 周病死率和出血并发症的发病率分别为 67.3% 对 67.8%、9.5% 对 8.7% 和 9.7% 对 7.7%，均无显著性差异，只是仅有的 2 例致命性脑出血（0.6%）均发生在高剂量组，故推荐 UK 低剂量为安全有效剂量。

2）链激酶（SK）和 APSAC：SK 溶栓治疗 STEMI 最早在欧洲实施，方案明确统一为：SK 150 万 U 静脉输注，30~60 min 内输完，溶栓后 12 h 给予皮下肝素 12 500 U 每 12 h 一次（对我国患者的应用剂量应同 UK 方案）。而 APSAC 半衰期长，可使用 30 mg，只需静脉注射用药 1 次，3 min 内推完方案，余同 SK。

3）阿替普酶（rt-PA）：rt-PA 溶栓治疗 STEMI 最早在美国应用，目前的治疗方案为 rt-PA 加速（100 mg/90 min）方案 [15 mg 冲击量；50 mg 或 0.75 mg/（kg·30 min）；35 mg 或 0.5 mg/（kg·60 min）]。对我国 STEMI 患者，还可使用 rt-PA 加速方案的半量方案（50 mg/90 min，8 mg 静脉注射，余下 42 mg 静脉输注 90 min），此为我国 rt-PA 和 UK 对比研究（TUCC）结果而推荐。

4）瑞替普酶（r-PA）：因其半衰期比 rt-PA 长，给药方案为静脉注射 2 次，中间间隔 30 min（10 U + 10 U）。其疗效和风险虽与 rt-PA 几乎相同，但给药更方便。

5）替奈普酶：其半衰期长，只需 1 次给药（0.53 mg/kg）。

（4）并发症。

1）出血：常见有牙龈、口腔黏膜和皮肤穿刺部位出血及尿中大量红细胞，可密切观察，不必处理；若出现消化道大出血（发生率为 1%~2%）或腹膜后出血则应给予止血药和输血治疗；颅内出血则是最为严重的并发症，占 1%~2%，通常是致命性的。

2）过敏反应：主要见于 SK 溶栓的患者，可有寒战、发热、支气管哮喘、皮疹，甚至出现低血压和休克。

3）低血压：可以是再灌注的表现（在下后壁 AMI 时），也可能是过敏反应（如 SK）或因溶栓剂输注过快所致。一旦发生，应立即给予处理，如扩容和输注多巴胺，对并发心动过缓者应给予阿托品。

（5）血管再通的判断：临床上尽快判断溶栓治疗成功与否，这对于接下来的补救治疗十分重要。对于临床判断溶栓成功使冠状动脉已再通（胸痛明显减轻或消失，上抬的 ST 段明显回落）的患者，可直接转入冠心病重症监护病房（CCU）进行监护和救治；对于临床判断溶栓未成功（胸痛无明显减轻或消失，上抬的 ST 段无明显回落），则应立即转送到导管室，行补救性急诊 PCI；若本院无急诊 PCI 设备或条件，则在给予患者溶栓治疗开始后，应着手转运患者到附近能做急诊 PCI 中心，以便及时行补救性 PCI。

临床上主要依据溶栓开始后 2 h 内的以下特点，考虑血管再通成功：①胸痛突然减轻或消失，或突然加剧后再明显减轻。②上抬的 ST 段迅速（2 h 内）回落 >50%，甚至回到等电位线。③出现再灌注心律失常。前壁 AMI 时常出现快速心律失常包括室性期前收缩、加速性室性自主心律，甚至出现个别心室纤颤；下壁 AMI 时常出现缓慢心律失常，如窦性心动过缓、窦房传导阻滞或窦性停搏等长间歇伴低血压。再灌注心律失常虽为一过性或自限性，往往需要迅速处理，否则同样有生命危险。④CPK 或 CK-MB 的酶峰值提前。分别提前至距发病 16 h 和 14 h 以内。

（6）溶栓治疗中的特殊问题：①发病超过了时间窗（>12 h）的溶栓。理论上，STEMI 发病已经超过了 12 h 这一溶栓的时间窗，只要患者仍有胸痛和 ST 段上抬，提示存在存活心肌和心肌缺血，就有溶栓的指征。因为 AMI 发病或症状出现的时间不一定就是 IRCA 完全闭塞的时间，部分患者冠状动脉急性闭塞后会经过几十分钟甚至数小时的间歇性开通后才完全闭塞，临床上会相应地表现为持续胸痛的间歇性加重。因此，发病时间上虽已 >12 h 时间窗，但是从冠状动脉完全闭塞的时间看，可能还在 12 h 以内。然而，LATE 和 EMERAS 研究发现发病 12～24 h 的 STEMI 患者常规溶栓，并无降低病死率的获益；老年患者（>65 岁）心肌梗死在发病 >12 h 溶栓治疗者，心脏破裂的风险增高。因此，对超过时间窗的 STEMI 患者，特别是老年患者应首选急诊 PCI 治疗，但是此类患者急诊 PCI 同样有较高心脏破裂的风险，应充分认识并告之患者。②老年患者的溶栓及早期危险。迄今，所有 STEMI 溶栓治疗的临床试验均将 >75 岁的老年患者排除在外，然而在当今心肌梗死老龄化的时代，老年 STEMI 需要溶栓治疗者在临床试验中占 15%，在登记试验中占 35%。特别重要的是，老年人并发症多，症状轻，且不典型，在多年糖尿病患者甚至表现为"无痛"，容易延误就诊，超再灌注治疗时间窗（>12 h）就诊者较常见；再者研究发现，溶栓治疗早期危险即比对照组在第一个 24 h 内有"过多死亡"的危险，又是在老年人和 >12 h 溶栓者更突出，更易发生心脏破裂、致命性脑出血、心肌再灌注不足和心肌再灌注损伤致心力衰竭和心源性休克等致死性并发症。治疗者应有充分认识并让患者和家属知情。③同部位再次心肌梗死的溶栓。这一点较为明确，只要持续胸痛伴 ST 段上抬，就应给予溶栓或急诊 PCI 的再灌注治疗，因为这些症状提示有大量存活心肌，需要挽救。④溶栓剂及其方案的选择。临床上，选择了溶栓则自然选择了方案，可根据临床疗效和费用的费效比来选择溶栓剂。就临床疗效而言，纤维蛋白特异性的阿替普酶及其衍生物明显优于非纤维蛋白特异性的 UK 和 SK，然而从价格来看正好相反。因此，在费用不是问题时应首选前者，费用有限时只能选择后者。另外，在日常临床实践中，就个体化治疗而言，安全最为重要，尤其应该尽量避免与溶栓剂相关的严重出血并发症（虽然不太可能），因为这些并发症直接影响患者的生存。一旦发生，不易被患者家属甚至社会理解，容易引发医疗纠纷。此时可以从减小溶栓剂总量考虑和着手，即在溶栓方案上进行改良，采用阿替普酶的半量 rt-PA 加速方案（50 mg/90 min）。⑤净临床获益结果评价溶栓疗效，溶栓治疗一方面通过早期开通 IRCA，挽救缺血心肌能降低病死率而使 STEMI 患者获益；同时，其又有严重出血并发症（特别是脑出血等致死并发症）的风险，可致死。因此，将这两方面统一起来评价，才更科学、更客观，于是就有了临床净获益这一概念和评价标准，如死亡、致死性脑卒中、非致死性 MI 或非致死性脑出血，来评价不同溶栓剂之间的净疗效。

2. 急诊经皮冠状动脉介入治疗（PCI）

是应用 PCI 技术机械开通 IRCA 而治疗 AMI 的再灌注治疗方法。急诊 PCI 兴起于溶栓时代，随介入技术进步而发展，随抗栓治疗措施的完善而不断完善，已成为 STEMI 首选、最佳和主流的治疗方法。急诊 PCI 包括冠状动脉球囊扩张术（PTCA）和支架植入术，能机械开通闭塞的冠状动脉，立即恢复心肌供血和再灌注，冠状动脉 TIMI 3 级血流率可达 85%～90%，住院病死率可降至约 5% 甚至更低，是 STEMI 治疗的首选。但由于所需设备和人员技术的要求均很高，只有在有条件并获准开展急诊 PCI 的医疗中心方可进行，医疗费用也较高。目前，根据国内外指南推荐，对 STEMI 患者，特别是有溶栓禁忌证或出血并发症患者，几乎均考虑首选直接 PCI；对溶栓治疗未成功再通者，也应行补救性 PCI；对 AMI 并发心源性休克者，应首选在主动脉内球囊反博（IABP）支持下行直接 PCI，能使其住院病死率从早年的 80%～90% 降至 50% 以下甚或更低。

近年来的研究显示，STEMI 从无条件的医院直接转到有条件的医院做急诊 PCI 比溶栓治疗效果更好；也可在给予溶栓治疗后立即转诊行急诊 PCI。

（1）直接 PCI：是指 STEMI 患者未经溶栓治疗直接进入导管室进行的急诊 PCI。研究表明，直接 PCI 比溶栓治疗疗效好也更安全：再通率高，TIMI 3 级血流率高，可明显降低病死率、心血管事件率和出血性卒中的发生率。

直接 PCI 与溶栓治疗不同，对时间延误患者除心源性休克和高危患者外，也能获益。直接 PCI 使患者获益与溶栓的时间依赖性不同，是非时间依赖性的，除了再灌注治疗效率高外，还由于其减少了心脏破裂并发症和颅内出血的发生率。此外，就直接 PCI 而言，缺血时间延迟只对休克患者和高危患者增加病死率，而对非休克和低危患者不增加死亡率。

直接 PCI 的基本原则：①只开通 IRCA，虽心源性休克可以但不是必须例外。虽然，最近 PAMI 研究显示，IRCA 和非 IRCA 同时急诊 PCI 比只处理 IRCA 的近远期预后更好，主要是因为对照组的非 IRCA 严重狭窄病变在恢复期常规未行延迟 PCI 所致，实际上是反映了完全血运重建优于部分血运重建的结果。在我国临床实践中都会常规于 AMI 恢复期出院前对非 IRCA 严重狭窄病变行延迟或择期 PCI，非但不会使患者失去长期预后的获益，还会比急性期处理更安全，是最佳策略。②只对血流≤TIMI 2 级堵塞血管行 PCI，而对已恢复正常血流 TIMI 3 级者，则无 PCI 指征，即不行 PCI，特别是患者胸痛已基本消失，同时上抬的 ST 段也已明显回落或已接近等电位线者，应当等到 AMI 恢复期行延迟 PCI。因为对 TIMI 3 级血流行 PCI，并发冠状动脉栓塞、无再流或慢血流的风险较大，对患者反而不安全。③对血栓性和复合性病变者应使用远端保护装置，包括抽吸导管、滤网导管和 GPⅡb/Ⅲa 受体拮抗药。这可有效防范和避免冠状动脉栓塞、无再流或慢血流影响心肌再灌注的并发症。④对高危患者，如 LAD 开口或为 CTO 病变提供了侧支循环的冠状动脉闭塞者，以及老年（≥75 岁）、女性和伴有心功能低下者，应该术前而非术中或术后插入 IABP，以保证术中和术后患者的安全。⑤对个别极高危患者恢复 TIMI 3 级血流就可。虽然急诊 PCI 包括抽吸导管、PTCA 和支架植入，但必须认识到 PTCA 有冠状动脉栓塞和无再流的风险，支架植入的冠状动脉栓塞和无再流的风险更大。因此，对个别极高危患者如为 CTO 病变提供了侧支循环的 IRCA 闭塞病变行 PCI 时，如果抽吸导管反复抽吸后已恢复 TIMI 3 级血流，则不必行 PTCA 和支架植入，以免并发冠状动脉无再流产生严重后果。同样，对近期有过活动性出血（如胃溃疡出血）的患者，只需血栓抽吸或 PTCA 即可，应绝对避免植入支架；否则，会因不能耐受双抗血小板治疗而致支架内血栓，反而是致命性的。

直接 PCI 中应注意个体化治疗的问题：①STEMI 患者伴有心源性休克、心力衰竭、血流动力学不稳定和恶性心律失常时，虽然国内外指南一致认为 I 类指征推荐急诊 PCI，但必须认识到对此类极高危患者的 PCI 风险极大，必须术前先插入 IABP 给予循环支持，术前、术中和术后均需做好各种急救准备，包括心肺复苏的准备以及向家属充分交代危重的病情和 PCI 极高病情恶化和死亡的风险。②对老年患者（≥75 岁）的急诊 PCI，尤其是老年女性患者，均属高危和极高危患者，风险大、病死率高，应给予高度重视，必要时给予 IABP 支持，并做好病情、风险的充分交代。③对于发病≥12 h 的 STEMI 患者，特别是老年女性患者，心脏破裂的风险很高。溶栓治疗是如此，不做急诊 PCI 是如此，做了急诊 PCI 还是如此。医师应充分认识、高度重视，做好防范和风险告知。④左主干急性闭塞的 STEMI 患者病情危重、介入风险大、预后差，应做好危重病情和介入风险交代、IABP 保驾和支持、心外科会诊、PCI 快速操作、各种急救包括心肺复苏准备和术后监护和治疗。

（2）挽救性PCI：是指对溶栓治疗未成功的AMI患者行挽救性急诊PCI治疗，也已成为临床常规。一方面对溶栓患者90 min时临床判断IRCA未再通者立即转送导管室行挽救性PCI；另一方面也可对所有溶栓治疗的患者常规行冠状动脉造影检查，对其中IRCA未成功再通（≤TIMI 2级血流）者行补救性PCI。

（3）立即PCI：是指对溶栓治疗成功，IRCA已达TIMI 3级血流但又有残余严重狭窄的患者行立即PCI。此时患者胸痛明显减轻或消失，上抬的ST段已回落甚至回到等电位线，已无立即PCI的指征。如果立即PCI，若行单纯PTCA，有冠状动脉急性闭塞的风险；若行支架植入，有无再流、远端栓塞和支架内血栓的风险，都会额外增加死亡和心血管事件风险，不安全。在我国，多在AMI恢复期（2周左右）对IRCA行延迟PCI。

（4）易化PCI：即在全量或半量溶栓治疗，有或无GPⅡa/Ⅲb受体拮抗药抗血小板作用的基础上，再行急诊PCI。理论上，可结合溶栓和急诊PCI的优势，为尽快开通闭塞的IRCA制订"优化或理想"治疗方法。

（5）延迟PCI：是指对溶栓成功或错过早期再灌注治疗机会的STEMI患者，在其恢复期（1~7 d），对IRCA行择期或计划PCI。当然，IRCA若有严重狭窄存在，PCI会使患者获益，这既是指南推荐的，也是临床上的常规。

不过，此时（梗死后的1~7 d）的择期PCI，对相当部分患者也过早，并非最佳时机，因为冠心病病变、梗死心肌和心功能均不稳定，除了有冠状动脉血栓栓塞、无再流、支架内血栓、心肌再灌注损伤的风险外，还有心脏破裂的风险，均可以影响预后甚至致死，应充分认识、高度重视，给予个性化处理。择期PCI最佳时机的选择是临床上不可规避的问题，应该是最少发生上述并发症风险，特别是应当规避心脏破裂的风险，至少TIMI 3级血流率应达到95%，按此标准，最佳时机应在2周左右，个别需要4周，在伴有心力衰竭和心功能低下者甚至更长。应当牢记：延迟PCI仍有10%是很高危的，临床上应加以甄别。

另外，对于冠状动脉多发病变的延迟PCI，为了患者安全，原则上应当优先处理IRCA再处理非IRCA，只有在顺利（无并发症）完成前者PCI基础上，才可"碰"后者。要知道对于非IRCA血管病变延迟PCI风险更大，一旦出现冠状动脉血栓栓塞、无再流和支架内血栓等严重并发症，即便并发小面积心肌缺血，引起非梗死区域心肌功能障碍，都可能造成整体收缩功能（梗死区和非梗死区相加）的急剧严重下降致心力衰竭、休克，甚至心血管崩溃而死亡。故对左心室收缩功能低下（如广泛前壁AMI，LVEF≤40%）的高危患者，拟行非IRCA的延迟PCI前，应进行充分风险评估。然后，可选择IABP保驾支持下与IRCA同次或分次行延迟PCI，或推迟到2~3个月后行择期PCI以规避风险；对于无法规避风险或还需植入多个支架者（如≥3个）花费太多，或患者经济状况一般难以承受者，应建议行外科CABG术。

（6）GPⅡb/Ⅲa受体拮抗药：急诊PCI用机械方法开通复合血栓病变的血管，然后还植入致血栓的支架，因此术前、术中和术后防治血栓是第一要务。GPⅡb/Ⅲa受体拮抗药包括单克隆抗体阿昔单抗、非肽类类似物替罗非班和肽类依替巴肽三类，能强效抑制血小板"激活、黏附、聚集"三环节中的最终聚集的药理作用，从源头抗栓，在STEMI急诊PCI中使用能够有效防治冠状动脉血栓、栓塞和无复流以及支架内血栓的形成，从而有效降低PCI后的缺血事件和病死率，还能改善心肌灌注、保护缺血心肌，已成为高危患者特别是高危病变（血栓、复合）患者急诊PCI中的常用药。由于急诊PCI时都是在双抗血小板和肝素化基础上使用GPⅡb/Ⅲa受体拮抗药，故出血风险不言而喻，肝素量应从常规100 U/kg降至70 U/kg，对出血风险高的患者，如高龄、低体重和女性等应减量使用，并密切观察、监测和处理出血并发症情况。主要并发症有出血和血小板减少。治疗原则：停药、观察出血情况，必要时输血小板。血小板减少需除外血小板凝聚和肝素诱导的血小板减少症（HIT）。

（7）抽吸导管和远端保护装置：急诊PCI的球囊扩张和支架植入都可因挤压斑块引起冠状动脉远端栓塞而影响心肌灌注，抽吸导管和远端保护器装置则有望解决这一问题。远端保护装置用于大隐静脉桥血管PCI能使患者明显获益，用于自身冠状动脉病变也能使75%的患者吸出血栓及粥样斑块碎片。

尽管，急诊 PCI 已成为 STEMI 再灌注治疗的首选和最佳方案，但还有一定的风险，包括疾病本身的死亡风险和并发症风险。AMI 的死亡风险从患者进入医院急诊室起，在院内救治和转运整个全程都持续存在，必须有严格防范和急救措施。并发症包括用药相关和 PCI 操作相关并发症。前者是指用双联抗血小板至少 4 周（裸金属支架、BMS）或 1 年（药物洗脱支架、DES）+ 术中、术后肝素化抗凝或另加第三种抗血小板药物（血小板糖蛋白Ⅱb/Ⅲa 受体拮抗药，即 GPⅡb/Ⅲa 受体拮抗药）所产生的大出血、小出血并发症，如消化道大出血甚至脑出血。PCI 操作相关并发症包括穿刺血管并发症，如出血、血肿、动静脉瘘和假性动脉瘤；冠状动脉血管并发症，如冠状动脉损伤夹层、急性闭塞、因栓塞产生的无再流、慢血流；急性（<24 h）、亚急性（1~30 d）、晚期（1~12 个月）和晚晚期（>12 个月）支架内血栓形成；还有冠状动脉破裂穿孔、心脏压塞和其他心血管损伤等。上述疾病本身和并发症风险一旦发生均可致命，因此应做好风险评估、预警、防范和急救工作。

3. 急诊冠状动脉旁路移植术（CABG）

虽然 CABG 也是治疗 CHD 的成熟技术，然就 STEMI 治疗早期再灌注而言，因术前准备需要长时间耽搁，以及术后监护的特殊性，不可能成为首选，只是为冠状动脉多支或左主干闭塞病变、急诊 PCI 禁忌或极高危者提供了选择。当然，左主干闭塞病变伴或不伴心源性休克的患者行急诊 PCI 的技术已不是问题，但术后的病死率依然很高，急诊 CABG 的病死率也不低。另一方面，AMI 并发机械并发症，如室间隔穿孔、乳头肌断裂和亚急性心脏破裂，是外科修补和 CABG 的绝对适应证，但是手术时机需考量。因为即使手术成功，患者的病死率也会很高。最后，此类患者多异常危重，并发症多，对急诊 CABG 技术和团队要求很高，对术者极具挑战，需要做好自我评价和慎重选择。

4. 再灌注治疗的选择

一般来说，实际上是在溶栓治疗和急诊 PCI 之间选择，依据前述两种方法进行比对，虽然临床上可以简单地认为应首选 PCI，次选溶栓治疗，然而理论上需要考虑：①发病到开始治疗的时间，优选快速实施者。②风险评估，包括死亡和出血风险，对病情危重和出血风险高者应优选急诊 PCI。③转运到能做 PCI 中心的时间，使溶栓不成功者有最终行补救 PCI 的机会。

归根结底还需根据医院的实际服务能力来定：①有能力行急诊 PCI 的医院，应以急诊 PCI 为主，溶栓治疗为辅。也就是说对所有 STEMI 患者都应考虑行急诊 PCI 治疗，只有来院早、发病时间短（<3 h）、导管室被长时间（>1 h）占用、有 PCI 禁忌证（如阿司匹林、肝素药物过敏）、患者因风险拒绝急诊 PCI 或经济条件不允许才可选择溶栓治疗。②不能行急诊 PCI，只能行溶栓治疗的医院，应以溶栓治疗为主，转院行补救性 PCI 为辅。也就是说对所有 STEMI 患者只要没有禁忌证，均应行溶栓治疗，只是需要在溶栓治疗后做好转院的准备，一旦临床溶栓不成功立即转运到有能力行急诊 PCI 的医院行补救性 PCI。对有溶栓禁忌证或高危患者也可建议安排直接转院行急诊 PCI 治疗。③既不能行急诊 PCI 又不能给予溶栓治疗的医院，应首选尽快转院行急诊 PCI 或溶栓治疗。

急诊 PCI 一旦完成或溶栓成功者，应将患者转运到 CCU 进行监护和救治。重点进行心电、血压监测，给予特护，完善各项急诊检查并给予药物治疗以顺利度过危险期。待病情稳定后（通常为 3~7 d，有并发症时间更长）再转至普通病房进一步恢复、检查、治疗和健康教育后出院。

（四）CCU 监护治疗

AMI 急性期患者，无论有无实施再灌注治疗，都应立即收住 CCU 监护和救治，时间约 1 周。CCU 是专门收治 STEMI 患者的重症病房，按标准设有监护急救床位、专业人员、护理队伍、监护设施和急救设备；能使 AMI 患者放心而安静地卧床休息，接受专业的监测、护理和治疗，可对 AMI 各种并发症给予包括心肺复苏的急救，以及循环和呼吸的辅助和支持。CCU 还应检查 ECG、心肌酶学和损伤标志物、胸片、超声心动图、三大常规（血、尿、大便）、生化全套、血气分析等；以监测患者的生命体征、循环状态，并给予抗血栓和心肌缺血治疗，保护心肌、缩小梗死范围，防治并发症和控制危险因素等相关药物治疗和健康教育。

1. 一般治疗

当患者入住 CCU 后，应给予安静的环境，使其卧床休息，给予心电、血压、呼吸和指氧饱和度监测；维持静脉通道并给予标准生命体征或血流动力学等稳定的用药治疗；安排并指导饮食、起居、活动和宣教；做好心脏功能、血流动力学、循环状态和预后的检查和评估；做好各种并发症的预防和处理；帮助患者度过危险期，以利于恢复。

2. 抗血小板治疗

根据 AMI 的冠状动脉病理生理特点，抗血小板治疗是 AMI 抗血栓治疗的基石，又是急诊 PCI 和恢复期 PCI 所必需的。血小板激活、黏附和聚集是 STEMI 冠状动脉血栓性闭塞的源头和基础，抗血小板治疗就是抗血小板聚集，从源头抗血栓对于 AMI 治疗具有举足轻重的作用。因此，所有 AMI 患者（包括溶栓治疗和急诊 PCI 者）均应给予双联抗血小板治疗。可给阿司匹林负荷量 0.3 g，每日 1 次（嚼服）然后减至 100 mg，每日 1 次终身服用，和氯吡格雷负荷量 300 mg（4~6 h 达效）~600 mg（2 h 达效），然后 75 mg，每日 1 次，1 年。最新的 ADP 受体 $P2Y_{12}$ 位点抑制药还有替格瑞洛和普拉格雷，抗血小板疗效更好，然而后者出血风险也更高，对我国患者应用时，需要首先评价其出血风险。对阿司匹林过敏者可选用另一种磷酸二酯酶抑制药西洛他唑 50 mg，每日 2 次。至于 GPⅡb/Ⅲa 受体拮抗药阿昔单抗、替罗非班、依替巴肽，主要用作急诊 PCI 后的维持作用，适合血栓性和复合性病变，防治冠状动脉血栓、栓塞及冠状动脉和心肌无再流，改善心肌灌注和功能。

就急诊 PCI 患者而言，双联抗血小板治疗是基础，与支架后扩张避免贴壁不良一起，能使急性和亚急性 BMS 支架内血栓（见前述）从初期的 10% 降至 0.5% 左右，也能有效预防 DES 的晚期和晚晚期支架内血栓（约每年 0.6%）。若有氯吡格雷抵抗或阿司匹林抵抗或过敏，可改用替格瑞洛或加用西洛他唑。

3. 抗凝治疗

即抗凝血酶（凝血因子Ⅱa）治疗，使纤维蛋白原不能转化成纤维蛋白而阻止血栓形成，是 AMI 抗栓治疗中的主体治疗。抗凝治疗能有效阻止血中大量纤维蛋白原在冠状动脉内破裂病变处转变成纤维蛋白而形成血栓性堵塞；保障溶栓治疗成功后保持 IRCA 通畅；在 AMI 急诊和恢复期 PCI 术中预防冠状动脉血栓性闭塞和支架内血栓；还可预防深静脉血栓形成、肺栓塞及左心室血栓形成和脑栓塞。故目前临床上对所有 AMI 患者只要无禁忌证，均应给予肝素等抗凝治疗。抗凝血药主要包括间接凝血酶抑制药和直接凝血酶抑制药，前者包括肝素、低分子量肝素和戊糖肝素，后者则包括水蛭素、比伐卢定和阿加曲班。

肝素即普通肝素是最早用于治疗 AMI 的抗凝血药，其疗效在溶栓治疗前时代就已经确定，也是溶栓和急诊 PCI 再灌注治疗中的主要抗凝血药。肝素通过与抗凝血酶结合，使之"抓住"凝血酶Ⅱa 因子使其失活，主要抗Ⅱa 因子起抗凝作用。不良反应有出血、肝素诱发的血小板减少症（HIT）、骨质疏松症、转氨酶升高和药物疹。拮抗药鱼精蛋白 1 mg 可中和 100 U 肝素。

低分子量肝素（LMWH）是普通肝素经酶和化学解聚作用后的部分片段，相对分子质量约为 5 000，是普通肝素的 1/3，抗凝机制同普通肝素，但由于相对分子质量小，与抗凝血酶结合后可结合但"抓不住"凝血酶，凝血酶的结合位点更易结合 Xa 因子而灭活之。所以，LMWH 可抗Ⅱa 因子，但抗 Xa 因子更强。LMWH 的抗凝特点有：高抗 Xa/Ⅱa 值［（2~4）：1］，高生物利用度（90%），稳定可靠的抗凝效果，可以皮下注射使用。与普通肝素相比，LMWH 虽不能增加早期 IRCA 开通率，但能够降低开通 IRCA 的再闭塞率、再梗死和再缺血事件的发生率，尤其降低溶栓治疗后再梗死的发生率。

Xa 因子拮抗药戊糖肝素是合成的肝素与抗凝血酶结合戊糖片段，相对分子质量仅为普通肝素的 1/3（1 728），通过与抗凝血酶结合，只能抓住并拮抗 Xa 因子活性，而无抗Ⅱa 因子作用。皮下注射后生物利用度为 100%，又无血浆蛋白和内皮细胞相结合，半衰期长达 17 h，临床一次给药即可。因为从肾排泄，禁用于肌酐清除率 <30 mL/min 者，并慎用于 <50 mL/min 者。ACS 患者用量为 2.5 mg/d，皮下注射。PCI 者疗效在戊糖肝素则不如普通肝素，因为无抗Ⅱa 活性作用。不良反应有出血，且无拮抗药；无 HIT 的不良反应。

凝血酶直接抑制药包括水蛭素、阿加曲班和比伐卢定，均因半衰期短，需要静脉输注给药。水蛭素用于溶栓治疗者，与普通肝素相比可降低再梗死发生率（25%~35%），但不降低病死率，出血发生率显著增加。其主要不良反应是出血。目前，该类药主要用于因肝素 HIT 的替代抗凝治疗。

抗凝血药选择：根据循证医学结果，STEMI 溶栓治疗的抗凝原则上按方案选择；急诊 PCI 术中抗凝可选普通肝素、LMWH 和比伐卢定，术后多选择普通肝素或 LMWH；对于未行再灌注治疗者，多常规使用 LMWH 和戊糖肝素。应注意出血并发症的防治，出血高危患者（如高血压、低体重、女性、肾功能不全等）应减量使用。

4. 其他药物治疗

对 STEMI 患者，除了上述抗血小板和抗凝治疗的抗冠状动脉血栓并保持冠状动脉通畅外，还需要应用下列药物，保护缺血心肌，缩小梗死面积，保护心功能，从而改善预后。

（1）硝酸酯：包括三硝酸甘油酯［即硝酸甘油（NTG）］、二硝酸异山梨酯（如消心痛）和单硝酸异山梨酯（如异乐定、依姆多、欣康等），是抗心肌缺血的经典用药，也是治疗 AMI 的基础用药。硝酸酯强大扩张冠状动脉和容量血管的增加冠状动脉供血和去心室负荷作用是其抗心肌缺血的基础；在 STEMI 患者，它除了可以抗心肌缺血、止痛（如前述）外，还能缩小梗死面积，降低左心室舒张末压、肺毛细血管楔压从而改善心功能，预防心室扩张和重构；还有抗血小板的作用。因此，临床上对所有 STEMI 患者，都应给予硝酸酯进行抗缺血治疗。

硝酸酯制剂有舌下含服、口腔喷雾、口服和静脉制剂，STEMI 早期应给予 NTG 1～2 片舌下含服，以除外冠状动脉痉挛性闭塞致 AMI 的可能；然后给予静脉滴注，以 5～10 μg/min 开始，逐渐加量，直到平均压在正常血压者降低 10%，高血压者降低 30%，收缩压不得低于 90 mmHg 为止，再维持 24～48 h；然后改用口服制剂，必要时长期服用。

硝酸酯的不良反应有低血压，在容量不足和右心室梗死时更易发生，以及反射性心率增快和头胀痛。值得注意的是，NTG 引起的低血压同时多伴有心率减慢，而非增快，应尽快给予升压处理。虽然可以通过立即停用 NTG、扩容或抬高下肢，甚至给予阿托品处理，但最快速有效的方法是静脉快速注射多巴胺 3～5 mg，以迅速纠正低血压状态，然后再给予补液等辅助处理，否则有心搏骤停的风险。

少见不良反应有高铁蛋白血症，在长时间大量使用 NTG 时可能发生，临床可表现有昏睡、头痛，同时会损害红细胞的携氧功能。应注意预防。

（2）β受体阻滞药：在 AMI 时，β受体阻滞药通过减慢心率和降低心肌收缩力和血压，从而降低心肌氧耗量而抗心肌缺血、缩小梗死面积，还通过抑制交感神经过度激活而预防室性心律失常。因此，AMI 早期β受体阻滞药（静脉＋口服方案）应用时注意避免心力衰竭和传导阻滞禁忌证，方能使患者获益；此外，对我国 AMI 患者，给药方法和剂量都应给予个体化实施；缺血性胸痛和室性心律失常时使用疗效最佳。

临床常用的β受体阻滞药有美托洛尔、阿替洛尔、卡维地洛和艾司洛尔，其选择原则是有内源性拟交感活性的β受体阻滞药对冠心病二级预防有害，故不能用于 STEMI。

β受体阻滞药的不良反应有低血压、房室传导阻滞、心力衰竭加重或产生休克，应密切监护，做好防范和急救，特别是应注意避免禁忌证使用。

（3）肾素—血管紧张素—醛固酮系统抑制药：根据大量实验和临床研究结果，肾素—血管紧张素—醛固酮系统（RAAS）抑制药包括血管紧张素转换酶抑制药（ACEI）、血管紧张素 II 受体拮抗药（ARBs）和醛固酮拮抗药，均能从不同环节阻断 RAAS，在降血压（ACEI 或 ARBs）或利尿的基础上，产生改善血流动力学、预防心室重构和治疗心力衰竭的作用，是用于治疗 AMI 的基本原理和机制。

ACEI 治疗 AMI，所有临床研究包括心功能低下（LVEF < 40%）（SAVE 研究）和非选择性 AMI（ISIS-4、GISSI-3、CONSENSUS-II 和 CGS 研究）都一致显示能够降低病死率 20%，同时显著减少心力衰竭的发生，而且这些获益是在阿司匹林和β受体阻滞药获益基础上的再获益，只是 ACEI 按临床研究需要用到最大耐受量。ACEI 禁忌证有：低血压、已知药物过敏和妊娠。不良反应包括低血压、干咳和罕见的血管神经性水肿。因不良反应而不能耐受 ACEI 者可选择 ARBs。ARBs 与 ACEI 合用疗效不叠加，ARBs 的不良反应同 ACEI，只是咳嗽的发生率很低。

因此，对所有 AMI 伴有心力衰竭或心功能低下（LVEF ≤ 40%）、前壁大面积心肌梗死或大片节段性运动异常者，均应在 24 h 内给予 RAAS 拮抗药治疗，首选 ACEI，不能耐受者可给予 ARBs，或根据具体情况二选一，外加醛固酮拮抗药，终身服用，应警惕高钾血症。对于无上述情况者，出院即可不用。

（4）钙通道阻滞药：包括二氢吡啶（硝苯地平）和非二氢吡啶类（维拉帕米、地尔硫䓬），虽有抗心肌缺血的作用，但对 STEMI 并无帮助。

（5）控制血糖：AMI 时，由于血内儿茶酚胺、糖皮质激素、胰岛素和游离脂肪酸水平增高，血糖升高很常见，应给予胰岛素控制血糖，使高血糖控制到接近正常水平。

（6）心肌保护药：STEMI 再灌注治疗时代，虽然解决了大血管的开通问题，但可并发微血管堵塞（栓塞、痉挛、结构破坏）导致冠状动脉血管和心肌无再灌注，即心肌无再流或慢血流；另外，成功再灌注的心肌也可由于炎症、氧化应激、钙超载、血管内皮损伤等机制而出现再灌注损伤；均可导致心肌进一步损伤和梗死面积扩大，影响预后。虽然，大量实验研究显示，腺苷、尼可地尔、他汀、抗炎免疫抑制甚至中药通心络都有明显的心肌无再流防治和心肌再灌注损伤的保护作用，但临床研究至今未找到肯定的循证依据。然而对已成功行再灌注治疗（包括溶栓或急诊 PCI）的 STEMI，在术后 2 h 内仍有 ST 段持续上抬而不回落，提示心肌无再流存在的患者，应给予大剂量他汀（如可托伐他汀 40～80 mg/d）、通心络（4 粒，每日 3 次）、尼可地尔甚至腺苷（100～300 mg/min 持续 24～72 h）治疗，可望改善其再灌注，保护缺血再灌注损伤心肌。

5. 低血压与心力衰竭的处理

（1）血流动力学评估：由于 AMI 时，心肌坏死的直接结果是影响心肌收缩功能，进而影响循环功能。因此，对心功能和循环状态以及有无心功能和（或）循环衰竭的评价是治疗 AMI 的基础，对指导临床治疗和预后判断以及挽救患者生命非常重要。评估方法包括临床评估和血流动力学评估。

1）临床评估和 Killip 心功能分级：即根据心率、肺部啰音和胸片评估心功能状态及心力衰竭的有无；根据血压和组织灌注，如皮肤、黏膜、尿量等评估循环状态及循环衰竭有无；在此基础上组合成 Killip 心功能分级 Ⅰ～Ⅳ级。Killip Ⅰ级：既无心力衰竭，也无循环衰竭；Ⅱ、Ⅲ级分别仅有中、重度心力衰竭，也无循环衰竭；Ⅳ级：既有心力衰竭，也有循环衰竭，属心源性休克。

2）漂浮导管评价和血流动力学分型：即将漂浮导管（Swan-Ganz 导管）嵌入肺动脉远端测定反映左心室舒张末压的肺毛细血管楔压（PCWP）评估心功能状态和有无心力衰竭；同时用热稀释法测定心排血量（L/min）并根据不同体表面积校正后计算出心排血指数（CI），反映循环状态和有无循环衰竭。1976 年，Forrester 等报道了以 PCWP 18 mmHg 为界值反映有无心力衰竭，CI 2.2 L/（min·m²）为界值反映有无循环衰竭和 AMI 的血流动力学分型：Ⅰ型，PCWP < 18 mmHg，CI > 2.2 L/（m²·min），即无心力衰竭，无循环衰竭，临床上为血流动力学稳定型；Ⅱ型，PCWP > 18 mmHg，CI > 2.2 L/（m²·min），反映心力衰竭，临床上为心力衰竭；Ⅲ型，PCWP < 18 mmHg，CI < 2.2 L/（m²·min），仅有循环衰竭，临床上为低血压，而无肺瘀血；Ⅳ型，PCWP > 18 mmHg，CI < 2.2 L/（m·min），既有心力衰竭，又有循环衰竭，临床上为典型的心源性休克。临床上所有的 AMI 患者都可以按 Killip 分级，也都可按血流动力学分型，两者之间有着紧密联系，Killip Ⅰ级和Ⅳ级与血流动力学Ⅰ型和Ⅳ型完全一致，分别为临床和血流动力学稳定者和心源性休克患者，Killip Ⅱ、Ⅲ级均为血流动力学Ⅱ型，临床上心力衰竭，而所剩下的血流动力学Ⅲ型在临床上虽只能归为Ⅳ级心源性休克，然实际上完全有别于"真性"心源性休克，属"假性"心源性休克，即"容易纠正的"或可称为"可逆性"心源性休克。典型的临床病例为下壁 AMI 伴有大面积右心室梗死时，不能使左心室充盈，产生低血压或"休克"，可通过补液扩容治疗予以纠正。很显然，血流动力学分型比临床"粗略的"Killip 分级更精确，对指导临床治疗更重要。对血流动力学稳定的 Forrester Ⅰ型患者，无须针对性用药；对Ⅱ型患者应给予利尿、抗心力衰竭治疗；对Ⅲ型患者不可给血管扩张药特别是硝酸酯，应给予升压药，同时给予补液等纠正血流动力学的治疗；对Ⅳ型心源性休克者，既需要升压药，又需要利尿药，还需要小剂量血管扩张药，如硝普钠，以纠正复杂的血流动力学状态，并增加组织灌注。经过药物治疗血流动力学分型会随时发生转变，有助于疗效的评价。临床上虽然并非每个 AMI 患者都需要血流动力学监测和指导治疗，然而临床上对 AMI 伴有心力衰

竭或休克患者在血流动力学分型不清晰，或诊断、治疗效果不好，病情特别危重，以及并发有肺部疾病、心包疾病等复杂情况时，应给予血流动力学监测，并根据监测结果指导用药治疗。应当知道，临床上对25%低CI和15%高PCWP患者难以诊断和认识。

（2）低血压（<90/60 mmHg）：是AMI特别是下后壁AMI初期和AMI早期较常见的并发症，可引起冠状动脉灌注减少，加重心肌缺血，严重时可影响循环和心、脑、肾等重要器官灌注，而立即危及患者生命，需要紧急救治。低血压往往因迷走神经过度反射（Bezold-Jarisch反射）、低血容量、药物（如硝酸甘油及其他血管扩张药）过量、右心室梗死、心源性休克以及其他少见疾病，如急性肺栓塞、出血和气胸所致。治疗应给予紧急升压，并针对上述病因急救，措施包括以下内容。

1）升压药：首选多巴胺3~5 μg/（kg·min）静脉输注，紧急情况下（如血压50~60 mmHg）可先静脉注射3~5 mg（必要时可反复应用），再静脉输注维持，尽快使血压升至>90/60 mmHg。如果升压药效果不好，血压持续下降，可加量使用多巴胺，同时嘱患者用力咳嗽，利用胸腔正压，维持血压。

2）阿托品：0.5~1 mg静脉注射，5~10 min可重复一次，总量不超过2.0 mg。它适用于伴有严重心动过缓和恶心、呕吐的迷走神经过度反射的患者，理论上有效，但实际升压效果远不如多巴胺。

3）扩容：适用于低血容量，出血，失血，药物如硝酸酯类过量和下、后壁伴有右心室MI的患者；可在升压药维持血压90/60 mmHg以上的基础上行扩容治疗；可先给予生理盐水100 mL静脉注射，然后，根据患者血压反应和心功能状况给予快速补液，以3~5 mL/min静脉注射，直至血压恢复或升高，需减量或缓慢撤除升压药。同时应注意密切观察患者的体位、心率、血压、呼吸和肺部啰音的变化情况，重点监测心功能变化；若有心力衰竭征象，应立即停止扩容并给予利尿药和血管扩张药治疗。

AMI患者经过上述处理，低血压多能迅速得以纠正。如果经过积极升压和对因处理，血压仍不能维持，提示病情危重，随时有心搏骤停的危险，应考虑有心源性休克、心脏压塞、急性肺栓塞、机械并发症等存在，应做好诊断、鉴别和对因治疗，以及心肺复苏的准备。

（3）心力衰竭：是影响AMI预后的主要并发症之一，常见于有或无陈旧MI病史的大面积MI（如广泛前壁AMI）、AMI伴大面积心肌缺血，如冠状动脉多支病变或左主干及其相当病变的患者，提示主要是由于左心室收缩功能衰竭所致，虽伴有舒张功能异常。心力衰竭产生的病理生理机制除大面积缺血如左主干严重狭窄或相当病变外，在大面积AMI时主要是左室重构、扩大和心功能进行性降低所致。收缩功能衰竭即前向性心力衰竭，是左心室因射血分数（LVEF）、每搏量（SV）和心排血量（CO）严重降低而同时产生了左心室舒张末压增高和肺瘀血、水肿；而舒张功能衰竭即后向性心力衰竭，则是由于左心室心肌僵硬度增加、舒张不开所致，只引起左心室舒张末压升高和肺瘀血、水肿，并无LVEF、SV和CO明显降低。心力衰竭的血流动力学异常属Forrester Ⅱ型［CI>2.2 L/（min·m²），PCWP>18 mmHg］，即临床上只有肺瘀血和肺水肿，而无组织灌注不足，其主要临床表现有呼吸困难和肺部湿啰音，并随SV降低和肺瘀血的程度不同而差别较大。可轻至呼吸次数增加（>20次/分）或平卧后咳嗽，咳白色泡沫稀痰伴肺部少量细湿啰音；也可重至肺水肿的表现如极度呼吸困难、端坐呼吸、咳粉红色泡沫痰伴面色苍白、大汗淋漓、满肺水泡音和喘鸣音。X线床旁检查有助于心力衰竭的诊断和肺瘀血或肺水肿程度的判断，特别是在心源性哮喘时，还有助于与肺源性哮喘的鉴别诊断，因为前者肺中充满液体，后者则是气体。心力衰竭的治疗目标主要是降低肺毛细血管楔压（PCWP），减轻并消除肺瘀血或肺水肿，并增加SV和CO；治疗原则为利尿、扩血管和强心；治疗措施有给氧、利尿药、血管扩张药、正性肌力药等。

1）给氧：充分给氧是治疗AMI并发心力衰竭的基础，以纠正因为肺血容量突然增加和间质性肺水肿、潮气量减少和呼吸抑制所产生的低氧血症，以防止加重心肌缺血。临床上根据心力衰竭的轻重程度，可以给予鼻导管吸氧、面罩给氧和呼吸机面罩加压输纯氧，完全能够并应当力争使血氧分压和饱和度均达到95 mmHg和95%以上的正常水平。如果心力衰竭严重或因并发有严重肺部疾病时，给予面罩加压吸100%纯氧，仍不能维持氧分压（<60 mmHg）和氧饱和度（<90%），则应给予气管内插管和呼吸机正压呼吸，呼气末正压（PEEP）通气能够增加肺泡通气量，改善通气/血流，提高氧分压和氧饱和度；但同时也阻碍静脉血液回流至心脏，影响左心室充盈，需要降低PEEP压力，适当补充容量和减

少血管扩张药如 NTG 的用量。

2）利尿并控制入量：利尿能通过排除过多潴留的钠和水，减少血容量和回心血量而减轻肺瘀血、肺水肿，并减轻呼吸困难和改善动脉血的氧合；同时，通过降低左心室充盈压（前负荷），增加 SV 和 CO，改善收缩功能和心肌供氧；其疗效明确，是心力衰竭治疗的基本用药。多静脉使用袢利尿药如呋塞米 10～40 mg 静脉注射，如需要 3～4 h 可重复给予。给药后 30 min 开始排尿，1～2 h 内可望排出 500～1 000 mL 尿量，心力衰竭症状也会明显减轻，然后改用口服袢利尿药每日 1 次或隔日 1 次维持使用。如果心力衰竭严重，经数日利尿治疗后效果不好时，可给予袢利尿药持续静脉滴注。

应当注意的是，静脉注射呋塞米后 15 min 内在利尿作用起效前，会有轻度降血压作用，也可明显降低肺静脉压和减轻肺瘀血的作用，可能与其直接扩血管的作用有关。因此，血压偏低者应慎用或在严密监测下使用。此外，袢利尿药有较强的排氯、钠和钾离子作用，应当补充钾盐如氯化钾摄入，可以适当但不要太严格限制氯化钠摄入，如有低钠血症、低氯血症时，还需要补充钠盐。另外，利尿同时还需控制容量总入量（包括口服和静脉输入量），24 h 内＜1 500 mL 为宜，并保持 24 h 出入量的负平衡。尤其在患者利尿后口渴难耐时，容易入量过多而影响治疗效果，这常常是临床难治性心力衰竭的诱因或原因。对利尿效果的评价，除了临床呼吸困难症状改善或好转和肺部湿啰音减轻或消失外，X 线胸片肺水肿渐渐吸收、肺瘀血明显减轻，肺野恢复清晰最为客观。因此，AMI 并发心力衰竭患者应每日摄床旁 X 线胸片评价对比利尿和心力衰竭治疗的效果。

3）血管扩张药：因其独特的快速改善血流动力学的作用，而常规用于 AMI 并发心力衰竭患者的治疗，包括并发乳头肌功能不全二尖瓣反流和室间隔穿孔的患者。经典血管扩张药有硝酸酯类、硝普钠、α 受体拮抗药、ACEI 和 ARBS，甚至钙通道阻滞药也可以认为是不同机制的血管扩张药。血管扩张药的治疗作用取决于扩张静脉还是动脉，以扩张静脉为主的静脉扩张药（如硝酸酯类），通过减少回心血量而产生减轻肺瘀血和肺水肿的主要作用，同时由于通过降低心脏前负荷产生改善心功能和抗心肌缺血的作用；而动脉扩张药（如硝普钠）则是通过降低心脏后负荷，增加 SV 和 CO，而产生增强心功能的主要作用，同时降低左心室充盈压而产生减轻肺瘀血和肺水肿的作用。血管扩张药通常需要静脉给药，首选硝酸甘油、二硝酸异山梨酯或 5－单硝酸异山梨酯，先给小剂量，渐渐加量，硝酸甘油的用法同前述。如果血流动力学改善不明显也可加用硝普钠 5～10 μg/min 静脉输注，逐渐加量直到收缩压降低 10～20 mmHg（＞90/60 mmHg）为止，维持此剂量。血流动力学明显改善后可使用口服血管扩张药 ACEI 或 ARBS，并逐渐加量至靶剂量。血管扩张药的不良反应主要是低血压，因此使用时应严密监测血压的变化，一旦血压降低，应立即减量或停用。

4）正性肌力药或强心药：心力衰竭发作时血压不高，提示心脏收缩功能严重受损，是使用正性肌力药或强心药的强指征。正性肌力药有洋地黄制剂、β 受体激动药和磷酸二酯酶抑制药。洋地黄对于 AMI 并发心力衰竭患者一般不使用，因为其强心作用远弱于因交感神经过度激活已产生的强心作用，而且在 AMI 早期特别是存在低钾血症时有诱发心律失常的风险，目前仅用于 AMI 伴有快速室上性心律失常（如心房扑动或颤动者）、AMI 非急性期心力衰竭患者。常用的 β 受体激动药有多巴胺和多巴酚丁胺，均能通过激动 β 受体，增强心肌收缩力，增加 SV 和 CO，产生抗心力衰竭作用；首选多巴胺，一般使用 1～3 μg/（kg·min）静脉输注，并根据需要逐渐加量至 10～20 μg/（kg·min）；因为多巴胺还有扩张肾动脉、改善肾功能的有益作用；在更大剂量［＞5 μg/(kg·min)］而且更长时间使用时致心律失常的不良反应很弱，安全性较好。而多巴酚丁胺强心作用与多巴胺相当，而无其缩血管和增快心率的不良反应。开始用量 2.5 μg/（kg·min）静脉输注可逐渐加量至 30 μg/（kg·min）。多巴胺和多巴酚丁胺的不良反应有窦性心动过速、血压升高，故有潜在心肌缺血风险，因此使用中应密切监测 ECG、心率、血压，必要时行血流动力学监测。如果心率＞100 次/分，或 ECG ST 段明显压低，或出现室上性或室性心律失常时，应及时减量或停用。对于磷酸二酯酶抑制药，兼有正性肌力和血管扩张作用的非儿茶酚胺、非洋地黄制剂，包括氨力农和米力农，主要适用于心力衰竭治疗效果不好、血压不低、可能通过正性肌力和扩血管治疗获益的长时间心力衰竭患者。米力农需先给负荷量 0.5 μg/（kg·min）（10 min 内）静脉注射，然后以 0.375～0.75 μg/（kg·min）静脉注射维持，若患者血压在临界水平则应减量或不给负荷量。

6. 心源性休克的处理

心源性休克是 AMI 后泵衰竭最严重的类型，80% 是由于大面积 MI 或心肌缺血所致，其余是由于机械并发症（如室间隔穿孔、乳头肌断裂或右心室 MI）所致；其预后很差，早年病死率高达 80%，即使在再灌注治疗时代也高达 50%~60%。冠状动脉严重狭窄病变是心源性休克的病理基础。尸检发现 2/3 的心源性休克患者所有 3 支冠状动脉均有 >75% 的严重狭窄病变，并且均累及 LAD；几乎所有心源性休克患者梗死相关冠状动脉都有血栓性堵塞并引起左心室心肌重量 >40% 范围的心肌坏死。另外，心肌坏死也有从梗死区延伸到缺血区的零碎坏死的特点，使心肌酶学持续升高；也可由于一次大面积心肌梗死（如广泛前壁心肌梗死）后梗死区扩展重构所致。理论上和临床结合可以发现心源性休克患者的冠状动脉病变特点应该是 1 支 IRCA 急性血栓性闭塞时引起了双支冠状动脉供血区域（更大范围）的心肌缺血或梗死，包括：①IRCA 为另一支血管提供了侧支循环。②IRCA 是 LAD 或为 LAD 提供了侧支循环的血管。③IRCA 是 LM。当然，在大面积 AMI 基础上出现了机械并发症，则无异于临界勉强维持心功能的基础上"雪上加霜"，使心功能很快陷入休克状态而失代偿。

典型的血流动力学类型为 Forrester Ⅳ型 ［CI <2.2 L/（m^2·min），PCWP >18 mmHg］。临床表现为持续（>30 min）低血压（SBP <80 mmHg）、低组织灌注（神志模糊、皮肤湿冷苍白、四肢冰凉、少尿和酸中毒）以及肺水肿（呼吸困难、肺部湿啰音和 X 线的肺水肿表现）。治疗原则为升压、增加 CO 和组织灌注以及降低 PCWP 减轻肺水肿。措施如下。

（1）升压药：升血压 ≥90/60 mmHg 是维持心、脑、肾等重要脏器灌注并维持生命的前提。首选多巴胺 5~10 μg/（kg·min），甚至 10~20 μg/（kg·min）或更大量静脉维持输注，以确保血压达到或接近 90/60 mmHg。必要时加用间羟胺或肾上腺素。在严重低血压的紧急情况下，可先静脉弹丸式注射多巴胺 2.5~5 mg，间隔 3~5 min 可重复应用，使血压恢复至 90/60 mmHg 以上，再给予静脉维持输注。如大剂量多巴胺仍不能维持血压，应加用肾上腺素 2~10 μg/min 维持静脉滴注，多能使血压水平维持在 >90/60 mmHg。如果肾上腺素仍不能维持血压，则意味着患者很快死亡，除非找到其特殊原因如心脏压塞和肺栓塞等给予及时纠正。心源性休克时，去甲肾上腺素因具有较强 α 受体激动的缩血管作用，而不主张使用，除非外周阻力不高（如 <1 800 dyn·s/cm^5）时才考虑试用。

（2）血管扩张药：心源性休克低血压时，还同时存在着外周微血管的强烈收缩，故血管扩张药不但非禁忌，而且有使用指征，只是必须在升压药的基础上试用。首选硝普钠，也可用硝酸甘油，用量宜小，5~20 μg/min 静脉维持输注。可扩张小动脉（阻力血管）而增加心排血量和组织灌注，同时可降低 PCWP 而减轻肺瘀血或肺水肿，从而改善血流动力学状态。尤其与大剂量多巴胺合用效果更好，还能抵消其 α 受体兴奋引起的缩血管作用而改善组织灌注。临床上常能观察到，在升压药的基础上使用小剂量硝普钠，血压可不下降甚至会略升高，脉搏可稍强以及组织灌注明显改善。硝酸甘油除了对心肌灌注或供血有特效外，在增加其他组织灌注和改善心功能方面均不及硝普钠。

（3）主动脉内气囊反搏（IABP）：对于心源性休克患者，与血流动力学不定和药物不能控制的心肌缺血发作一样，有 IABP 循环支持的强指征，且不论介入与否，均应经股动脉插入气囊导管给予反搏治疗。通过舒张期和收缩期气囊充气与放气，可明显增加冠状动脉血供和心肌灌注并降低心室射血阻力，使 SV、CO 增加 20%~30% 或更多，可为循环提供有效支持并产生有益的血流动力学效应。因此 IABP 对于对上述升压药物治疗无反应、血流动力学不稳以及为外科手术或介入治疗需做冠状动脉造影的心源性休克患者是最为重要的治疗基础。IABP 的不良反应有穿刺部位出血、穿刺下肢缺血、血小板减少、溶血、血栓栓塞和气囊破裂等并发症，在老年、女性和有外周动脉疾病患者更多见；而且 IABP 本身并不能改善心源性休克患者的预后。

（4）再灌注治疗：包括溶栓、急诊 PCI 或 CABG，特别是前两者及其联合应用使梗死相关冠状动脉早期再通和有效再灌注，可使心源性休克患者的住院病死率降至 35%~50%，是目前治疗 AMI 伴心源性休克的首选方法。

近年来，国际上已有使用经动脉穿刺左心辅助导管泵装置或体外膜肺装置（ECMO）支持下抢救严重心源性休克成功的报道，为此类极重度患者的抢救提供了典范和希望。阜外心血管病医院也有对严重心源性休克长期脱离不了 IABP 支持患者给予心脏移植成功的病例和选择。

7. 右心室梗死的处理

临床上右心室心肌梗死（RVMI）较为常见，主要是在左心室下、后壁梗死基础上合并发生的基础上，伴有右心室导联（$V_3R \sim V_5R$）ST 段上抬是由于右冠状动脉近端闭塞使右心室支供血中断的结果。右心室心肌梗死的诊断主要依据心电图表现，在下、后壁 STEMI Ⅱ、Ⅲ、F 和 $V_7 \sim V_9$ 导联 ST 段上抬 > 1 mm 可诊断。而在前壁 STEMI（$V_1 \sim V_4$ ST 段上抬）基础上的右心室导联 ST 段上抬则不可诊断，因为前壁 AMI 的 IRCA 是 LAD，不会影响右心室供血致心肌梗死，而且在解剖学的横断面上，前壁 AMI 在前间隔部位恰巧与右心室前壁部位重叠地反映到右胸导联上，并非右心室梗死的结果，除非 ST 段上抬幅度 $V_5R > V_4R > V_3R$。RVMI 对血流动力学的影响主要取决于对右心室收缩功能的影响及程度，轻到中度降低，对减轻 AMI 时的肺瘀血和左心室充盈压，改善和保护左心室收缩功能反而有益；只有重度右心室收缩功能降低，致左心室充盈不足而影响到左心室 SV 和 CO 时，才会出现严重血流动力学异常。

扩容治疗（同前）应当避免扩容过度致肺水肿，应密切监测心率、呼吸、血压和肺啰音的变化；如果快速扩容量 >1 000 mL，低血压的纠正仍不满意时，应当考虑血流动力学监测，指导扩容和治疗。当然临床上也有在陈旧前壁心肌梗死基础上发生再次下壁 STEMI 伴 RVMI，即左心功能低下基础上又有右心室梗死的 Forrent Ⅲ型心源性休克时，则扩容的容量窗较窄，虽需要扩容以维持血压，但所能承受的扩容量又低，更容易发生肺水肿，这就需要小心扩容与少量利尿药交替使用，以平衡能维持血压又不产生心力衰竭的理想血流动力学状态。

最后需要注意的是，不是所有下、后壁 STEMI 伴有 RVMI 者均需要扩容治疗。只有 RVMI 伴有低血压或休克患者才需扩容，血压正常或不低者无须扩容，只需慎用或小剂量使用 NTG 就可。

8. 心律失常的处理

（1）室性心律失常：室性心律失常包括室性期前收缩（PVCS）、室性加速性自主心律、室性心动过速（VT）和心室纤颤（VF），是 AMI 后第一个 24 h 内，特别是最初数小时内常见的并发症，也是引起 AMI 早期猝死的主要原因。

1）PVCS：再灌注治疗时代 PVCS 发生率已明显降低，以及传统认为可预示室颤的高危 PVCS 已不再有预示作用，以往预防性使用抗心律失常药物已无必要而且可能有害。AMI 发生 PVCS 时，通常也不急于使用药物"抗"，而是先确定有无心肌缺血、电解质和代谢紊乱存在而纠正。在 AMI 初期有 PVCS 伴有室性心动过速时，提示交感神经激动过度，应使用 β 受体阻滞药治疗。AMI 早期静脉内使用 β 受体阻滞药能有效减少室颤的发生。AMI 时只有发生频发、成对、连发、多源和 RonT PVCS，提示心电不稳定或不除外更严重室性心律失常发生，临床上才应立即处理。首选利多卡因 50 ~ 100 mg 静脉缓慢注射，接着 1 ~ 4 mg/min［20 ~ 50 μg/（kg·min）］静脉维持注射，多有效，并于 3 ~ 6 h 后加服美西律（慢心律）0.1 g，每日 3 ~ 4 次以渐渐替换静脉用药。不良反应有头晕、口眼发麻和耳鸣等神经系统症状，个别会出现神经、精神症状。若无效，可加用 β 受体阻滞药或改用胺碘酮。

2）室性加速性自主心律：又称非阵发性 VT，心室率在 60 ~ 120 次/分，往往与窦性心律交替或竞争出现，通常是良性的，多发生在前壁 AMI 冠状动脉再通成功后，提示与冠状动脉再通相关，多能自行终止，一般不必处理，严密观察即可；必要时可给予阿托品提高窦性心率或用利多卡因抑制。

3）VT：包括非持续性 VT 和持续性 VT，前者即使发生在 AMI 早期也与死亡风险无关，后者则常发生在 AMI 晚期，多与大面积透壁 AMI 和心功能不全有关，易致血流动力学恶化，并增加住院期间病死率。VT 一旦发生就需立即处理，非持续性 VT 通常给予药物治疗，而持续性 VT 则取决于心室率和血流动力学状态。心室率快（>150 次/分）伴低血压（<90 mmHg），则应立即行同步直流电复律(100 ~ 150 J)；若心室率较慢（<150 次/分）且血流动力学稳定（SBP >90 mmHg），则可选用药物复律，首选利多卡因静脉注射（方法同 PVCS），可重复 1 ~ 2 次至总量达 3 mg/kg 时再静脉维持输注（同上），并于 6 ~ 12 h 后加服美西律，再渐停静脉利多卡因；若无效则可换用胺碘酮，先给 150 mg 静脉缓慢（10 ~ 20 min）注射，必要时可重复应用，然后以 0.5 ~ 1.0 mg/min 速率静脉维持输注 5 ~ 6 h，再视临床效果调整剂量或减量并常规加用口服胺碘酮。使用胺碘酮后可进一步降低心室率，有时也可转变为窦律。利多卡因的不良反应有头晕、口发麻等，多见于老年人、心力衰竭伴肝肾功能损害者；胺碘酮的不良反应有低血压、QT 间期延长、心动过缓和静脉炎，个别还有严重肝功能损害。为预防低血压发生，静脉注射应缓慢并随时调整用量。当 VT 成功转复窦律后，应当立即纠正低氧血症、低血压、酸碱平衡或电解质紊乱和洋地黄过量等基础病理生理异常状态。特别是低钾血症和低镁血症，应努力使血清钾和镁水平分别 >4.5 mmol/L 和 >2.0 mmol/L。若 VT 反复发作，或经上述药物治疗效果不好而产生难治性 VT，则提示已产生了"交感电风暴"。急救处理除反复上述直流电复律或电除颤（如发生心室颤动时）、利多卡因、胺碘酮及其合用外，应考虑静脉 β 受体阻滞药以抗"交感电风暴"，可选用短效的艾司洛尔，以 25～200 μg/（kg·min）剂量维持静脉输注，然后换成口服制剂；并给予镇静剂以减轻或消除患者因恐惧导致的交感神经过度激活状态。此时，还应采取有效措施，努力纠正引起反复 VT 的病理生理状态，包括严重心肌缺血、低血压状态、低氧血症、心功能不全、低钾血症、低镁血症、代谢性酸中毒、QT 间期延长和心动过缓等。如发生血流动力学极不稳定，甚至心搏骤停，则应行心肺复苏和气管内插管给予呼吸机辅助呼吸。

4）VF：是 AMI 后任何时候都可能发生的最严重的致死性心律失常，直接结果是心搏骤停，是 AMI 早期心源性猝死的主要机制。临床上通常可分为原发性 VF，即在几乎无心力衰竭症状和体征情况下，突然发生的 VF，在再灌注治疗前 STEMI 住院患者中的发生率达 10%；继发性 VF，即心力衰竭或心源性休克急剧恶化至终末期时发生的 VF（临终性 VF）；晚期 VF，是 AMI 48 h 后常发生在左心室功能严重低下的大面积心肌梗死患者的 VF。前壁心肌梗死伴有持续性室性心动过速、房扑或房颤、室内传导阻滞、右心室梗死需要起搏器的 AMI 患者是发生晚期 VF 的高危患者。VF 一旦出现应立即行非同步除颤（200～300 J）。若除颤 1 次未成功，可加大能量（最大至 400 J）再除颤，再不成功，可给肾上腺素 1～2 mg 后重复除颤。若 VF 反复发生，其原因可能有：①严重心肌缺血。②严重低氧血症或酸中毒。③严重电解质紊乱，如严重高钾血症或低钾血症。④洋地黄中毒等。⑤电交感风暴。⑥严重心功能低下或心源性休克，应予纠正。对难治性 VF 可给胺碘酮 75～150 mg 静脉注射后再除颤，对怀疑电交感风暴时可给 β 受体阻滞药。如果出现电—机械分离，在除外心室游离壁破裂后，可在心肺复苏胸外心脏按压的基础上，给予肾上腺素或葡萄糖酸钙。

VF 的预防很重要，重点措施包括：①控制心肌缺血。②纠正低氧血症。③控制心力衰竭。④纠正低钾血症，维持血钾≥4.5 mmol/L。⑤补镁，努力使血清镁水平接近或达到 2 mmol/L。⑥保持患者镇静状态。⑦在 STEMI 发病 12 h 内无心电监测设备和除颤器情况下才考虑预防性使用利多卡因［以 1.5 mg/kg 静脉注射再以 20～50 mg/（kg·min）静脉维持］。

（2）室上性心律失常。

1）窦性心动过速：几乎均与交感兴奋有关，在再灌注治疗前的时代，几乎每个前壁心肌梗死患者都会发生不同程度的窦性心动过速。常常是由于心力衰竭、低氧血症、疼痛、焦虑、发热、血容量过低、肺栓塞和某些药物的不良反应所致，个别情况与心房梗死有关。窦性心动过速可引起心肌耗氧量增加，减少心肌灌注，加重心肌缺血或坏死，故应积极处理，治疗应对因。若有心力衰竭则应予抗心力衰竭治疗，若无明显心力衰竭可使用 β 受体阻滞药，若有心肌缺血则应使用硝酸甘油 + β 受体阻滞药。

2）房性期前收缩（PAGS）：往往是心房颤动或扑动（AF、AFL）的先兆，与心力衰竭致心房扩张或心房压升高有关，应积极对因处理。

3）阵发性室上性心动过速（PSVT）：发生率很低，发生机制与心肌缺血的关系不确定，可能独立于缺血之外，但临床上往往因心率过快可使心肌缺血加重，故应立即处理。若伴有低血压、心肌缺血或心力衰竭，则应立即行同步直流电复律（25～50 J）。若无心力衰竭且血流动力学稳定，可给维拉帕米（5～10 mg）或美托洛尔（5～15 mg）或地尔硫䓬（15～20 mg）静脉缓注而转复，无效者可使用胺碘酮。用药过程应严格监测血压、心率、心电图和心功能变化。

4）心房扑动和心房颤动（AFL 和 AF）：是心房受交感神经和（或）压力刺激的后果。往往见于大面积前壁 AMI 并发心力衰竭患者，并提示预后不良；也可见于并发心包炎、右心室梗死和心房缺血或梗死的 AMI 患者。AF 或 AFL 因心室率过快和失去了心房收缩对左心室充盈的重要作用致 SV 和 CO 明显减少，可引起低血压或血流动力学不稳定，故一旦发生均应积极处理。若心率过快致血流动力学不稳定，应立即行同步直流电复律（分别为 25 ~ 50 J 和 50 ~ 100 J 能量）。若血流动力学稳定，则减慢心室率亦可。有心力衰竭时首选毛花苷 C（西地兰）0.4 ~ 0.8 mg 分次静脉注射缓注，多能减慢心室率，也可能恢复窦性心律，无心力衰竭时可用毛花苷 C，也可用 β 受体阻滞药如美托洛尔 5 mg 静脉缓注，每 5 ~ 10 min 可重复，总量可达 15 ~ 20 mg，然后给口服制剂。若无效可换用胺碘酮控制心室率，也有可能转复窦律，给药方案同前。同时，应强化抗心力衰竭治疗，AF 反复发作应给予抗凝治疗，以减少脑卒中的危险。

5）交界区性心律失常：多见于下壁 AMI，且多为短暂性，包括交界区心律和加速性交界区心律（即非阵发性交界区性心动过速，心率在 70 ~ 130 次/分）。前者是窦性心动过缓时的逸搏心律，后者则多见于有洋地黄中毒者，治疗应对因。若心率不快又无血流动力学损害，则不必特殊处理；若心率过慢，血流动力学不稳定，则应行临时起搏。

（3）缓慢心律失常。

1）窦性心动过缓：在下壁、后壁 AMI 早期最为常见，与迷走张力增强有关，常伴有低血压或血压偏低（SBP < 90 mmHg）。单纯窦性心动过缓而不伴低血压患者，只需观察，不必处理。如果心室率太慢（< 40 次/分）特别伴有低血压时，则应立即处理。可给阿托品 0.5 ~ 1 mg 静脉注射，间隔 5 ~ 10 min 可重复使用，至总量达 2 mg 为止。伴有低血压者应首选多巴胺 3 ~ 5 mg 静脉注射后 + 持续输注，使血压 > 90/60 mmHg 后，缓慢心律失常可同时得以纠正。上述处理若无效应做好临时起搏的准备。

2）房室传导阻滞（AVB）：心肌缺血损伤可累及房室结和室内传导系统各水平，而产生房室和室内传导阻滞，由于房室结供血主要来自右冠的房室结动脉，束支供血则来自左前降支系统，故前者主要见于下壁、后壁 AMI，后者则主要见于前壁大面积 AMI，特别在 AMI 初起或未能成功再灌注治疗者的急性期。AVB 是发生在房室结或交界区水平的传导阻滞，主要见于下壁、后壁 AMI 患者，由于供应房室结动脉的右冠状动脉堵塞所致。它分为一度、二度、三度，其中二度又分为 I 型和 II 型，诊断主要依据 ECG，一度和二度 I 型 AVB 极少发展为三度。即使是完全性 AVB，心率不是特别过慢者只需观察，不必处理，一般也不需要临时起搏治疗，但需注意避免药物的影响（如 β 受体阻滞药、洋地黄或钙通道阻滞药过量）。如果患者症状明显、心率很慢（< 50 次/分）时，可给予阿托品（同前）以提高心率。二度 II 型（QRS 无规律脱落）和三度 AVB（房室分离）者因心率很慢，起搏点位置低而不稳定，随时有心脏停搏的风险，临床上统称为高度 AVB，需立即给予临时起搏治疗。对于心率很慢、血压偏低或不稳定，甚至已出现过心源性脑缺血发作者，可使用异丙肾上腺素（0.5 ~ 1 μg/min）持续静脉输注，在维持心室率的基础上给予临时起搏，对已出现心搏骤停者应给予心肺复苏。

3）束支传导阻滞（BBB）：是指在束支及其分支水平产生的心室内传导阻滞，包括左束支、右束支传导阻滞（LBBB、RBBB）和左前分支、左后分支传导阻滞。通常右束支和左后分支由冠状动脉 LAD 和 RCA 双重供血，而左前分支则仅由 LAD 的室间隔支供血。在再灌注治疗前时代，束支及其分支传导阻滞的发生率为 5% ~ 10%，而再灌注治疗时代的发生率已降至 2% ~ 5%。AMI 新发生的束支传导阻滞无论是 RBBB 还是 LBBB，几乎都是由 LAD 堵塞所产生的广泛前壁 AMI 的结果，病死率高，预后差，主要与梗死面积大和并发了泵衰竭（心力衰竭或心源性休克）有关，当然束支传导阻滞本身特别是 LBBB 也是导致心室收缩不同步，使心功能进一步降低的直接原因。新发生单纯 LBBB、RBBB 及单纯左前、左后分支传导阻滞引起完全 AVB 的风险很小，本身不需治疗，更不需临时起搏治疗。而新的双束支传导阻滞如完全性 RBBB + 左前半（LAB）或左后半（LPB）分支传导阻滞及其伴 PR 间期延长（三束支阻滞）或完全 RBBB 与完全性 LBBB 交替时，发生完全 AVB 的风险很高，均应立即行临时起搏；而出现新的单束支传导阻滞并伴有 PR 间期延长或事先存在的双束支传导阻滞伴 PR 间期正常者，则应在密切观察的基础上，随时做好临时起搏治疗的准备。

4）永久性起搏治疗：AMI 患者最终需要植入永久起搏器以预防心脏停搏很少，主要指征如下：①住院期间持续性完全性 AVB。②房室结功能严重损害或仍有间歇性二度 II 型或三度 AVB。③新发束支传导阻滞出现了高度 AVB。④其他因传导系统功能损害而符合永久起搏器植入指征的患者。⑤有植入 ICD 和心力衰竭同步治疗指征者。

9. 机械并发症的处理

（1）左心室游离壁破裂：当临床上怀疑有心脏破裂的可能性，应及时行床旁超声心动图检查，有可能发现已经发生但未完全破裂的心室壁，及时给予外科紧急修补手术；也可能发现心包中量以上积血，及时给予心包穿刺和限量引流（以维持血压≥90/60 mmHg），或在此基础上，行紧急外科修补术有可能挽救患者的生命。

左心室游离壁破裂往往是灾难性的，一旦发生破裂，则会无例外地立即表现为心搏骤停和电机械分离（有心电活动而无机械泵功能），当已出现心脏压塞，如果不能恢复机械活动，则会很快死亡。故在确诊之前仍应立即行心肺复苏，并行超声心动图检查，以对心脏压塞和心脏破裂确诊；然后行心包穿刺引流以证实诊断和暂时缓解心脏压塞；同时，急请外科会诊，考虑外科急诊修补治疗。若病情能相对稳定，情况允许应做冠状动脉造影，然后送外科行急诊室壁修补和 CABG 术。

（2）左心室室壁瘤、假性室壁瘤：左心室室壁瘤的风险有心力衰竭、恶性心律失常和动脉系统栓塞，预后差。治疗通常有药物治疗（如 β 受体阻滞药、ACEI/ARB、醛固酮拮抗药）、抗重构治疗和外科行室壁瘤切除术。有恶性心律失常病史或 LVEF 很低者则有植入 ICD 的指征；如无恶性心律失常也可植入左心室伞样重构减容装置；如有动脉栓塞史者则应加华法林抗凝治疗。

假性室壁瘤一旦确诊，应尽快行手术切除和修补，以免再破裂而死亡。

（3）室间隔穿孔：一旦确诊，均应在 IABP 下先行冠状动脉造影，再行外科修补和 CABG 术。导管介入方法行伞样封堵器封堵术对稳定危重患者病情有帮助。室间隔穿孔的 30 d 内病死率很高，其预后取决于梗死范围、穿孔大小和血流动力学状态及其稳定。

（4）乳头肌断裂：一旦确诊，就应立即着手行急诊外科修补手术。由于乳头肌断裂一旦发生，随后血流动力学会很快恶化，因此应尽快插入 IABP，并给予纠正低血压、抗心力衰竭，甚至抗休克治疗，必要时插入漂浮导管行血流动力学监测，并指导用药治疗；尽快稳定血流动力学，做好外科修补的术前准备。乳头肌断裂的手术包括二尖瓣置换和冠状动脉旁路移植术，预后取决于早期手术、休克的时间和左心功能损害的程度。

10. 其他并发症的处理

（1）梗死后心绞痛和再次心肌梗死：梗死后心绞痛属于不稳定型心绞痛，应给予积极处理。关键是应明确其是 IRCA 缺血还是非 IRCA 缺血，IRCA 植入支架者应高度怀疑支架内血栓形成。诊断依据：胸痛时 ECG 的 ST 段压低或上抬，以及舌下含服 NTG 使胸痛缓解后 ST 段恢复。如果胸痛时或缓解后 ECG ST 段无明显变化则应当考虑非心肌缺血原因，如心包炎、肺栓塞、心脏扩展甚至心腔破裂，应做好鉴别诊断。治疗应给予舌下含服和静脉给予 NTG 等抗心肌缺血治疗，必要时如怀疑支架内血栓，应行急诊冠状动脉造影和急诊 PCI 治疗。

再梗死，不论是原部位（4 周内称延展，IRCA 堵塞所致），还是非原部位（非 IRCA 堵塞所致）；是 STEMI，还是 NSTEMI，只要有典型的持续严重胸痛 >20 min 伴 ECG ST 段上抬或压低，且舌下含服 NTG 1~2 片不能缓解者，均应疑诊为再次心肌梗死，均应按 AMI 处理，包括抗心肌缺血、溶栓或急性 PCI。如果疑为支架内血栓时，应首选急诊 PCI；还应按常规于胸痛后 4~6 h、10~12 h 和 20~24 h 抽血检查心肌酶学和 cTnT 或 cTnI。对疑为非心脏性胸痛，还应做好鉴别诊断。

（2）心包积液、心包炎和梗死后综合征：心包积液多通过超声心动图检查而发现或诊断，在前壁大面积心肌梗死或并发心力衰竭的 AMI 患者常见。大多数心包积液为少量，也无血流动力学损害，如果积液有中量或以上，则应警惕心室壁破裂可能或已发生心包出血；如果临床上有心脏压塞征，则是由于心室壁破裂或出血性心包炎所致。有心包积液不一定就是心包炎。治疗一般无须特殊处理，但应停用抗凝血药，评价和预防心室破裂，并严密观察病情变化和心包积液的吸收情况。虽然某些情况下 AMI 时的心包积液需要数月才能吸收，但大多数在数日至数周就能完全吸收。

心包炎的临床特征包括持续胸痛、特征性向两肩胛区放射、深吸气加重，坐起或前倾位减轻或消失，伴有心包摩擦音。如果超声心动图检查发现心包积液时，则应停用抗凝治疗以防心脏压塞的可能，以及数月后可能的心包缩窄发生。治疗应使用阿司匹林，只是用量比常规大，在美国为 650 mg，每 4～6 h 1 次，用 3～5 d，国内尚无类似的使用经验，不可使用非甾体抗炎药，因为会干扰心肌瘢痕的形成和梗死心肌的愈合。

梗死后综合征或 Dressler 综合征，早年发生率高达 3%～4%，实际上少得多。临床特征为心包积液伴全身不适、发热、白细胞计数升高，红细胞沉降率快，尸检可发现心室局部纤维性心包炎伴多核白细胞浸润。发病机制不清，心脏自身抗体升高提示与自身免疫有关。治疗用大剂量阿司匹林（同上），但AMI 4 周内避免使用激素和非甾体抗炎药。

（3）附壁血栓和动脉栓塞：左心室附壁血栓，即附着于 AMI 梗死区域心腔内的血栓，发生率因积极的抗血小板和抗凝治疗，已从早年的 20% 降至 5% 左右。梗死区域心内膜炎症的致血栓性和节段运动异常的血流淤滞性，是左心室附壁血栓形成的病理生理基础。临床可表现为血栓栓塞症，也可无特殊表现，通过超声心动图检查而发现和诊断。左心室附壁血栓在超声心动图下可见两种类型：团块型或附壁型，前者呈团块状可动，似更易栓塞，与梗死面积大小不一定有关；而后者则呈平层状，成片附着在心室壁内，多见于大面积透壁 AMI 伴大室壁瘤形成者，似乎更结实。左心室壁附壁血栓一旦确诊，就应规范抗凝治疗 3～6 个月，以防动脉栓塞的并发症。而且在 1～3 个月内血栓多会溶解，少数附壁血栓可能难以完全溶解而易于机化。相对于左心室室壁瘤而言，附壁血栓形成事实上可起左心室减容、严重节段运动异常减轻、预防左心室重构和心力衰竭的有益作用。

（4）出血并发症：对于 AMI 患者，无论是已行或未行前述溶栓治疗和急诊 PCI 的 AMI 患者，由于强化血小板和抗凝治疗，尤其是老年患者，常见消化道出血（有溃疡病史或应激性溃疡）和脑出血（多年高血压基础加上抗栓治疗）。

11. 恢复期治疗、评价和出院

STEMI 患者经过急性期的急救、再灌注治疗、药物治疗和并发症防治后，在 CCU 监护和急救 [3～5 d（无并发症患者）或 1～2 周（有严重并发症患者）]，自然进入恢复期，并可在病情相对稳定和生活能够基本自理后转入普通病房进一步恢复。除了继续药物治疗防治心肌缺血、心力衰竭，保护心功能和进一步恢复外，重点评价心功能（胸片和超声心动图）、控制危险因素（高血压、血脂异常和糖尿病）和行择期冠状动脉造影并对 IRCA（未行急诊再灌注治疗者）以及非 IRCA（多支冠状动脉病变者）行择期 PCI。有条件的还可行康复治疗。

（1）心功能评价：是对每个 AMI 患者恢复期首先必须评价且与其临床预后密切相关的重要内容。除了临床上用血流动力学（Killip 心功能分级）和患者症状（NYHA 心功能分级）相关的心功能初步评价外，还包括传统的心肌酶学，主要是 CK-MB 峰值对梗死面积；ECG 上异常 Q 波所累及导联数及其 R 波保留程度和 ST 段未回落程度；梗死范围、梗死非透壁以及梗死透壁和节段运动异常严重程度；床旁胸片或远达胸片对心影大小和肺瘀血（或水肿）有无及其变化；对心功能状态或代偿状态行进一步评价。最重要的心功能评价是应用心血管影像学方法，包括超声心动图、CT、MRI、同位素心血池和左心室造影对左心室射血分数（LVEF）及其相关的左心室舒张末、收缩末的内径（EDD、ESD）或容量（EDV、ESV）定量测定和评价。上述不同影像学方法的测量分辨率虽然不同，但只要影像清楚、稳定，测量方法重复性好，测值相关性很好。只是根据发展历史，左心室造影方法属有创检查，最早开发应用，影像分辨率好，相关研究很多，是定量评价心功能的"金标准"，其他均为后研发的无创方法，其测定准确性也经过大量研究得以验证。

临床上多选用超声心动图测定 LVEF 和 LVEDD，因为除临床普及率高、无创、方便、可床旁检查和反复检查外，还可以评价室壁节段运动异常及其范围和程度、心内瓣膜结构和功能以及心包情况等。其他影像学检查不很方便，但有特殊需要时使用，有重要的诊断和鉴别诊断价值。有关超声心动图测定 LVEF 和 LVEDD 的正常值，LVEF 绝大多数在 55%～70%，LVEDD 男性在 50 mm 左右，女性在 45 mm 左右。至于 AMI 患者的心功能测定，根据研究如下：对于冠状动脉未成功再灌注治疗的患者，包括无侧支循环形成或冠状动脉成功再通而心肌无再流者，前壁（LAD 堵塞）比下壁（RCA 或 LCX 堵塞）AMI 的左心室整体收缩功能降低更严重，LVEF 分别为 40% 以下和 45% 左右；左心室扩大更明显，LVEDD 分别为 55~60 mm 和 55 mm 左右；室壁节段运动异常（RWMA）的范围更大，分别位于前壁室间隔至心尖部和下壁的基底段、后间隔和后侧壁；且程度更重，分别为严重低下，无运动矛盾运动，多为轻、中度运动低下，很少为无运动，极少为矛盾运动。而对于冠状动脉早期再灌注治疗成功（如溶栓、急诊 PCI 或自通）或已有侧支循环形成者，左心室基本不扩大，整体收缩功能明显增加，节段运动异常的程度明显减轻，范围也明显缩小；前壁和下壁、后壁 AMI 患者的 LVEF 分别为 45% 左右和 55% 左右，LVEDD 均在 <55 mm，RWMA 的程度多为轻、中度运动降低，很少有无运动和矛盾运动；特别重要的是 LVEF 在 AMI 后半年至 1 年内还会有进一步明显的提高和改善，从心功能本身角度，基本不会影响患者的生活、工作和一般运动，自然会大大改善其远期预后。另外，根据最新指南，对恢复期（40 d 后）AMI 患者 LVEF≤40% 者应植入 ICD，以防猝死。

（2）冠状动脉病变评价：以防范患者的心肌再缺血或再梗死。鉴于任何心肌再缺血或再梗死都源于冠状动脉严重病变，而冠状动脉造影又是评价冠状动脉病变的金标准，因此对于 AMI 恢复期患者应常规行冠状动脉造影检查，以发现 IRCA 和非 IRCA 的严重狭窄（≥70%）病变，并给予 PCI 或 CABG 血运重建治疗；也应对 AMI 已行急诊 PCI 的多支冠状动脉病变患者的非 IRCA 严重狭窄（≥70%）病变行 PCI 或 CABG 治疗，对伴有大室壁瘤患者也可在 CABG 术同时行室壁瘤切除折叠术；对于 IRCA 和非 IRCA 的非严重狭窄如临界病变（50%~70%）则不必行血运重建治疗，只需强化药物治疗即可。只有这样才能达到预防心肌再缺血特别是再梗死的目的，尤其基本可杜绝在 IRCA 或非 IRCA 已堵塞基础上的非 IRCA（多提供侧支循环）急性闭塞产生心肌再梗死时的猝死和心源性休克的风险。另外对 IRCA 成功 PCI，不仅可促进梗死区存活心肌恢复功能，还可以有效防治心室重构，保护心功能，防治心力衰竭。

无条件行冠状动脉造影的医院，也可按照美国指南的要求行运动试验，包括运动平板试验、运动或药物激发的超声心动图和同位素试验，若运动试验阳性或有缺血，则建议行冠状动脉造影，必要时行血运重建治疗，但是运动试验前应做好安全评估，运动中应密切观察 ECG ST 段的变化，并做好急救处理的准备；也可行冠状动脉 CT 检查，如发现严重狭窄或闭塞则可行冠状动脉造影和血运重建治疗，只是对于有过敏史者应警惕对比剂过敏的发生并做好急救准备。

对每个 AMI 患者来说，相当于发生了一次生命上的"大地震"，由"心脏发动机"的突发故障所致，应当进行彻底检查和治疗，以使其达到"心脏发动机和供油管道"理论上彻底恢复的目的，从而消除隐患，使患者有机会重新恢复工作和生活。

（3）心电稳定性评价：对预防 AMI 后 1~2 年因恶性心律失常导致猝死的风险非常重要。根据 ECG 及其 24 h Holter 监测结果所检测的 Q-T 离散度（ECG 各导联间的 QT 间期变异性）、室性心律失常、心室晚电位（信号平均心电图）、心率变异（RR 间期的变异性）、压力感受器的敏感性（对血压变化所产生的每搏窦性心率变化相关直线的斜率）等指标，以及有创性电生理检查，均因各自低阳性预测值（<30%），未能证明其有效预测心电不稳定性及其恶性心律失常而在临床常规应用。虽然各指标结合的预测价值会提高，但是指导治疗的应用价值也未建立。而且常规使用 β 受体阻滞药、ACEI、阿司匹林、冠状动脉血运重建均能够显著减低病死率；加上对抗心律失常药物的有效性和安全性，对可植入除颤器（ICD）费用的担心和考虑，至今对无创检测心电不稳定性阳性但临床上无症状的 AMI 患者是否给予抗心律失常药物治疗仍不确定，还需要临床研究结果。

（4）控制危险因素：包括对高血压、血脂异常和糖尿病的药物控制和达标，对不良生活方式改变，如戒烟、限酒和清淡饮食等的宣教，以及行较全面的相关实验室检查等。

（5）出院前评价的目的有两个：①出院时机。②预后评估。

1）出院时机：从临床角度看，AMI 患者恢复期病情应当相对稳定，才可出院或出院才相对安全，包括以下几方面：①血流动力学稳定，血压、心率在正常范围，无须升压药维持。②心功能稳定，并发有心力衰竭患者心功能处于代偿状态，NYHA 心功能 Ⅰ~Ⅱ级。③无心肌缺血或心绞痛发作。④心电学稳定，无严重快速或慢性心律失常，或心律失常已经用药控制。⑤AMI 并发症已经有效控制、好转或治愈。⑥无药物不良反应或药物不良反应已好转或治愈。⑦多项实验室检查结果基本正常。⑧择期 PCI 患者无严重并发症或已痊愈。⑨需要外科 CABG 患者，已经请外科专家会诊，确定了手术时机和方案。⑩相关并发症已请相关专家会诊，已获得诊治方案，或已经进行有效治疗而得以控制、好转甚或治愈。

2）预后评估：决定 AMI 长期预后的三大因素有心功能状态、潜在缺血心肌和严重心律失常的易患性，主要取决于已经坏死的心肌数量和有坏死风险的心肌数量，后者则在理论上取决于非 IRCA 的狭窄病变有无、严重程度及有无血运重建。出院前的冠状动脉造影、血运重建治疗（PCI 或 CABG）和强化药物治疗基本解决了这一问题。

12. 二级预防

AMI 患者二级预防的目的是预防冠状动脉粥样硬化病变的进展、再次心肌缺血或梗死以及心力衰竭的发生，即预防主要心脑血管病事件（MACCE）的发生。重点措施包括：①严格控制危险因素，如高血压、血脂异常、糖尿病等。②改善不良习惯，倡导健康生活方式，如戒烟、戒酒、戒肥腻，宜清淡（低脂、低盐）饮食，控制体重，加强运动（心功能好者）等。③坚持药物治疗，包括抗心肌缺血、预防心室重构和心力衰竭、预防支架内血栓（双联抗血小板）、稳定粥样硬化斑块及控制粥样病变进展（他汀类）等。④加强健康教育，定期门诊随访，纳入社区管理等，努力改善 AMI 患者的长期预后。

第五章

脑血管疾病

第一节　短暂性脑缺血发作

短暂性脑缺血发作（TIA）指急性发作的短暂性、局灶性的神经功能障碍或缺损，是由于供应该处脑组织（或视网膜）的血流暂时中断所致。TIA 预示患者处于发生脑梗死、心肌梗死和其他致死性血管性疾病的高度危险中。TIA 症状持续时间越长，24 h 内完全恢复的概率就越低，脑梗死的发生率随之升高。大于 1~2 h 的 TIA 比多次为时短暂的发作更为有害。所以 TIA 的早期诊断以及尽早、及时的治疗是很重要的。TIA 是脑血管疾病中最有治疗价值的病种。随着医学的进步，对于 TIA 的认识得到了很大提高。

一、病因

1. 动脉粥样硬化

老年人 TIA 的病因主要是动脉粥样硬化。

2. 动脉栓子

常由大动脉的溃疡型粥样硬化释放出的栓子阻塞远端动脉所致。

3. 心源性栓子

最多见的原因为：①心房纤颤。②瓣膜疾病。③左心室血栓形成。

4. 其他病因

（1）血液成分的异常（如真性红细胞增多症、血小板减少症、抗心磷脂抗体综合征等）。

（2）血管炎或者烟雾病是青少年和儿童 TIA 的常见病因。

（3）夹层动脉瘤。

（4）血流动力学的改变：如任何原因引起的低血压、心律不齐、锁骨下盗血综合征和药物不良反应。

二、发病机制

不同年龄组，TIA 发病机制有所不同。

1. 源于心脏、颈内动脉系统和颅内某些狭窄动脉的微栓塞和血栓形成学说

以颈内动脉系统颅外段的动脉粥样硬化性病变最常见，也是导致脑血流量减少的主要原因之一。微栓子的产生与颈动脉颅外段管腔狭窄的程度无关，而决定于斑块易脱落的程度。多发斑块为主要的影响因素；微栓子物质常为血凝块和动脉粥样硬化斑块。老年人 TIA 要多考虑动脉硬化。

2. 低灌注学说

必须有动脉硬化的基础或在有血管相当程度的狭窄前提下发生；血管无法进行自动调节来保持脑血流恒定；或者低灌注时狭窄的血管更缺血而产生 TIA 的临床表现。

一般而言，颈内动脉系统多见微栓塞，椎—基底动脉系统多见低灌注。

三、临床表现

大部分患者就诊往往在发病间歇期，没有任何阳性体征，诊断通常是依靠病史的回顾。TIA 的症状

是多种多样的，取决于受累血管的分布。

（一）视网膜 TIA（RTIA）

RTIA 也称为发作性黑蒙或短暂性单眼盲。短暂的单眼失明是颈内动脉分支眼动脉缺血的特征性症状，但是少见。患者主诉为短暂性视物模糊、眼前灰暗感或眼前云雾状。RTIA 的发作时间极短暂，一般 <15 min，大部分为 1~5 min，罕有超过 30 min 的。阳性视觉现象如闪光、闪烁发光或城堡样闪光暗点一般为先兆性偏头痛的症状，但颈动脉狭窄超过 75% 的 RTIA 患者也可见此类阳性现象。短暂单眼失明发作时无其他神经功能缺损。患者就医前 RTIA 发作的次数和时间变化很大，从几日到 1 年，从几次到 100 次不等。RTIA 的预后较好，发作后出现偏瘫性中风和视网膜性中风的危险性每年为 2%~4%，较偏瘫性 TIA 的危险率低（12%~13%）；当存在有轻度颈动脉狭窄时危险率为 2.3%；而存有严重颈动脉狭窄时前两年的危险率可高达 16.6%。

（二）颈动脉系统 TIA

颈动脉系统 TIA 也称为短暂偏瘫发作（THAs），最常见的症状群为偏侧肢体发作性瘫痪和感觉异常或单肢的发作性瘫痪，以面部和上肢受累严重；其次为对侧纯运动偏瘫、偏身纯感觉障碍，肢体远端受累较重，有时可以是唯一表现。主侧颈动脉缺血可表现为失语，伴或不伴对侧偏瘫。偏盲也常发生于颈动脉缺血；认知功能障碍和行为障碍有时也可以是其表现。THAs 的罕见形式是肢体摇摆，表现为反复发作的对侧上肢或腿的不自主和不规律的摇摆、颤抖、战栗、抽搐、拍打、摆动。这种 TIA 和癫痫发作难以鉴别。某些脑病症状如"异己手综合征"，岛叶缺血的面部情感表情丧失，顶叶的假性手足徐动症等，患者难以叙述，一般医师认识不足，多被忽略。

（三）椎—基底动脉系统 TIA（VBTIAs）

孤立的眩晕、头晕和恶心多不是 TIA 所造成，VBTIAs 可造成发作性眩晕，但同时或其他时间多伴有其他椎—基底动脉的症状和体征发作，包括前庭小脑症状，眼运动异常（如复视），单侧或双侧或交叉的运动和感觉症状，共济失调等。大脑后动脉缺血可表现为皮质性盲和视野缺损。另外，还可以出现猝倒症，常在迅速转头时突然出现双下肢无力而倒地，意识清楚，常在极短时间内自行起立，此发作可能是双侧脑干内网状结构缺血导致机体肌张力突然降低所致。

四、辅助检查

1. 头颅 MRI

TIA 发作后的弥散加权磁共振成像（DWMRI）可以提示与临床症状相符脑区的高信号。症状持续时间越长，阳性率越高。

2. 经颅多普勒超声（TCD）

可以评价脑血管功能；可以发现颅外脑血管的狭窄或斑块。同时还可以根据血流检测过程中的异常信号血流，检测和监测有无栓子脱落及栓子的数量。对于颅内脑血管，多普勒超声检查仅仅可以间接反映颅内大血管的流速和流量，无法了解血管的狭窄，必须结合磁共振血管造影（MRA）或脑血管造影检查。

3. 单发射计算机断层成像术（SPECT）

TIA 发作间期由于神经元处于慢性低灌注状态，部分神经元的功能尚未完全恢复正常，SPECT 检查可以显示相应大脑区域放射性稀疏和（或）缺损。

4. 脑血管造影

MRA 和 CTA 可以发现颅内或颅外血管的狭窄。选择性动脉血管造影是评估颅内外血管病最准确的方法，可以鉴别颅内血管炎、颈动脉或椎动脉内膜分层等疾病。

五、诊断

TIA 发作的特征为：①好发于 60 岁以上的老年人，男性多于女性。②突然发病，发作持续时间 <1 h。

③多有反复发作的病史。④神经功能缺损不呈进展性和扩展性，见表 5-1。

表 5-1　TIAS 的特征

持续时间（数分钟到数小时）

发作性（突然/逐渐进展/顿挫）

局灶性症状（正性症状/负性症状）

全脑症状（意识障碍）

单一症状，多发症状

刻板的，多变的

血管支配区域

伴随症状

若身体不同部分按顺序先后受累时，应考虑为偏头痛和癫痫发作。

六、鉴别诊断

（1）颅内出血：小的脑实质血肿或硬膜下血肿。

（2）蛛网膜下隙出血（SAH）：预兆性发作，可能是由于小的，所谓"前哨"警兆渗漏所致，如动脉瘤扩展，压迫附近的神经、脑组织或动脉内栓子脱离至动脉。

（3）代谢异常：特别是高血糖和低血糖，药物效应。

（4）脑微出血。

（5）先兆性偏头痛。

（6）部分性癫痫发作并发 Todd's 瘫痪。

（7）躯体病样精神障碍。

（8）其他：前庭病变、晕厥、周围神经病或神经根病变、眼球病变、周围血管病、动脉炎、中枢神经系统肿瘤等。

七、治疗

TIA 是卒中的高危因素，需对其进行积极治疗，整个治疗应尽可能个体化。治疗的目的是推迟或预防梗死（包括脑梗死和心肌梗死）的发生，治疗脑缺血和保护缺血后的细胞功能。

主要治疗措施：①控制危险因素。②药物治疗，抗血小板聚集、抗凝、降纤。③外科治疗，同时改善脑血流和保护脑细胞。

（一）危险因素的处理

寻找病因和相关的危险因子，同时进行积极治疗。其危险因素与脑卒中相同。

TIA 后危险因素干预方案：戒烟和戒酒；控制高血压；治疗心脏病；适量体育运动，每周至少 3～4 次，每次 30～60 min。鉴于流行病学和实验研究资料关于绝经后雌激素对于血管性疾病影响的矛盾性，AHA 不建议有 TIA 发作的绝经期妇女终止雌激素替代治疗。

（二）药物治疗

抗血小板聚集药物治疗：已证实对有卒中危险因素的患者行抗血小板治疗能有效预防中风。对 TIA 尤其是反复发生 TIA 的患者应首先考虑选用抗血小板药物。

《中国脑血管病防治指南》建议：

（1）大多数 TIA 患者首选阿司匹林治疗，推荐剂量为 50～150 mg/d。

（2）有条件时，也可选用阿司匹林 25 mg 和潘生丁缓释剂 200 mg 的复合制剂，每日 2 次，或氯吡格雷 75 mg/d。

（3）如使用噻氯匹定，在治疗过程中应注意检测血常规。

（4）频繁发作 TIA 时，可选用静脉滴注抗血小板聚集药。

美国心脏协会推荐：

（1）阿司匹林是一线药物，推荐剂量 50～325 mg/d。

（2）氯吡格雷、阿司匹林 25 mg 和双嘧达莫缓释剂 200 mg 的复合制剂以及噻氯匹定也是可接受的一线治疗。

与噻氯匹定相比，更推荐氯吡格雷，因为不良反应少，小剂量阿司匹林+潘生丁缓释剂比氯吡格雷效果更好，两者不良反应发生率相似。

（3）重申心房颤动患者 TIA 后抗凝预防心源性栓塞的重要性和有效性，建议 INR 在 2.5。

（4）非心源性栓塞卒中的预防，抗凝和抗血小板之间无法肯定。

（三）抗凝治疗

目前尚无有力的临床试验证据来支持抗凝治疗作为 TIA 的常规治疗。但临床上对心房颤动、频繁发作 TIA 或椎—基底动脉 TIA 患者可考虑选用抗凝治疗。

《中国脑血管病防治指南》建议：

（1）抗凝治疗不作为常规治疗。

（2）对于伴发心房颤动和冠心病的 TIA 患者，推荐使用抗凝治疗（感染性心内膜炎除外）。

（3）TIA 患者经抗血小板治疗，症状仍频繁发作，可考虑选用抗凝血治疗。

（4）降纤治疗。

《中国脑血管病防治指南》认为 TIA 患者有时存在血液成分的改变，如纤维蛋白原含量明显增高，或频繁发作患者可考虑选用巴曲酶或降纤酶治疗。

（四）TIA（特别是频发 TIA）后立即发生的急性脑卒中的处理

溶栓是首选（NIH 标准）。

（1）适用范围：①发病＜1 h。②脑 CT 示无出血或清晰的梗死。③实验室检查示血细胞容积、血小板、PT/PTT 均正常。

（2）操作：①静脉给予 rt-PA 0.9 mg/kg，10% 于 1 min 内给予，其余量于 60 min 内给予；同时应用神经保护药，以减少血管再通—再灌注损伤造成近一步的脑损伤。②每小时检查神经系统 1 次，共 6 次，以后每 2 h 检查 1 次，共 12 次（24 h）。③第二日复查 CT 和血液检查。

（3）注意事项：区别 TIA 发作和早期急性梗死的时间界线是 1～2 h。

（五）外科治疗

颈动脉内膜剥脱术（CEA）：1951 年美国的 Spence 率先开展了颈动脉内膜切除术。1991 年北美有症状颈动脉内膜切除实验协作组（NASCET）和欧洲颈动脉外科实验协作组（ECST）等多中心大规模地随机试验结果公布以后，使得动脉内膜切除术对颈动脉粥样硬化性狭窄的治疗作用得到了肯定。

1. 适应证

（1）规范内科治疗无效。

（2）反复发作（在 4 个月内）TIA。

（3）颈动脉狭窄程度＞70% 者。

（4）双侧颈动脉狭窄者。

（5）有症状的一侧先手术。

（6）症状严重的一侧伴明显血流动力学改变先手术。

2. 禁忌证

（1）＜50% 症状性狭窄。

（2）＜60% 无症状性狭窄。

（3）不稳定的内科和神经科状态（不稳定的心绞痛、新近的心梗、未控制的充血性心力衰竭、高血压或糖尿病）。

（4）最近大的脑梗死、出血性梗死、进行性中风。

（5）意识障碍。

（6）外科不能达到的狭窄。

3. CEA 的危险或并发症

CEA 的并发症降低至≤3%，才能保证 CEA 优于内科治疗。

CEA 的并发症包括围手术期和术后两部分。围手术期并发症有脑卒中、心肌梗死和死亡；术后并发症有颅神经损伤、伤口血肿、高血压、低血压、高灌注综合征、脑出血、癫痫发作和再狭窄。①颅神经损伤：包括舌下神经、迷走神经、面神经、副神经。②颈动脉内膜剥脱术后高灌注综合征：在高度狭窄和长期低灌注的患者，狭窄远端的低灌注区的脑血管自我调节功能严重受损或麻痹，此处的小血管处于极度扩张状态，以保证适当的血流供应。当正常灌注压或高灌注压再建后，由于血管自我调节的麻痹，自我血管收缩以保护毛血管床的功能丧失，可造成脑水肿和出血。脑血流的突然增加最常见的临床表现是严重的单侧头痛，特征是直立位时头痛改善。③脑实质内出血：是继发于高灌注的最坏情况，术后 2 周发生率为 0.6%。出血量大，后果严重，死亡率高（60%）和预后不良（25%）。④癫痫发作：发生率为 3%，高灌注综合征造成的脑水肿是重要的原因，或为高血压脑病造成。

4. 血管介入治疗

相对于外科手术治疗而言，血管介入在缺血性脑血管病的应用历史较短。自 1974 年问世以来，经皮血管成形术（PTA）成为一种比较成熟的血管再通技术被广泛应用于冠状动脉、肾动脉以及髂动脉等全身血管狭窄性病变。PTA 成功运用于颈动脉狭窄的最早报道见于 1980 年。1986 年作为 PTA 技术的进一步发展的经皮血管内支架成形术（PTAS）正式运用于临床，脑血管病的血管介入治疗开始迅速的发展。

颅内段颈内动脉以及分支的狭窄，手术困难，药物疗效差，介入治疗可能是较好的选择。但是由于颅内血管细小迂曲，分支较多，且血管壁的弹力层和肌层较薄，周围又缺乏软组织，故而手术操作困难，风险大，相关报道少。

大多数学者认为颅外段颈动脉狭窄患者符合下列条件可考虑实施 PTA 或 PTAS：①狭窄≥70%。②病变表面光滑，无溃疡、血栓或明显钙化。③狭窄较局限并成环行。④无肿瘤、瘢痕等血管外狭窄因素。⑤无严重动脉迂曲。⑥手术难以抵达部位（如颈总动脉近端、颈内动脉颅内段）的狭窄。⑦非动脉粥样硬化性狭窄（如动脉肌纤维发育不良、动脉炎或放射性损伤）。⑧复发性颈动脉狭窄。⑨年迈体弱，不能承受或拒绝手术。

禁忌证：①病变严重钙化或有血栓形成。②颈动脉迂曲。③狭窄严重，进入导丝或球囊困难，或进入过程中脑电图监测改变明显。④狭窄 <70%。

椎动脉系统 TIA，应慎重选择适应证。

其他还有颈外—颈内动脉手术治疗，初步研究表明患者可以获益，但仍需更多的随机临床研究证实，同时评价其远期疗效。

八、预后

TIA 后第 1 个月内发生脑梗死者 4% ~8%；3 个月内为 10% ~20%；50% 的脑梗死发生于 TIA 后 24 ~ 48 h。1 年内 12% ~13%，较一般人群高 13 ~16 倍，5 年内增至 24% ~29%。故应予积极处理，以减少发生脑梗死的概率。频发性 TIA 更需要急诊处理，积极寻找病因，控制相关危险因素，使用抗血小板聚集药物治疗，必要时抗凝治疗。

第二节　脑血栓

一、概述

脑血栓形成（CI）又称缺血性卒中（CIS），是指在脑动脉本身病变基础上，继发血液有形成分凝集于血管腔内，造成管腔狭窄或闭塞，在无足够侧支循环供血的情况下，该动脉所供应的脑组织发生缺血、变性及坏死，出现相应的神经系统受损表现或影像学上显示出软化灶。90%的脑血栓形成是在脑动脉粥样硬化的基础上发生的。

二、临床表现

本病好发于中年以后，60岁以后动脉硬化性脑梗死发病率增高。男性较女性为多。起病前多有前驱症状，表现为头痛、眩晕，短暂性肢体麻木、无力，约25%的患者有短暂性脑缺血发作史。起病较缓慢。患者多在安静和睡眠中起病。

动脉粥样硬化性脑梗死发病后意识常清醒，如果大脑半球较大面积梗死、缺血、水肿可影响间脑和脑干的功能，起病后不久出现意识障碍。如果发病后即有意识不清，要考虑椎—基底动脉系统梗死。动脉硬化性脑梗死可发生于脑动脉的任何一分支，不同的分支可有不同的临床特征，常见的有如下几种。

1. 颈内动脉闭塞

临床主要表现病灶侧单眼失明（一过性黑蒙，偶可为永久性视力障碍），或病灶侧Horner征，对侧肢体运动或感觉障碍及对侧同向偏盲，主侧半球受累可有运动性失语。颈内动脉闭塞也可不出现局灶症状，这取决于前、后交通动脉，眼动脉，脑浅表动脉等侧支循环的代偿功能。

2. 大脑中动脉闭塞

大脑中动脉是颈内动脉的延续，是最容易发生闭塞的血管。①主干闭塞时引起对侧偏瘫、偏身感觉障碍和偏盲，主侧半球主干闭塞可有失语、失写、失读症状。②大脑中动脉深支或豆纹动脉闭塞可引起对侧偏瘫，一般无感觉障碍或同向偏盲。③大脑中动脉各皮质支闭塞可分别引起运动性失语，感觉性失语、失读、失写、失用，偏瘫以面部及上肢为重。

3. 大脑前动脉闭塞

①皮质支闭塞时产生对侧下肢的感觉及运动障碍，伴有尿潴留。②深穿支闭塞可致对侧中枢性面瘫、舌瘫及上肢瘫痪，也可发生情感淡漠、欣快等精神障碍及强握反射。

4. 大脑后动脉闭塞

大脑后动脉大多由基底动脉的终末支分出，但有5%~30%的人，其中一侧起源于颈内动脉。①皮质支闭塞：主要为视觉通路缺血引起的视觉障碍，对侧同向偏盲或上象限盲。②深穿支闭塞，出现典型的丘脑综合征，对侧半身感觉减退伴丘脑性疼痛，对侧肢体舞蹈样徐动症等。

5. 基底动脉闭塞

该动脉发生闭塞的临床症状较复杂，也较少见。常见症状为眩晕、眼球震颤、复视、交叉性瘫痪或交叉性感觉障碍，肢体共济失调，若主干闭塞则出现四肢瘫痪、眼肌麻痹、瞳孔缩小，常伴有面神经、展神经、三叉神经、迷走神经及舌下神经的麻痹及小脑症状等，严重者可迅速昏迷，发热，体温达41~42℃，以至死亡。基底动脉因部分阻塞引起脑桥腹侧广泛软化，则临床上可产生闭锁综合征，患者四肢瘫痪，不能讲话，但神志清楚，面无表情，缄默无声，仅能以眼球垂直活动示意。

在椎—基底动脉系统血栓形成中，小脑后下动脉血栓形成是最常见的，称延髓外侧部综合征，表现为眩晕、恶心、呕吐、眼震，同侧面部感觉缺失、同侧霍纳综合征，吞咽困难、声音嘶哑，同侧肢体共济失调及对侧面部以下痛、温觉缺失。

小脑后下动脉的变异性较大，故小脑后下动脉闭塞所引起的临床症状较为复杂和多变，但必须具备两条基本症状即一侧后组脑神经麻痹，对侧痛、温觉消失或减退，才可诊断。

根据缺血性卒中病程分为：①进展型，指缺血发作6h后，病情仍在进行性加重。此类患者占40%以上，造成进展的原因很多，如血栓的扩展，其他血管或侧支血管阻塞、脑水肿、高血糖、高温、感染、心肺功能不全，多数是由于前两种原因引起的。据报道，进展型颈内动脉系统占28%，椎—基底动脉系统占54%。②稳定型，发病后病情无明显变化者，倾向于稳定型卒中，一般认为颈内动脉系统缺血发作24h以上，椎—基底动脉系统缺血发作72h以上者，病情稳定，可考虑稳定型卒中。此类型卒中，CT所见与临床表现相符的梗死灶机会多，提示脑组织已经有了不可逆的病损。③完全性卒中，指发病后神经功能缺失症状较重较完全，常于数小时内（<6 h）达到高峰。④可逆性缺血性神经功能缺损（RIND），指缺血性局灶性神经障碍在3周之内完全恢复者。

三、辅助检查

1. CT 扫描

发病24~48 h后可见相应部位的低密度灶，边界欠清晰，并有一定的占位效应。早期CT扫描阴性不能排除本病。

2. MRI

可较早期发现脑梗死，特别是脑干和小脑的病灶。T_1和T_2弛豫时间延长，加权图像上T_1在病灶区呈低信号强度，T_2呈高信号强度，也可发现脑移位受压。与CT相比，MRI显示病灶早，能早期发现大面积脑梗死，清晰显示小病灶及颅后窝的梗死灶，病灶检出率达95%，功能性MRI如弥散加权MRI可于缺血早期发现病变，发病半小时即可显示长T_1、长T_2梗死灶。

3. 血管造影

数字减影血管造影（DSA）或MRA可发现血管狭窄和闭塞的部位，可显示动脉炎、烟雾病、动脉瘤和血管畸形等。

4. 脑脊液检查

通常脑脊液压力、常规及生化检查正常，大面积脑梗死者脑脊液压力可增高，出血性脑梗死脑脊液中可见红细胞。

5. 其他检查

彩色多普勒超声检查（TCD）可发现颈动脉及颈内动脉狭窄、动脉粥样硬化斑或血栓形成。超声心动图检查有助于发现心脏附壁血栓、心房黏液瘤和二尖瓣脱垂。PET能显示脑梗死灶的局部脑血流、氧代谢及葡萄糖代谢，并监测缺血半暗带及对远隔部位代谢的影响。

四、诊断

脑血栓形成的诊断　主要有以下几点。

（1）多发生于中老年人。

（2）静态下发病多见，不少患者在睡眠中发病。

（3）病后几小时或几日内病情达高峰。

（4）出现面、舌及肢体瘫痪，共济失调，感觉障碍等定位症状和体征。

（5）脑CT提示症状相应的部位有低密度影或脑MRI显示长T_1和长T_2异常信号。

（6）多数患者腰椎穿刺检查提示颅内压、脑脊液常规和生化检查正常。

（7）有高血压、糖尿病、高脂血症、心脏病及脑卒中史。

（8）病前有过短暂性脑缺血发作。

五、鉴别诊断

脑血栓形成应注意与下列疾病相鉴别。

1. 脑出血

有10%~20%脑出血患者由于出血量不多，在发病时意识清楚及脑脊液正常，不易与脑血栓区别。必须行脑CT扫描才能鉴别。

2. 脑肿瘤

有部分脑血栓形成患者由于发展至高峰的时间较慢，单从临床表现方面不易与脑肿瘤区别。脑肿瘤患者腰椎穿刺发现颅内压升高，脑脊液中蛋白增高。脑CT或MRI提示脑肿瘤周围水肿显著，瘤体有增强效应，严重者有明显的占位效应。但是，有时做脑CT和MRI仍无法鉴别。此时，可做脑活检或按脑血栓进行治疗，定期复查CT或MRI以便区别。

3. 颅内硬膜下血肿

可以表现为进行性肢体偏瘫、感觉障碍、失语等，而没有明确的外伤史。主要鉴别依靠脑 CT 扫描发现颅骨旁有月牙状的高、低或等密度影，伴占位效应；如脑室受压和中线移位，增强扫描后可见硬脑膜强化影。

4. 炎性占位性病变

细菌性脑脓肿、阿米巴性脑脓肿等炎性占位性病变可表现在短时间内逐渐出现肢体瘫痪、感觉障碍、失语、意识障碍等临床表现，尤其在无明显的炎症性表现时，难与脑血栓形成区别。但是，腰椎穿刺检查、脑 CT 和 MRI 检查有助于鉴别。

5. 癔症

对于以单个症状出现的脑血栓形成如突然失语、单肢瘫痪、意识障碍等，需要与癔症相鉴别。癔症可询问出明显的诱因，检查无定位体征及脑影像学检查正常。

6. 脑栓塞

临床表现与脑血栓形成相类似，但脑栓塞在动态下突然发病，有明确的栓子来源。

7. 偏侧性帕金森病

有的帕金森病患者表现为单侧肢体肌张力增高，而无震颤时，往往被误诊为脑血栓形成。通过体格检查可发现该侧肢体有明显的强直性肌张力增高，无锥体束征及影像学上的异常，即可区别。

8. 颅脑外伤

临床表现可与脑血栓形成相似，但通过询问外伤史，则可鉴别。但部分外伤患者可合并或并发脑血栓形成。

9. 高血压脑病

椎—基底动脉系统的血栓形成表现为眩晕、恶心、呕吐，甚至意识障碍时，在原有高血压的基础上，血压又急剧升高，此时应注意与高血压脑病鉴别。高血压脑病可以表现为突然头痛、眩晕、恶心、呕吐，严重者意识障碍。后者的舒张压均在 16 kPa（120 mmHg）以上，脑 CT 或 MRI 检查呈阴性时，则不易区别。有效鉴别方法是先进行降血压治疗，如血压下降后病情迅速好转者为高血压脑病，如无明显改善者，则为椎—基动脉血栓形成。复查 CT 或 MRI 有助于两者的鉴别。脑血栓形成的治疗原则是尽量解除血栓及增加侧支循环，改善缺血梗死区的血液循环；积极消除脑水肿，减轻脑组织损伤；尽早进行神经功能锻炼，促进康复，防止复发。

六、治疗

治疗脑血栓形成的药物和方法有上百种，各家医院的用法大同小异。脑血栓形成的恢复程度取决于梗死的部位及大小、侧支循环代偿能力和神经功能障碍的康复效果。一般来讲，在进行性卒中即脑血栓形成不断加重时，应尽早进行抗凝治疗；在脑血栓形成的早期，有条件时，应尽早进行溶栓治疗；如果丧失上述机会或病情不允许，则进行一般性治疗。在药物治疗中，如果病情已经稳定，应尽早进行早期康复治疗。不论是完全恢复正常或留有后遗症者，应长期进行综合性预防，以防止脑血栓的复发。

急性期的治疗原则：①超早期治疗：提高全民的急救意识，为获得最佳疗效力争超早期溶栓治疗。②针对脑梗死后的缺血瀑布及再灌注损伤进行综合保护治疗。③采取个性化治疗原则。④整体化观念：脑部病变是整体的一部分，要考虑脑与心脏及其他器官功能的相互影响，如脑心综合征、多器官功能衰竭，积极预防并发症，采取对症支持疗法，并进行早期康复治疗。⑤对卒中的危险因素及时给予预防性干预措施。最终达到挽救生命、降低病残及预防复发的目的。

1. 超早期溶栓治疗

（1）溶栓治疗急性脑梗死的目的：在缺血脑组织出现坏死之前，溶解血栓，再通闭塞的脑血管，及时恢复供血，从而挽救缺血脑组织，避免缺血脑组织发生坏死。在缺血脑组织出现坏死之前进行溶栓治疗，这是溶栓治疗的前提。只有在缺血脑组织出现坏死之前进行溶栓治疗，溶栓治疗才有意义。

（2）溶栓治疗时间窗：脑组织对缺血耐受性特别差。脑供血一旦发生障碍，很快就会出现神经功能异常；缺血达一定程度后，脑细胞就不可避免地发生缺血坏死。脑组织对局部缺血较全脑缺血的耐受时间要长。实际上，局部脑缺血中心缺血区很快发生坏死，只是缺血周边半暗带区对缺血的耐受时间较长。溶栓治疗的主要目的是挽救那些尚没有坏死的缺血周边半暗带脑组织。缺血性脑卒中可进行有效治疗的时间称为治疗时间窗。不同个体的溶栓治疗时间窗存在较大的个体差异。根据现有的研究资料，总的来看，急性脑梗死发病 3 h 内绝大多数患者采用溶栓治疗是有效的；发病 3～6 h 大部分溶栓治疗可能有效；发病 6～12 h 小部分溶栓治疗可能有效，但急性脑梗死溶栓治疗时间窗的最后确定有待于目前正在进行的大规模、多中心、随机、双盲、安慰剂对照临床试验结果。

（3）影响溶栓治疗时间窗的因素：①种属。不同种属存在较大的差异。如小鼠局部脑梗死的治疗时间窗＜2～3 h，而猴和人一般认为至少为 6 h。②临床病情。当脑梗死患者出现昏睡、昏迷等严重意识障碍，眼球凝视麻痹，肢体近端和远端均完全瘫痪，以及脑 CT 已显示低密度改变时，均表明有较短的治疗时间窗，临床上几乎无机会可溶栓。而肢体瘫痪等临床病情较轻时，一般溶栓治疗的治疗时间窗较长。③脑梗死类型。房颤所致的心源性脑栓塞患者，栓子常较大，多堵塞颈内动脉和大脑中动脉主干，迅速造成严重的脑缺血，若此时患者上下肢体瘫痪均较完全，治疗时间窗通常在 3～4 h 之内。而对于血管闭塞不全的脑血栓形成患者，由于局部脑缺血相对较轻，溶栓治疗时间窗常较长。④侧支循环状态。如大脑中动脉深穿支堵塞，因为是终末动脉，故发生缺血时侧支循环很差，其供血区脑组织的治疗时间窗常在 3 h 之内；而大脑中动脉 M_2 或 M_3 段堵塞时，由于大脑皮质有较好的侧支循环，因而不少患者的治疗时间窗可以超过 6 h。⑤体温和脑组织的代谢率。低温和降低脑组织代谢可提高脑组织对缺血的耐受性，延长治疗时间窗，而高温可增加脑组织的代谢，治疗时间窗缩短。⑥神经保护药应用。许多神经保护药可以明显延长实验动物缺血治疗的时间窗，并可减少短暂性局部缺血造成的脑梗死体积。因而，溶栓治疗联合神经保护药治疗有广阔的应用前景，但目前缺少有效的神经保护药。⑦脑细胞内外环境。脑细胞内外环境状态与脑组织对缺血的耐受性密切相关，当患者有水、电解质及酸碱代谢紊乱等表现时，治疗时间窗明显缩短。

（4）临床上常用的溶栓药物：尿激酶（UK）、链激酶（SK）、重组的组织型纤溶酶原激活药（rt-PA）。尿激酶在我国应用最多，常用量 25 万～100 万 U，加入 5% 葡萄糖溶液或生理盐水中静脉滴注，0.5～2 h 滴完，剂量应根据患者的具体情况来确定，也可采用 DSA 监测下选择性介入动脉溶栓；rt-PA 是选择性纤维蛋白溶解药，与血栓中纤维蛋白形成复合体后增强了与纤溶酶原的亲和力，使纤溶作用局限于血栓形成的部位，每次用量为 0.9 mg/kg 体重，总量＜90 mg；有较高的安全性和有效性，rt-PA 溶栓治疗宜在发病后 3 h 进行。

（5）适应证：凡年龄＜70 岁；无意识障碍；发病在 6 h 内，进展性卒中可延迟到 12 h；治疗前收缩压＜26.7 kPa（200 mmHg）或舒张压＜16 kPa（120 mmHg）；CT 排除颅内出血；排除 TIA；无出血性疾病及出血素质；患者或家属同意，都可进行溶栓治疗。

（6）溶栓方法：上述溶栓药的给药途径有两种。①静脉滴注。应用静脉滴注 UK 和 SK 治疗诊断非常明确的早期或超早期的缺血性脑血管病，也获得一定的疗效。②选择性动脉注射。属血管介入性治疗，用于治疗缺血性脑血管病，并获得较好的疗效。选择性动脉注射有两种途径：①选择性脑动脉注射法，即经股动脉或肘动脉穿刺后，先进行脑血管造影，明确血栓所在的部位，再将导管插至颈动脉或椎—基底动脉的分支，直接将溶栓药注入血栓所在的动脉或直接注入血栓处，达到较准确的选择性溶栓作用。且在注入溶栓药后，还可立即再进行血管造影了解溶栓的效果。②颈动脉注射法，适用于治疗颈动脉系统的血栓形成。用常规注射器穿刺后，将溶栓药物注入发生血栓侧的颈动脉，达到溶栓作用。但是，动脉内溶栓有一定的出血并发症，因此，动脉内溶栓的条件是：明确为较大的动脉闭塞；脑 CT 扫描呈阴性，无出血的证据；允许有小范围的轻度脑沟回改变，但无明显的大片低密度梗死灶；血管造影证实有与症状和体征相一致的动脉闭塞改变；收缩压在 180 mmHg（24 kPa）以下，舒张压在 110 mmHg（14.6 kPa）以下；无意识障碍，提示病情尚未发展至高峰。值得注意的是，在进行动脉溶栓之前一定要明确是椎—基底动脉系统还是颈动脉系统的血栓形成，否则，误做溶栓，延误治疗。

局部动脉灌注溶栓剂较全身静脉用药剂量小，血栓局部药物浓度高，并可根据 DSA 观察血栓溶解情况以决定是否继续用药。但 DSA 及选择性插管，治疗时间将延迟 0.75~3 h。目前文献报道的局部动脉内溶栓治疗脑梗死血管再通率为 58%~100%，临床好转率为 53%~94%，均高于静脉内用药（36%~89%，26%~85%）。但因患者入选标准、溶栓剂种类、剂量、观察时间不一，比较缺乏可比性，故哪种用药途径疗效较好仍不清楚。所以有人建议，先尽早静脉应用溶栓剂，短期无效者再进行局部动脉内溶栓。

应用溶栓药物治疗目前尚无统一标准，由于个体差异，剂量波动范围也大。不同的溶栓药物和不同的给药途径，用药的剂量也不同。①尿激酶：静脉注射的剂量分为 2 种。大剂量，100 万~200 万 U 溶于生理盐水 500~1 000 mL 中，静脉滴注，仅用 1 次；小剂量，20 万~50 万 U 溶于生理盐水 500 mL 中，静脉滴注，每天 1 次，可连用 3~5 次。动脉内注射的剂量为 10 万~30 万 U。②rt-PA：美国国立卫生院的试验结果认为，rt-PA 治疗剂量 40.85 mg/kg 体重、总剂量 <90 mg 是安全的。其中 10% 可静脉注射，剩余 90% 的剂量在 24 h 内静脉滴注。

（7）溶栓并发症：脑梗死病灶继发出血，致命的再灌流损伤及脑组织水肿是溶栓治疗的潜在危险；再闭塞率可达 10%~20%。

所有溶栓药在临床应用中均有可能产生颅内出血的并发症，包括脑内和脑外出血。影响溶栓药物疗效与安全性的主要并发症是脑内出血。脑内出血分脑出血及梗死性出血。前者指 CT 检查显示在非梗死区出现高密度的血肿，多数伴有相应的临床症状和体征，少数可以没有任何临床表现。后者指梗死区的脑血管在阻塞后再通，血液外渗所致，CT 扫描显示出梗死灶周围有单独或融合的斑片状出血，一般不形成血肿。出血并发症可导致病情加重，但有的可能没有任何表现。溶栓后的脑内出血在尸检的发现率为 17%~65%，远低于临床上的表现率。溶栓导致脑内出血的原因可能是：①缺血后血管壁受损，易破裂。②继发性纤溶及凝血功能障碍。③动脉再通后灌注压增高。④软化脑组织对血管的支持作用减弱。脑外出血主要见于胃肠道及泌尿系。目前，溶栓治疗还只能作为研究课题，不能常规应用。因此，溶栓治疗的有效性和安全性必须依靠临床对照试验来进行。

2. 抗凝治疗

（1）抗凝治疗的目的：目的在于防止血栓扩展和新血栓形成。高凝状态是缺血性脑血管病发生和发展的重要环节，主要与凝血因子，尤其是第Ⅷ因子和纤维蛋白原增多及其活性增高有关。所以，抗凝治疗主要通过抗凝血，阻止血栓发展和防止血栓形成，达到治疗或预防脑血栓形成的目的。

（2）常用药物：有肝素、低分子肝素及华法林等。低分子肝素与内皮细胞和血浆蛋白的亲和力低，其经肾排泄时更多的是不饱和机制起作用，所以，低分子肝素的清除与剂量无关，而其半衰期比普通肝素长 2~4 倍。用药时不必行实验室监测，低分子肝素对患者的血小板减少和肝素诱导的抗血小板抗体发生率下降。硫酸鱼精蛋白可 100% 中和低分子肝素的抗凝血因子活性，可以中和 60%~70% 的抗凝血因子活性。急性缺血性脑卒中的治疗，可用低分子肝素钙 4 100 U（单位）皮下注射，每天 2 次，共 10 d。①双香豆素及其衍生物，能阻碍血液中凝血因子的形成，使其含量降低，其抗凝作用显效较慢（用药后 24~48 h，甚至 72 h），持续时间长，单独应用仅适用于发展较缓慢的患者或用于心房颤动患者脑卒中的预防。口服抗凝血药中，华法林和新抗凝片的开始剂量分别为 4~6 mg 和 1~2 mg，开始治疗的 10 d 内测定凝血因子时间和活动度应每天 1 次，以后每周 3 次，待凝血因子活动度稳定于治疗所需的指标时，则 7~10 d 测定 1 次，同时应检测国际规格化比值（INF）。②藻酸双酯钠，又称多糖硫酸酯（多糖硫酸盐，PSS）。是从海洋生长的褐藻中提取的一种类肝素药物。但作用强度是肝素的 1/3，而抗凝血时间与肝素相同。主要作用是抗凝血、降低血液黏度、降低血脂及改善脑微循环。用法：按 2~4 mg/kg 体重加入 5% 葡萄糖溶液 500 mL，静脉滴注，30 滴/分，每天 1 次，10 d 为 1 个疗程。或口服，每次 0.1 g，每天 1 次，可长期使用。个别患者可能出现皮疹、头痛、恶心、皮下出血点。

（3）抗凝治疗的适应证：①短暂性脑缺血发作。②进行性缺血性脑卒中。③椎—基底动脉系统血栓形成。④反复发作的脑栓塞。⑤应用于心房颤动患者的卒中预防。

（4）抗凝治疗的禁忌证：①有消化道溃疡病史者。②有出血倾向者、血液病患者。③高血压［血压 180/100 mmHg（24/13.3 kPa）以上］。④有严重肝、肾疾病者。⑤临床不能除外颅内出血者。

（5）抗凝治疗的注意事项：①抗凝治疗前应进行脑部 CT 检查，以除外脑出血病变，高龄、较重的脑动脉硬化和高血压患者采用抗凝治疗应慎重。②抗凝治疗对凝血因子活动度应维持在 15% ~ 25%，部分凝血活酶时间应维持在 1.5 倍之内。③肝素抗凝治疗维持在 7 ~ 10 d，口服抗凝血药维持 2 ~ 6 个月，也可维持在 1 年以上。④口服抗凝血药的用量较国外文献所报道的剂量为小，其 1/3 ~ 1/2 的剂量就可以达到有效的凝血因子活动度的指标。⑤抗凝治疗过程中应经常注意皮肤、黏膜是否有出血点，小便检查是否有红细胞，大便隐血试验是否阳性，若发现异常应及时停用抗凝血药。⑥抗凝治疗过程中应避免针灸、外科小手术等，以免引起出血。

3. 降纤治疗

可以降解血栓蛋白质，增加纤溶系统活性，抑制血栓形成或促进血栓溶解。此类药物应早期应用（发病 6 h 以内），特别适用于并发高纤维蛋白原血症者。降纤酶、东菱克栓酶、安克洛酶和蚓激酶均属于这一类药物。但降纤至何种程度，如何减少出血并发症等问题尚待解决。有报道，发病后 3 h 给予安克洛酶可改善患者的预后。

4. 扩容治疗

主要是通过增加血容量，降低血液黏度，起到改善脑微循环作用。

（1）右旋糖酐-40：主要作用为阻止红细胞和血小板聚集，降低血液黏度，以改善循环。用法：10% 右旋糖酐 40，500 mL，静脉滴注，每天 1 次，10 d 为 1 个疗程。可在间隔 10 ~ 20 d 后，再重复使用 1 个疗程。有过敏体质者，应做过敏皮试阴性后方可使用。心功能不全者应使用半量，并慢滴。患有糖尿病者，应同时加用相应胰岛素治疗。高血压患者慎用。有意识障碍或提示脑水肿明显者禁用。无论有无高血压，均需要观察血压情况。

（2）706 代血浆（6% 羟乙基淀粉）：作用和用法与右旋糖酐 40 相同，只是不需要做过敏试验。

5. 扩血管治疗

血管扩张药过去曾被广泛应用，此法在脑梗死急性期不宜使用。原因为缺血区的血管因缺血、缺氧及组织中的乳酸聚集已造成病理性的血管扩张，此时应用血管扩张药，则造成脑内正常血管扩张，也波及全身血管，以至于使病变区的血管局部血流下降，加重脑水肿，即所谓"盗血"现象。如有出血性梗死时可能会加重出血，因此，只在病变轻、无水肿的小梗死灶或脑梗死发病 3 周后无脑水肿者可酌情使用，且应注意有无低血压。

（1）罂粟碱：具有非特异性血管平滑肌的松弛作用，直接扩张脑血管，降低脑血管阻力，增加脑局部血流量。用法：60 mg 加入 5% 葡萄糖溶液 500 mL 中，静脉滴注，每天 1 次，可连用 3 ~ 5 d；或 20 ~ 30 mg，肌内注射，每天 1 次，可连用 5 ~ 7 d；或每次 30 ~ 60 mg 口服，每天 3 次，连用 7 ~ 10 d。注意本药每日用量不应超过 300 mg，不宜长期使用，以免成瘾。在用药时可能因血管明显扩张导致明显头痛。

（2）己酮可可碱：直接抑制血管平滑肌的磷酸二酯酶，达到扩张血管的作用；还能抑制血小板和红细胞的聚集。用法：100 ~ 200 mg 加入 5% 葡萄糖溶液 500 mL 中，静脉滴注，每天 1 次，连用 7 ~ 10 d。或口服每次 100 ~ 300 mg，每天 3 次，连用 7 ~ 10 d。本药禁用于刚患过心肌梗死、严重冠状动脉硬化、高血压者及孕妇。输液过快者可出现呕吐及腹泻。

（3）环扁桃酯：又名三甲基环己扁桃酸或抗栓丸。能持续性松弛血管平滑肌，增加脑血流量，但作用较罂粟碱弱。用法：每次 0.2 ~ 0.4 g 口服，每天 3 次，连用 10 ~ 15 d。也可长期应用。

（4）氢化麦角碱：又称喜得镇或海得琴，是麦角碱的衍生物。其直接激活多巴胺和 5-羟色胺受体，也阻断去甲肾上腺素对血管受体的作用，使脑血管扩张，改善脑微循环，增加脑血流量。用法：每次口服 1 ~ 2 mg，每天 3 次，1 ~ 3 个月为 1 个疗程，或长期使用。本药易引起直立性低血压，因此，低血压患者禁用。

6. 钙离子拮抗药

其通过阻断钙离子的跨膜内流而起作用，从而缓解平滑肌的收缩、保护脑细胞、抗动脉粥样硬化、维持红细胞变形能力及抑制血小板聚集。

（1）尼莫地平：又称硝苯甲氧乙基异丙啶。为选择性地作用于脑血管平滑肌的钙离子拮抗药，对脑以外的血管作用较小，因此，不起降血压作用。主要缓解血管痉挛，抑制肾上腺素能介导的血管收缩，增加脑组织葡萄糖利用率，重新分布缺血区血流量。用法：每次口服 20～40 mg，每天 3 次，可经常使用。

（2）尼莫通：为尼莫地平的同类药物，只是水溶性较高。每次口服 30～60 mg，每天 3 次，可经常使用。

（3）尼卡地平：又称硝苯苄胺啶。是作用较强的钙离子通道拮抗药。选择性作用于脑动脉、冠状动脉及外周血管，增加心脑血流量和改善循环，同时有明显的降血压作用。用法：每次口服 20～40 mg，每天 3 次，可经常使用。

（4）桂利嗪（脑益嗪、肉桂苯哌嗪、桂益嗪）：为哌嗪类钙离子拮抗药，扩张血管平滑肌，能改善心脑循环。还有防止血管脆化作用。用法：每次口服 25～50 mg，每天 3 次，可经常使用。

（5）盐酸氟桂利嗪：与脑益嗪为同一类药物。用法：每次口服 5～10 mg，每天 1 次，连用 10～15 d。因本药可增加脑脊液，故颅内压增高者不用。

7. 抗血小板聚集药

主要通过失活脂肪酸环化酶，阻止血小板合成血栓素 A_2（TXA_2），并抑制血小板释放二磷酸腺苷（ADP）、5-羟色胺（5-HT）、肾上腺素、组胺等活性物质，以抑制血小板聚集，达到改善微循环及抗凝作用。

（1）阿司匹林（阿斯匹林）：阿司匹林也称乙酰水杨酸，有抑制环氧化酶，使血小板膜蛋白乙酰化，并能抑制血小板膜上的胶原糖基转移酶的作用。由于环氧化酶受到抑制，使血小板膜上的花生四烯酸不能被合成内过氧化物前列腺素 G_2（PGG_2）和 TXA_2，因而能阻止血小板的聚集和释放反应。在体外，阿司匹林可抑制肾上腺素、胶原、抗原—抗体复合物、低浓度凝血酶所引起的血小板释放反应。具有较强而持久的抗血小板聚集作用。成人口服 0.1～0.3 g 即可抑制 TXA_2 的形成，其作用可持续 7～10 d 之久，这一作用在阻止血栓形成，特别在防治心脑血管血栓性疾病中具有重要意义。

由于血管壁的内皮细胞存在前列环素合成酶，能促进前列环素（PGI_2）的合成，PGI_2 为一种强大的抗血小板聚集物质。试验证明，不同剂量的阿司匹林对血小板 TXA_2 与血管壁内皮细胞 PGI_2 形成有不同的影响。小剂量（2 mg/kg 体重）即可完全抑制人的血小板 TXA_2 合成，但不抑制血管壁内皮细胞 PGI_2 的合成，产生较强的抗血小板聚集作用，但大剂量（100～200 mg/kg 体重）时血小板 TXA_2 和血管壁内皮细胞 PGI_2 的合成均被抑制，故抗血小板聚集作用减弱，有促进血栓形成的可能性。但大剂量长期服用阿司匹林的临床试验表明无血栓形成的增加。小剂量（3～6 mg/kg 体重）或大剂量（25～80 mg/kg 体重）都能延长出血时间，说明阿司匹林对血小板环氧化酶的作用较对血管壁内皮细胞前列环素合成酶作用占优势。因此，一般认为小剂量（160～325 mg/d）对多数人有抗血栓作用，中剂量（500～1 500mg/d）对某些人有效，大剂量（1 500 mg/d 以上）才可促进血栓形成。

（2）噻氯匹定：噻氯匹定商品名 Ticnd，也称力抗栓，能抑制纤维蛋白原与血小板受体之间的附着，致使纤维蛋白原在血小板相互集中中不能发挥桥联作用；刺激血小板腺苷酸环化酶，使血小板内 cAMP 增高，抑制血小板聚集；减少 TXA_2 的合成；稳定血小板膜，抑制 ADP、胶原诱导的血小板聚集。因此，噻氯匹定药理作用是对血小板聚集的各个阶段都有抑制作用，即减少血小板的黏附，抑制血小板的聚集，增强血小板的解聚作用，以上特性表现为出血时间延长，对凝血试验无影响。服药后 24～48 h 才开始起抗血小板作用，3～5 d 后作用达高峰，停药后其作用仍可维持 3 d。口服每次 125～250 mg，每日 1 次或 2 次，进餐时服用。可随患者具体情况而调整剂量。噻氯匹定对椎—基底动脉系统缺血性卒中的预防作用优于颈内动脉系统，并且效果优于阿司匹林，它同样可以预防卒中的复发。

噻氯匹定的不良反应有粒细胞减少，发生率约为 0.8%，常发生在服药后最初 3 周，其他尚有腹泻、皮疹（约2%）等，停药后不良反应一般可消失。极个别患者有胆汁淤积性黄疸和（或）转氨酶升高。不宜与阿司匹林、非类固醇抗炎药和口服抗凝血药合用。由于可产生粒细胞减少，服药后前 3 个月内每 2 周做白细胞数监测。由于延长出血时间，对有出血倾向的器质性病变如活动性溃疡或急性出血性卒中、白细胞减少症、血小板减少症等患者禁用。

（3）氯吡格雷：氯吡格雷的化学结构与噻氯匹定相近，活性高于噻氯匹定。氯吡格雷通过选择性不可逆地和血小板 ADP 受体结合，抑制血小板聚集，防止血栓形成和减轻动脉粥样硬化。氯吡格雷 75 mg/d 与噻氯匹定 250 mg，每天 2 次，抑制效率相同。不良反应有皮疹、腹泻、消化不良、消化道出血等。

（4）双嘧达莫：又名双嘧达莫、双嘧哌胺醇。通过抑制血小板中磷酸二酯酶的活性，也有可能刺激腺苷酸环化酶，使血小板内环磷酸腺苷（cAMP）增高，从而抑制 ADP 所诱导的初发和次发血小板聚集反应。在高浓度下可抑制血小板对胶原、肾上腺素和凝血酶的释放反应。双嘧达莫可能还有增强动脉壁合成前列环素、抑制血小板生成 TXA_2 的作用。口服每次 50～100 mg，每天 3 次，可长期服用。合用阿司匹林更有效。不良反应有恶心、头痛、眩晕、面部潮红等。

8. 防治脑水肿

一旦发生脑血栓形成，很快出现缺血性脑水肿，包括细胞毒性水肿和血管源性水肿。脑水肿进一步加剧神经细胞的坏死，严重大块梗死者，还可引起颅内压增高，发生脑疝致死。所以，缺血性脑水肿不仅加重脑梗死的病理生理过程，影响神经功能障碍的恢复，还可导致死亡。因此，脑血栓形成后，尤其梗死面积大、病情重或进展型卒中、意识障碍的患者应及时积极治疗脑水肿。防治脑水肿的方法包括使用高渗脱水药、利尿药和白蛋白，控制入水量等。

（1）高渗性脱水治疗：通过提高血浆渗透压，造成血液与脑之间的渗透压梯度加大，脑组织内水分向血液移动，达到脑组织脱水作用；高渗性血液通过反射机制抑制脉络丛分泌脑脊液，使脑脊液生成减少；由于高渗性脱水最终通过增加排尿量的同时，也加速排泄梗死区代谢产物。最后减轻梗死区及半暗带水肿，挽救神经细胞，防止脑疝发生危及生命。

缺血性脑水肿的发生和发展尽管是严重的并发症，但也是一个自然过程。在脑血栓形成后的 10 d 以内脑水肿最重，只要在此期间在药物的协助下，加强脱水，经过一段时间后，缺血性脑水肿会自然消退。

1）甘露醇：是一种己六醇。至今仍为最好、最强的脱水药。其主要有以下作用：快速注入静脉后，因它不易从毛细血管外渗入组织，而迅速提高血浆渗透压，使组织间液水分向血管内转移，产生脱水作用；同时增加尿量及尿中 Na^+、K^+ 的排出；还有清除各种自由基、减轻组织损害的作用。静脉应用后在 10 min 开始发生作用，2～3 h 达高峰。用法：根据脑梗死的大小和心、肾功能状态决定用量和次数。一般认为最佳有效量是每次 0.5～1 g/kg 体重，即每次 20% 甘露醇 125～250 mL 静脉快速滴注，每日 2～4 次，直至脑水肿减轻。但是，小灶梗死者，可每日 1 次；或心功能不全者，每次 125 mL，每日 2 次或 3 次。肾功能不好者尽量减少用量，并配合其他利尿药治疗。

2）甘油：甘油为丙三醇，其相对分子质量为 92，有人认为甘油优于甘露醇，由于甘油可提供热量，仅 10%～20% 无变化地从尿中排出，可减少导致水、电解质紊乱与反跳现象，可溶于水和乙醇中，为正常人的代谢产物，大部分在肝脏内代谢，转变为葡萄糖、糖原和其他糖类，小部分构成其他酯类。甘油无毒性，是目前最常用的口服脱水药。其治疗脑水肿的机制可能是通过提高血浆渗透压，使组织水分（尤其是含水多的组织）转移到血浆内，因而引起脑组织脱水。最初曾用于静脉注射以降低颅压。现认为口服同样有效。用药后 30～60 min 起作用，治疗作用时间较甘露醇稍晚，维持时间短，疗效不如前者。因此，有时插在上述脱水药 2 次用药之间给予，以防止"反跳现象"。口服甘油无毒，在体内能产生比等量葡萄糖稍高的热量，因此，尚有补充热量的作用，且无"反跳现象"。Contoce 认为，甘油比其他高渗性脱水药更为理想，其优点有：迅速而显著地降低颅内压；长期重复用药无反跳现象；无毒性。甘油的不良反应轻微，可有头痛、头晕、咽部不适、口渴、恶心、呕吐、上腹部不适及血压轻度下降等。由于甘油可引起高血糖和糖尿，故糖尿病患者不宜使用。甘油过大剂量应用或浓度 >10% 时，可产生注射部位的静脉炎，或引起溶血、血红蛋白尿，甚至急性肾衰竭等不良反应。甘油自胃肠道吸收，临床上多口服，昏迷患者则用鼻饲，配制时将甘油溶于生理盐水内稀释成 50% 溶液，剂量每次 0.5～2 g/kg 体重，每日总量可达 5 g/kg 体重以上。一般开始剂量 1.5 g/kg 体重，以后每 3 h 0.5～0.7 g/kg 体重，一连数日。静脉注射为 10% 甘油溶液 500 mL，成人每日 10% 甘油 500 mL，共使用 5～6 次。

（2）利尿药：主要通过增加肾小球滤过，减少肾小管再吸收和抑制肾小管的分泌，增加尿量，造成机体脱水，最后使脑组织脱水。同时还可控制钠离子进入脑组织减轻水肿，控制钠离子进入脑脊液，以降低脑脊液生成率的50%左右。但是，上述作用必须以肾功能正常为前提。

1）呋塞米：又称利尿磺酸、呋喃苯胺酸、呋塞米灵、利尿灵等。是作用快、时间短和最强的利尿药，主要通过抑制髓袢升支 Cl^- 的主动再吸收而起作用。注射后5 min起效，1 h达高峰，并维持3 h。对并发高血压、心功能不全者疗效更佳。如患者有肾功能障碍或用较大剂量甘露醇治疗后效果仍不佳时，可单独或与甘露醇交替应用本药。用法：每次20~80 mg，肌内注射或静脉注射，每天4次。口服者每次20~80 mg，每日2次或3次。其不良反应为电解质紊乱、过度脱水、血压下降、血小板减少、粒细胞减少、贫血、皮疹等。

2）依他尼酸：又称利尿酸、Edecrin。作用类似于呋塞米。应用指征同呋塞米。用法：每次25~50 mg加入5%葡萄糖溶液或生理盐水100 mL中，缓慢滴注。3~5 d为1个疗程。所配溶液在24 h内用完。可出现血栓性静脉炎、电解质紊乱、过度脱水、神经性耳聋、高尿酸血症、高血糖、出血倾向、肝肾功能损害等不良反应。

3）白蛋白：对于严重的大面积脑梗死引起的脑水肿，加用白蛋白，有明显的脱水效果。用法：每次10~15 g，静脉滴注，每日或隔日1次，连用5~7 d。本药价格较贵，个别患者有变态反应，或造成医源性肝炎。

9. 神经细胞活化药

至今有不少试验报道这类药物有一定的营养神经细胞和促进神经细胞活化的作用，主要对于不完全受损的细胞起作用，个别报道甚至认为有极佳效果。但是，在临床实践中，并没有明显效果，而且价格较贵。

（1）脑活素：主要成分为动物脑（猪脑）水解后精制的必需和非必需氨基酸、单胺类神经介质、肽类激素和酶前体。据认为该药能通过血—脑脊液屏障，直接进入神经细胞，影响细胞呼吸链，调节细胞神经递质，激活腺苷酸环化酶，参与细胞内蛋白质合成等。用法：20~50 mL加入生理盐水500 mL中，静脉滴注，每天1次，10~15 d为1个疗程。

（2）胞磷胆碱：在生物学上，胞磷胆碱是合成磷脂胆碱的前体，胆碱在磷脂酰胆碱的生物合成中具有重要作用，而磷脂酰胆碱是神经细胞膜的重要组成部分。胞磷胆碱还参与细胞核酸、蛋白质和糖的代谢，促使葡萄糖合成乙酰胆碱，防止脑水肿。用法：500~1 000 mg加入5%葡萄糖溶液500 mL中，静脉滴注，每天1次，10~15 d为1个疗程。250 mg，肌内注射，每天1次，每个疗程为2~4周。少数患者用药后出现兴奋性症状，诱发癫痫或精神症状。

（3）丁咯地尔（活脑灵）：主要作用：①阻断α肾上腺素能受体。②抑制血小板聚集。③提高及改善红细胞变形能力。④有较弱的非特异性钙拮抗作用。用法：200 mg加入生理盐水或5%葡萄糖溶液500 mL中，静脉缓慢滴注，每天1次，10 d为1个疗程。也可肌内注射，每次50 mL，每天2次，10 d为1个疗程。但是，产妇和出血性疾病的患者禁用。少数患者可有肠胃不适、头痛、眩晕及肢体烧灼痛感。

10. 其他内科治疗

由于脑血栓形成的主要原因是高血压、高脂血症、糖尿病、心脏病等内科疾病，或发生脑血栓形成时，大多并发许多内科疾病。但是，并发严重的内科疾病多见于脑干梗死和较大范围的大脑半球梗死。有时，患者由于严重的内科并发症如心力衰竭、肺水肿及感染、肾衰竭等致死。因此，除针对性治疗脑血栓形成外，还应治疗并发的内科疾病。

（1）调整血压：急性脑梗死患者一过性血压增高常见，因此，降血压药应慎用。国外平均血压［MBP，（收缩压＋舒张压×2）÷3］＞130 mmHg（17.3 kPa）或收缩压（SBP）＞220 mmHg（29.3 kPa），可谨慎应用降血压药。一般不主张使用降压药，以免减少脑血流灌注，加重脑梗死。如血压低，应查明原因是否为血容量减少，补液纠正血容量，必要时应用升压药。对分水岭梗死，则应对其病因进行治疗，如纠正低血压、治疗休克、补充血容量、对心脏病进行治疗等。

（2）控制血糖：临床和实验病理研究证实，高血糖加重急性脑梗死及局灶性缺血再灌注损伤，故急性缺血性脑血管病在发病 24 h 内不宜输入高糖，以免加重酸中毒。有高血糖者要纠正，低血糖也要注意，一旦出现要控制。

（3）心脏疾病的预防：积极治疗原发心脏疾病。但严重的脑血栓形成可并发心肌缺血或心律失常，严重者出现心力衰竭，除了积极治疗外，补液应限制速度和量，甘露醇应半量应用，加用利尿药。

（4）保证营养与防治水、电解质及酸碱平衡紊乱：出现球麻痹或意识障碍的患者主要靠静脉输液和胃管鼻饲或经皮胃管补充营养。应该保证每日的水、电解质和能量补给。在应用葡萄糖的问题上，尽管国内外的动物实验研究认为高血糖和低血糖对脑梗死有加重作用，但是，也应保证每日的需要量，如有糖尿病或反应性高血糖，在应用相应剂量的胰岛素下补给葡萄糖。对于不能进食和长期大量使用脱水药者，每日检测血生化，如有异常，及时纠正。

（5）防治感染：对于严重瘫痪、球麻痹、意识障碍者，容易并发肺部感染，可常规使用青霉素 320 万 U 加入生理盐水 100 mL 中，静脉滴注，每天 2 次。如果效果不理想，应根据痰培养结果及时改换抗生素。对于严重的球麻痹和意识障碍患者，由于自己不能咳嗽排痰，应尽早做气管切开，以利于吸痰，这是防治肺部感染的最好办法。

（6）加强护理：由于脑血栓形成患者在急性期大多数不能自理生活，应每 2 h 翻身 1 次，加拍背部协助排痰，防止压疮和肺部感染的发生。

11. 外科治疗

颈内动脉和大脑中动脉血栓形成者，可出现大片脑梗死，且在发病后 3 ~ 7 d 期间，可因缺血性脑水肿，导致脑室受压、中线移位及脑疝发生，危及生命。此时，应积极进行颞下减压和清除梗死组织，以挽救生命。

12. 康复治疗

主张早期进行康复治疗，即使在急性期也应注意到瘫痪肢体的位置。病情稳定者，可以尽早开始肢体功能锻炼和语言训练。这既可明显地降低脑血栓形成患者的致残率，也可减少并发症和后遗症如肩周炎、肢体挛缩、失用性肌萎缩、痴呆等的发生。

第三节　脑栓塞

脑栓塞是指脑动脉被异常的栓子（血液中异常的固体、液体、气体）阻塞，使其远端脑组织发生缺血性坏死，出现相应的神经功能障碍。栓子以血液栓子为主，占所有栓子的 90%；其次还有脂肪栓、空气栓、癌栓、医源物体栓等。脑栓塞发生率占急性脑血管病的 15% ~ 20%，占全身动脉栓塞的 50%。

一、临床表现

1. 发病年龄

本病起病年龄不一，若因风湿性心脏病所致，患者以中青年为主；若因冠心病、心肌梗死、心律失常所致者，患者以中老年人居多。

2. 起病急骤

大多数患者无任何前驱症状，多在活动中起病，局限性神经缺损症状常于数秒或数分钟发展到高峰，是发展最急的脑卒中，且多表现为完全性卒中，少数患者在数日内呈阶梯样或进行性恶化。50% ~ 60% 的患者起病时有意识障碍，但持续时间短暂。

3. 局灶性神经症状

栓塞引起的神经功能障碍取决于栓子的数目、栓塞范围和部位。栓塞发生在颈内动脉系统特别是大脑中动脉最常见，临床表现突发的偏瘫、偏身感觉障碍和偏盲，在主侧半球可有失语，也可出现单瘫、运动性或感觉性失语等。9% ~ 18% 的患者出现局灶性癫痫发作。本病约 10% 的栓子达椎—基底动脉系统，临床表现为眩晕、呕吐、复视、眼震、共济失调、交叉性瘫痪、构音障碍及吞咽困难等。若累及网状结构则出现昏迷与高热，若阻塞基底动脉主干可突然出现昏迷和四肢瘫痪，预后极差。

4. 其他症状

本病以心源性脑栓塞最常见，故有风湿性心脏病或冠心病、严重心律失常的症状和体征；部分患者有心脏手术、长骨骨折、血管内治疗史；部分患者有脑外多处栓塞证据，如皮肤、球结膜、肺、肾、脾和肠系膜等栓塞和相应的临床症状和体征。

二、辅助检查

目的：明确脑栓塞的部位和病因（如心源性、血管源性及其他栓子来源的检查）。

1. 心电图或 24 h 动态心电图观察

可了解有无心律失常、心肌梗死等。

2. 超声心动图检查

有助于显示瓣膜疾患、二尖瓣脱垂、心内膜病变等。

3. 颈动脉超声检查

可显示颈动脉及颈内外动脉分叉处的血管情况，有无管壁粥样硬化斑及管腔狭窄等。

4. 腰椎穿刺脑脊液检查

可以正常，若红细胞增多可考虑出血性梗死，若白细胞增多考虑有感染性栓塞的可能，有大血管阻塞、广泛性脑水肿者脑脊液压力增高。

5. 脑血管造影

颅外颈动脉造影可显示动脉壁病变，数字减影血管造影（DSA）能提高血管病变诊断的准确性，有无血管腔狭窄、动脉粥样硬化溃疡、血管内膜粗糙等情况。新一代的 MRA 能显示血管及血流情况，且为无创伤性检查。

6. 头颅 CT 扫描

发病后 24~48 h 后可见低密度梗死灶，若为出血性梗死则在低密度灶内可见高密度影。

7. MRI

能更早发现梗死灶，对脑干及小脑扫描明显优于 CT。

三、诊断

（1）起病急骤，起病后常于数秒内病情达高峰。

（2）主要表现为偏瘫、偏身感觉障碍和偏盲，在主侧半球则有运动性失语或感觉性失语。少数患者为眩晕、呕吐、眼震及共济失调。

（3）多数患者为心源性脑栓塞，故有风湿性心脏病或冠心病、心律失常的症状和体征。

（4）头颅 CT 或 MRI 检查可明确诊断。

四、鉴别诊断

在无前驱症状下，动态中突然发病并迅速达高峰，有明确的定位症状和体征；如询问出心脏病、动脉粥样硬化、骨折、心脏手术、大血管穿刺术等原因可确诊。头颅 CT 和 MRI 能协助明确脑栓塞的部位和大小。腰椎穿刺检查有助于了解颅内压、炎性栓塞及出血性梗死。脑栓塞应注意与其他类型的急性脑血管病区别，尤其是出血性脑血管病，主要靠头颅 CT 和 MRI 检查加以区别。

五、治疗

积极改善侧支循环，减轻脑水肿，防治出血和治疗原发病。

1. 脑栓塞治疗

其治疗原则与脑血栓形成相同。但应注意：

（1）由于容易并发出血性梗死或出现大片缺血性水肿，所以，在急性期不主张应用较强的抗凝和溶栓药物如肝素、双香豆素类药、尿激酶；t-PA、噻氯匹定等。

（2）发生在颈内动脉末端或大脑中动脉主干的大面积脑栓塞，以及小脑梗死可发生严重的脑水肿，继发脑疝，应积极进行脱水、降颅压治疗，必要时需要进行颅骨骨瓣切除减压，以挽救生命。由心源性所致者，有些伴有心功能不全。在用脱水药时应酌情减量，甘露醇与呋塞米交替使用。

（3）其他原因引起的脑栓塞，要有相应的治疗。如空气栓塞者，可应用高压氧治疗。脂肪栓塞者，加用 5% 碳酸氢钠 250 mL，静脉滴注，每日 2 次；也可用小剂量肝素 10~50 mg，每 6 h 一次；或 10% 乙醇溶液 500 mL，静脉滴注，以求溶解脂肪。

（4）部分心源性脑栓塞患者发病后 2~3 h 内，用较强的血管扩张药如罂粟碱静脉滴注，可收到意想不到的满意疗效。

2. 原发病治疗

针对性治疗原发病有利于脑栓塞的恢复和防止复发。如先天性心脏病或风湿性心脏病患者，有手术适应证者，应积极手术治疗；有亚急性细菌性心内膜炎者，应彻底治疗；有心律失常者，努力纠正；骨折患者，减少活动，稳定骨折部位。急性期过后，针对血栓栓塞容易复发，可长期使用小剂量的阿司匹林、双香豆素类药物或噻氯匹定；也可经常检查心脏超声，监测血栓块大小，以调整抗血小板聚集药或抗凝血药。

六、预后

脑栓塞的病死率为 20%，主要是由于大块梗死和出血性梗死引起大片脑水肿、高颅内压而致死；或脑干梗死直接致死；也可因并发严重心功能不全、肺部感染、多部位栓塞等导致死亡。多数患者有不同程度的神经功能障碍。有 20% 的患者可再次复发。近年国内外有报道通过介入方法在心耳置入保护器（过滤器）减少心源性栓塞的发生。

第四节　出血性脑梗死

在脑梗死特别是脑栓塞引起的缺血区内常伴有自发性出血性改变（HT），表现为出血性梗死（HI）或脑实质内血肿（PH），PH 进一步又可分为梗死区内的 PH 和远离梗死区的 PH。临床上 CT 检出 HI 的频率为 7.5%~43%，MRI 的检出率为 69%。尸检中证实的为 71%，多为脑栓塞，尤其是心源性栓塞。近年来，由于抗凝与溶栓治疗的广泛应用，HI 引起了临床上的重视。

出血性梗死与缺血性梗死相比，在坏死组织中可发现许多红细胞。在一些病例中，红细胞浓度足够高，以至于在 CT 或 MRI 扫描上出现与出血相一致的高密度表现。同时，尸检标本显示出血灶的范围从散布于梗死之中的瘀斑到几乎与血肿有相同表现的一个由许多瘀斑融合而成片的大病灶。出血性梗死发生的时间变化很大，早至动脉闭塞后几小时，迟至 2 周或更晚。

一、发病机制

出血性梗死的解释长期以来被认为是由于闭塞缓解后梗死血管床再灌注所致。例如，可能发生于栓子破碎或向远处移行后或在已经形成的大面积梗死的背景下闭塞大血管早期再通所致。这可能是动脉血进入毛细血管重新形成的血压导致红细胞从缺氧的血管壁渗出。再灌注越强烈，毛细血管壁损伤越严重，出血性梗死融合得越多。假设缺血性梗死反映了可恢复的未闭腔隙，那么它可能是栓塞性闭塞后自发性或机化所致的结果，而血栓形成所造成的闭塞很难缓解。在心源性栓塞所致的梗死中有很小的出血发生率支持这个假说。

最近，这个关于出血性梗死的解释受到第三代 CT 和 MRI 扫描所见的挑战。这些研究发现出血性梗死常常在位于动脉床处的持续梗死的远端发展，这些动脉床只暴露于逆行的侧支循环处。出血性病灶的严重程度由于所观察到的大动脉再通所造成的血肿扩展的大小而不同。在那些以前的病例，瘀斑及散在性的出血性梗死的发生可能与动脉血压的急剧上升和梗死的突发程度、严重程度及大小有关。推测血肿最初可能围绕在大的梗死周围并压迫软膜血管,当血肿消退时,逆流的血液通过软膜的侧支循环再灌注并导致瘀斑性出血性梗死。

二、临床表现

1. 按 HI 的发生时间分两型

(1)早发型:即缺血性卒中后 3 d 内发生。缺血性卒中后早期发生 HI 常与栓子迁移有关,早发型 HI 常有临床症状突然加重而持续不缓解,甚至出现意识障碍、瞳孔改变。多为重型。CT 以血肿型多,预后差,病死率高。

(2)晚发型:多在缺血性卒中 8 d 后发生,此型发病常与梗死区侧支循环的建立有关,晚发型的 HI 临床症状加重不明显,甚至好转。多为轻、中型。预后好,CT 多为非血肿型。在临床上易被忽视漏诊。

2. 根据临床症状演变将 HI 分三型

(1)轻型:HI 发病时间晚,多在卒中 1 周后发生,甚至在神经症状好转时发生,发病后原有症状、体征不加重,预后好。

(2)中型:HI 发病时间多在卒中 4～7 d,发病后原有的神经症状、体征不缓解或加重,表现为头痛、肢瘫加重,但无瞳孔改变及意识障碍,预后较好。

(3)重型:HI 发病多在卒中少于 3 d 内,表现原有神经症状、体征突然加重,有瞳孔改变及意识障碍,预后差。

脑梗死的患者在病情稳定或好转中,突然出现新的症状和体征,要考虑到有 HI 的可能。HI 有诊断价值的临床表现有头痛、呕吐、意识障碍、脑膜刺激征、偏瘫、失语、瞳孔改变、眼底视神经盘水肿等。有条件者尽快做 CT 扫描以确诊。

三、辅助检查

1. 腰椎穿刺及脑脊液检查

脑脊液压力常增高,镜检可查到红细胞,蛋白含量也升高。

2. 脑血管造影检查

可发现原闭塞血管重新开通及造影剂外渗现象。

3. 头颅 CT 扫描

(1)平扫:在原有低密度梗死灶内出现点状、斑片状、环状、条索状混杂密度影或团块状的高密度影。出血量大时,在低密度区内有高密度血肿图像,且常有占位效应,病灶周围呈明显水肿。此时若无出血前的 CT 对比,有时很难与原发性脑出血鉴别。HI 的急性期及亚急性期 CT 呈高密度影,慢性期则呈等密度或低密度影,且可被增强 CT 扫描发现。因脑梗死患者临床上多不行强化 CT 扫描,故易被漏诊。

(2)增强扫描:在低密度区内有脑回状或斑片状或团块状强化影。有人统计,86% 的继发性出血有强化反应。

4. MRI 检查

(1)急性期:T_1 加权像为高信号与正常信号相间;T_2 加权像为轻微低信号改变。

(2)亚急性期:T_1 及 T_2 加权像均为高信号改变。

(3)慢性期:T_2 加权像为低信号改变。

四、诊断

(1)具有典型的临床特点:①有脑梗死,特别是心源性、大面积脑梗死的可靠依据。②神经功能障碍一般较重,或呈进行性加重;或在病情稳定、好转后突然恶化。③在应用抗凝血药、溶栓药或进行扩容、扩血管治疗期间,出现症状严重恶化及神经功能障碍加重。

(2)腰椎穿刺及脑脊液检测,有颅内压增高;脑脊液中有红细胞。

(3)影像学检查提示为典型的出血性梗死图像。

（4）排除了原发性脑出血、脑瘤性出血及其他颅内出血性疾病。

诊断主要依靠临床表现和影像学检查。HI 多发生在梗死后 1~2 周，如患者症状明显加重，出现意识障碍、颅内压增高症状等，尤其是在溶栓、抗凝治疗后加重者，应及时复查 CT，避免延误诊治。

五、治疗

发生 HI 后应按脑出血的治疗原则进行治疗，停溶栓、抗凝、扩容等治疗，给予脱水、降颅压治疗。对于 HI 则应视具体病情做不同处理。本病不良预后与梗死面积、实质内出血面积有关。不同类型的 HI 有着不同的临床预后，HT 一般对预后无影响，而大面积脑梗死、颅内大血肿、出现脑疝形成征象、高血糖等与预后不良有关。

第五节　自发性脑出血

自发性脑出血（ICH）是指非外伤情况下各种原因引起的脑大、小动脉，静脉和毛细血管自发性破裂引起的脑内出血。

一、流行病学

在欧美国家，脑出血患者占全部卒中患者的 10%~20%，病死率和致残率都很高，有资料显示病死率达 23%~52%。在我国，根据 2005 年中国脑血管病防治指南，脑出血发病率为（60~80）/10 万人，占全部卒中病例的 30% 左右，急性期病死率为 30%~40%。大脑半球出血约占 80%，脑干和小脑出血约占 20%。至于复发性脑出血的发生率，根据国外资料，亚洲国家为 1.8%~11%，欧洲国家为 6%~24%，拉丁美洲为 6%~30%。

二、病因

脑出血是一种多因素疾病，受环境和遗传因素共同作用。自发性脑出血的最常见原因是高血压，另外一些多见的病因为淀粉样变性血管病、先天性血管瘤、动静脉畸形、凝血障碍和各种原因的占位。其他还有烟雾病、结节性多动脉炎、抗凝血药和抗血小板聚集药的应用和某些药物的使用等。

三、发病机制

高血压病导致的脑出血多发生在脑内大动脉直接分出的穿通小动脉，如大脑中动脉的豆纹动脉、丘脑穿通动脉等。这些小动脉是管壁薄弱的终末支，承受较多的血流和较大的压力。长期的血压增高和动脉粥样硬化使血管壁血脂沉积，结缔组织透明变性，弹力纤维断裂，纤维蛋白坏死，脆性增加，血管壁变薄，还会使血管壁上形成一些微小动脉瘤，这些因素都易引起出血。高血压性脑出血通常位于基底节区、脑桥和小脑。

先天性血管瘤和动静脉畸形破裂前许多患者无症状，当血管壁的变性达到一定程度破裂时，可引起脑出血或蛛网膜下隙出血。有时动脉瘤一次性完全破裂而血管造影可为阴性。

脑淀粉样血管病（CAA）引起的脑出血占 5%~10%，随着年龄增大而发生率增加，在 80 岁时约 40% 的人脑血管有淀粉样变性，其引起的脑出血多发生于脑叶，以额叶、顶叶为最多见，为多灶出血，易反复发作，而患者无高血压。载脂蛋白 E 基因多态性是其重要的危险因素，e4 和 e2 是与脑叶出血密切相关的基因型。淀粉样物质沉积在脑血管内，特别是皮质和脑膜中小动脉。淀粉样变性严重的血管呈动脉瘤样扩张，中、外膜几乎完全被淀粉样蛋白取代，弹力膜和中膜平滑肌变性消失，这是产生微血管瘤出血的原因。CAA 的确诊依靠活检或尸检的病理检查。

结节性多动脉炎和一些细菌性、病毒性和立克次体病导致血管壁的炎性改变和坏死，引起脑出血。

占位性病变引起脑出血的主要是脑瘤或脑转移瘤，主要是因为新生肿瘤血管的破裂。

药物因素有抗血小板聚集药阿司匹林和抗凝血药华法林，联合应用时出血危险性增大。

四、临床表现

自发性脑出血通常发生于 50～75 岁，男性略多于女性，多在活动中急性发病，突然出现局灶性神经功能缺损症状，如偏瘫、偏身麻木，常伴头痛、呕吐、意识障碍，绝大多数患者脑出血时血压升高。有的患者有先兆症状，如头痛、失忆、思维混乱、短暂的肢体乏力或麻木，一般持续数小时。按出血部位的不同，脑出血一般分为壳核、丘脑、尾状核、皮质下（脑叶）、小脑和脑干出血等。

（一）大脑半球深部出血

1. 丘脑出血

是一种严重的脑出血，约占 20%。最初表现为对侧偏身深浅感觉障碍，如果累及内囊，出现对侧偏瘫，下肢重于上肢。出血向中线扩散时，可破入脑室系统，血块阻塞中脑导水管时，引起阻塞性脑积水。出血量大时，患者出现昏迷。出血如果向前侵入，可累及下丘脑和中脑背侧，出现瞳孔缩小、对光反射迟钝、眼球上视障碍。主侧丘脑出血时，出现丘脑性失语，表现为言语缓慢不清、发音困难、重复语言、复述差而朗读正常。预后与出血量密切相关，直径 >3 cm 的出血通常是致命的。

2. 壳核出血

是最常见的脑出血，占 50%～60%，同时影响相邻的内囊，临床表现。头痛、呕吐的同时，出现对侧偏瘫、偏身感觉障碍、偏盲、双眼向病灶侧凝视。优势半球出血常致失语。尚可出现失用、记忆力和计算力障碍等。出血量大时有昏迷。

3. 尾状核出血

尾状核头部出血占自发性脑出血的 5%。出血扩展到周围脑组织时，出现对侧偏瘫、偏身感觉障碍、凝视障碍和认知异常。该部位出血的原因除了高血压外，动脉瘤和动静脉畸形也有可能，应常规做脑血管造影。该型预后良好。

（二）脑干出血

1. 中脑出血

比较少见。表现为病灶侧动眼神经麻痹，对侧偏瘫，即 Weber 综合征。如果出血量大，则出现双侧体征，严重者很快出现昏迷，去大脑强直。

2. 脑桥出血

突然出现头痛、呕吐、眩晕、复视、交叉性瘫痪、偏瘫或四肢瘫等。通常出血从脑桥中段的被盖开始，出血量大的患者很快陷入昏迷，有双侧的锥体束征和去大脑强直，表现为四联征：发热、四肢瘫痪、针尖样瞳孔和呼吸不规则，重症患者可在数小时内死亡。出血量小的患者有脑干的交叉体征，即一侧的面瘫或其他颅神经麻痹，对侧肢体偏瘫和眼球凝视障碍。与大脑半球的出血不同，脑桥出血的凝视障碍常是永久性的。

3. 延髓出血

非常罕见。轻者表现为头痛、眩晕、口齿不清和吞咽困难，重者突发意识障碍，呼吸不规则，血压下降，继而死亡。

4. 小脑出血

占自发性脑出血的 10% 左右，50～80 岁的人群易发。大多数小脑出血的原因是高血压，其他还有占位性病变、血管畸形、凝血障碍和淀粉样变性。临床表现为后枕部头痛、眩晕、反复呕吐、步态不稳，体检有眼震，肢体或躯干共济失调，但无偏瘫，可出现同侧凝视障碍和面神经麻痹。小脑出血常破入第四脑室和后颅窝，引起颈项强直。如果水肿严重，可压迫脑干，甚至导致小脑扁桃体疝而死亡。>10 mL 的小脑出血是神经外科手术的指征。

5. 脑叶出血

占 5%～10%。高血压常常不是主要原因。主要的病因为脑淀粉样血管病变、动静脉畸形和凝血障碍。患者有时有癫痫发作，与其他部位的脑出血相比较，预后较好。

（1）额叶出血：表现为前额部疼痛和对侧偏瘫，偏瘫程度不等，与血肿的大小和部位有关。优势半球出血时有运动性失语。常见局灶性癫痫发作。体检时可见额叶释放征，如吸吮和强握发射。

（2）顶叶出血：同侧颞顶部疼痛，对侧肢体感觉障碍和轻偏瘫。优势半球顶叶出血时，出现 Gerstmann 综合征，表现为手指认识不能、计算不能、身体左右辨别不能和书写不能。非优势半球出血时，有偏侧忽视、失用等表现。

（3）颞叶出血：表现为对侧中枢性面舌瘫和以上肢为主的瘫痪，常伴性格和情绪改变，主侧受损时有感觉性失语。因为出血可侵及视放射，可有偏盲或象限盲。

（4）枕叶出血：同侧后枕部疼痛，对侧同向偏盲或象限盲，并有黄斑回避现象，可有视物变形。一般无肢体瘫痪和锥体束征。

6. 脑室出血

约占脑出血的 3%。常见的病因有血管畸形、动脉瘤、占位病变和高血压。临床表现为急性头痛、呕吐伴昏迷；常出现丘脑下部受损的症状，如上消化道出血、中枢性高热、尿崩症等；体检示双侧瞳孔缩小，四肢肌张力增高，病理反射阳性，脑膜刺激征阳性。轻者仅有头痛和呕吐，而无其他表现，轻症患者预后良好。

五、辅助检查

头颅 CT 是脑出血首选的检查，出血后 CT 能立即显示病灶，怀疑为脑出血的患者应尽早进行 CT 检查。出血灶在 CT 上显示为高密度灶，边界清楚，CT 值为 75～80 Hu，数小时后周边出现低密度的水肿带。高血压性脑出血常见于壳核、丘脑、脑桥或小脑。淀粉样变性和血管畸形引起的出血大多位于脑叶。脑出血急性期，头颅 CT 优于 MRI，但 MRI 检查能更准确地显示血肿演变过程，对某些脑出血患者的病因探讨会有帮助，如能较好地发现脑瘤卒中、动脉瘤和动静脉畸形等。在脑出血后的 3～10 d，大出血灶的占位效应明显，幕上病灶引起中线向健侧偏移，水肿带增宽。随着出血的吸收，病灶的密度和信号降低。当出血完全吸收时，CT 上留下低密度的软化灶。对于怀疑为动脉瘤和动静脉畸形的患者，应行脑血管造影检查。

六、诊断

脑出血一般在活动中，情绪激动时发病，有局灶性神经功能受损的体征，结合典型的头颅 CT 表现，诊断不难。高血压性脑出血一般发生于 50 岁以上，有高血压病史，发病时血压很高，常见的出血部位是壳核、丘脑、脑桥和小脑。动静脉畸形引起的出血多在 40 岁以下，出血常见于脑叶，影像学检查可有血管异常表现。年龄较大，又无高血压的多发性脑叶出血患者常为淀粉样血管疾病，这种出血可反复发作。脑瘤卒中的患者发病前常常已有神经科局灶症状，头颅 CT 上血肿周围早期出现明显的水肿带。溶栓和抗凝治疗引起的脑出血多见于脑叶或原发病灶附近。

七、治疗

（一）急性期治疗

自发性脑出血的治疗还没有国际统一的标准。目前普遍认同的观点是，脑出血急性期治疗的基本原则为控制颅内压增高，减轻脑水肿，调整血压，防止再出血，减少并发症，减轻血肿造成的继发性损害，促进神经功能恢复。

1. 基础护理和支持治疗

很重要。保持患者平静，卧床休息，头部少动，确保呼吸道通畅，昏迷患者应将头偏向一侧，以利于分泌物及呕吐物流出，并可防止舌根后坠阻塞呼吸道。吸氧，必要时气管内插管或切开，予以机械通气。严密观察患者的生命体征，重症患者用心电监护仪。不能进食的患者予以胃管鼻饲，防止和治疗感染、压疮和其他并发症，如上消化道出血、高血糖等。

2. 降低颅内压，减轻脑水肿

渗透性脱水药是治疗的首选。常用的药物为 20% 甘露醇、甘油果糖和呋塞米，根据出血量、部位和患者的临床表现，决定用药的剂量和频率。甘露醇应用最广泛，其渗透压约为血浆的 4 倍，用药后血浆渗透压明显升高，使脑组织脱水，其降颅压作用确定可靠，可用 20% 甘露醇 125～250 mL 快速静脉滴注，6～8 h 一次，一般用 5～7 d 为宜，但应注意患者肾功能。肾功能不全的患者，可用甘油果糖代替甘露醇，其起作用的时间较慢，脱水作用温和，但持续时间长，可维持 6～12 h，用法为 250～500 mL 静脉滴注，每日 1～2 次。呋塞米主要辅助高渗性脱水药的降颅压作用，在心功能或肾功能不全的患者中应用可减轻心脏负荷，促进体液排泄，一般建议与甘露醇交替使用。有条件的患者，可酌情使用白蛋白，白蛋白提高血浆胶体渗透压，使红细胞压积明显降低，产生血液稀释效应，从而减轻脑水肿。对皮质类固醇激素的使用尚有争议。

3. 调控血压

治疗高血压会降低颅内压，并减低再出血的危险性，但应缓慢平稳降压。如血压大于 200/110 mmHg（26.7/14.7 kPa）时，在降颅压的同时给予降血压治疗，使血压稳定在略高于病前水平或 180/105 mmHg（24.0/14.0 kPa）左右；收缩压在 170～200 mmHg（22.7～26.7 kPa）或舒张压在 100～110 mmHg（13.3～14.7 kPa），先脱水降颅压，必要时再用降压药；收缩压＜165 mmHg（22.0 kPa）或舒张压＜95 mmHg（13.1 kPa），不需降血压治疗。

4. 止血药的应用

对于稳定的脑内出血，周围的脑组织通过提高组织内压，压迫出血区域而止血，止血药无明确疗效。但少数患者出血早期（24 h 内）有可能继续出血或患者有凝血功能障碍时，可用止血药，时间不超过 1 周。

5. 并发症的治疗

脑出血患者也可有深静脉血栓形成和肺栓塞，这时抗凝血药的应用应该权衡利弊，根据具体情况而定。上消化道出血可用质子泵抑制药和 H_2 受体拮抗药。出现肺部和泌尿系统感染应选用敏感的抗生素。血糖的一过性升高可能是脑出血的应激反应，可适当应用胰岛素。

6. 外科手术的指征和禁忌证

手术的目的是尽可能迅速和彻底清除血肿，最大限度地减少脑损伤，挽救患者生命，降低神经功能缺失的程度。应遵循个体化的治疗原则，权衡出血量和出血部位及患者的整体情况来决定是否手术。大脑半球出血＞30 mL，小脑出血＞10 mL 需要考虑手术。手术禁忌证为深昏迷或去大脑强直；生命体征不稳定；脑干出血；基底节或丘脑出血影响到脑干。病情发展急骤，数小时即深昏迷者。

（二）恢复期治疗

在脑出血恢复期，患者除了药物治疗外，还应该接受肢体功能、语言和心理方面的康复治疗和健康教育，康复治疗应尽早进行，最大可能地降低神经功能损伤，减少并发症，改善生活质量，提高患者及其家属对脑出血危险因素、预防和疗效的认识，理解脑出血后的康复治疗是一个长期持续的过程。在有条件的医院，应将患者收入康复卒中单元。也可进行社区康复，提高患者运动功能和日常生活能力。

八、预后

脑出血的预后由出血部位和出血量决定。一般来说，脑干、丘脑、内囊出血和脑出血破入脑室的患者预后较差，出血量越大死亡率越高，存活者有严重的后遗症，首次哥拉斯哥昏迷量表（GCS）评分越低，预后越差。少量的、位于脑功能静区的脑出血预后可以相当好，可完全恢复。脑出血可复发，如高血压性和淀粉样变性的患者，出血灶可在相同或不同部位。根据两次出血部位的关系可分为脑叶—脑叶型、基底节—基底节型、脑叶—基底节型、基底节—脑叶型和幕上—幕下型等，以前两型为多见。脑出血以后发生脑梗死也很常见。

九、预防

目前没有一种药物对脑出血明确有效，因此预防尤其重要，防治高血压是降低脑出血发病率、致残率和死亡率的最有效措施。

1. 一级预防

相当重要，强化健康教育，使居民提高对高血压危害性的认识。用药物治疗和控制高血压是预防脑出血最主要的方法，使血压低于 140/90 mmHg（18.7/12.0 kPa）。同时，中老年人应有健康的生活方式，避免过度劳累、过重的体力工作和情绪激动，多食蔬菜、水果和低脂类食品，增加及保持适当的体力活动，适当减肥，戒烟限酒，保持乐观的生活态度。

2. 二级预防

脑出血后遗症患者除了积极控制高血压外，应适当进行体育锻炼，加强肢体的功能训练。

第六节　蛛网膜下隙出血

蛛网膜下隙出血（SAH）是指脑表面血管破裂后大量血液直接流入蛛网膜下隙，又称原发性蛛网膜下隙出血。蛛网膜下隙出血均有急性起病，剧烈头痛，呕吐，颈强、克氏征阳性等脑膜刺激征，血性脑脊液等共同的较典型的临床特点。部分患者可出现意识障碍、精神症状、偏瘫、失语、感觉障碍等。

一、病因

原发性蛛网膜下隙出血的原因很多，其中除动脉瘤、高血压动脉硬化、动静脉畸形 3 个主要原因外，还可由血液病、颅内肿瘤、动脉炎、静脉血栓等多种原因引起，此外，尚有 15% ~20% 原因不明者。确定蛛网膜下隙出血的病因对治疗有重大意义。

1. 颅内动脉瘤

占蛛网膜下隙出血的 50% ~70%。虽可发生于任何年龄，但 80% 发病年龄在 30~60 岁。可有动脉瘤的局灶症状，如动眼神经麻痹、眼球突出、视野缺损、三叉神经痛等，出血量一般较其他病因为多，脑血管痉挛亦较多见，脑血管造影即可明确诊断。但在少数情况下脑血管造影也可显示不出动脉瘤，这是由于瘤颈部有痉挛或瘤颈过于狭小或血块阻塞瘤腔，使造影剂充盈困难所致。

2. 高血压脑动脉粥样硬化

占 SAH 的 5% ~24%。老年人多见，意识障碍多见，而脑膜刺激征轻，多有高血压史，伴发糖尿病、冠心病者较多。

3. 脑血管畸形

占 SAH 的 5% ~10%。属先天性畸形，包括动静脉畸形、海绵状血管瘤、毛细血管扩张症和静脉血管瘤，以动静脉畸形（或动静脉瘤）最常见，好发于青年，93% 位于幕上、7% 位于幕下，以大脑前和大脑中动脉供血区多见。常并发偏瘫等局灶体征和癫痫发作。确诊靠血管造影。

4. 颅底异常血管网症

是由多种原因引起的颅底动脉慢性进行性加重的狭窄闭塞，伴有脑底双侧异常血管网形成特点的脑血管病。SAH 是其常见症状之一，可单独发生，也可与偏瘫（出血或梗死）、癫痫并发。需靠脑血管造影确诊。

5. 其他原因

占 SAH 的 5% ~10%。①出血性疾病如血友病（Ⅷ因子缺乏）、Ⅵ因子缺乏、血小板减少症、抗凝治疗不当等。②白血病和再生障碍性贫血。③各种动脉炎。④静脉血栓形成等。均可通过病史、病前原发病表现与相应实验室检查确诊。

6. 原因不明

占 SAH 的 15% ~20%。是指通过临床和脑血管造影找不到原因的一组 SAH，有人将其称为"非动脉瘤性蛛网膜下隙出血"，并认为其在急性期几乎不发生再出血和脑血管痉挛。呈良性经过，预后较好，CT 仅在中脑环池有少量积血，有时也可波及脚间池或四叠体池，而其他脑池无积血。

二、并发症

1. 再出血

再出血可发生于第一次出血后的任何时间，再出血的原因多为动脉瘤、动静脉畸形、大脑基底异常血管网症的患者。精神紧张、情绪波动、用力排便、剧烈咳嗽、坐起活动、血压过高为常见诱发因素。其临床表现特点为：首次出血后病情稳定或好转情况下，突然再次出现剧烈头痛、呕吐、抽搐发作、昏迷，甚至脑脊液再次呈新鲜红色，脑脊液再次出现大量新鲜红细胞伴中性粒细胞。

2. 脑血管痉挛

发生率为 16%～66%。按发生时间分为早发与晚发性，早发性发生于出血后数十分钟至数小时内，晚发性发生于病程 4～16 d，7～10 d 达高峰，平均持续 2 周。按累及血管范围分为局限性和弥散性多节段性，常涉及大脑前动脉、大脑中动脉、颈内动脉，也可发生于椎—基底动脉系统，病灶侧多于病灶对侧。早发性脑血管痉挛（CVS）多发生于破裂动脉瘤所在动脉，多为单侧局限性 CVS，故有载瘤动脉定位意义；而晚发性 CVS 多为弥散性多节段性，可为单侧或双侧，对载瘤动脉无定位价值。

3. 脑积水

SAH 引起的脑积水分近期与远期脑积水，以远期并发的正常颅内压脑积水较多见，但近期并发的急性脑积水也是不可忽视的并发症。SAH 后急性脑积水是指发病后 1 周内发生的脑积水，发生率为 9%～27%，无特异性临床症状和体征，通常表现为剧烈头痛、呕吐、脑膜刺激征，并可有意识障碍。而正常颅内压脑积水则为 SAH 的远期并发症，系脑池蛛网膜粘连致脑脊液循环受阻及蛛网膜颗粒回收脑脊液减少所致，发生率为 35% 左右，临床表现为进行性智能衰退，步态不稳，锥体束征或锥体外系症状，尿急甚至尿失禁。

4. 丘脑下部损害

SAH 后继发脑水肿、脑血管痉挛、再出血、脑室积血等均可引起丘脑下部不同程度的损害，导致自主神经、内脏功能及代谢紊乱，临床上出现呕吐、呕血、黑便、急性肺水肿、中枢性神经障碍（潮式呼吸）、心电图改变、心律失常、血压变化、高热或大汗、高血糖、尿崩症等，使临床症状更复杂化，病情更加重。

5. 脑梗死

SAH 并发脑梗死见于 SAH 后迟发性 CVS 时，CVS 程度重引起局部血流量小于 18～20 mL/100 g 脑组织，且持续时间过长时可导致脑梗死，个别尚可并发出血性梗死。故对 SAH 患者伴有偏瘫等病灶体征或意识障碍者，应及早做 CT 检查。

6. 癫痫

SAH 并发癫痫发生率 10%～20%，大发作多见，少数为局限性或精神运动性发作。其发生原因与SAH 后弥散性脑血管痉挛、脑血流降低、脑缺氧、脑血肿及病变血管的直接刺激等有关。癫痫发作可作为 SAH 首发症状，应引起注意。

三、辅助检查

1. CT

是诊断 SAH 快速、安全和阳性率较高的检测方法，目前已成为诊断 SAH 的首选辅助检查。SAH 时CT 可显示脑池、脑裂、脑沟局部或广泛性高密度。出血量大则在脑池形成高密度铸型。对 SAH 并发脑内血肿、脑室积血、脑积水、硬膜下血肿等并发症均能清晰显示，此外，CT 增强扫描有可能显示大的动脉瘤和脑血管畸形。

2. MRI

目前已成为诊断 SAH 的重要检测方法。与 CT 相比，其优缺点是：①MRI（MRA）可直接显示动脉瘤影像，尤其对于造影剂难以充盈的血栓性动脉瘤。②对脑血管畸形在显示血管结构方面也优于 CT。③在显示脑血管造影不能发现的隐匿性脑血管畸形方面，明显优于 CT。但在显示并发的颅内血肿方面，

CT 优于 MRI。此外在价格方面 MRI 明显高于 CT。

3. 脑血管造影、DSA 与 MRA

脑血管造影特别是全脑血管造影是显示颅内动脉瘤、脑血管畸形最好的方法。它可将动脉瘤的大小、数量、形态、痉挛及出血等情况都显示出来；对血管畸形也能清晰显示，但由于脑血管畸形血循环快，常规的脑血管造影方法有时捕捉不到良好的摄片，不如 DSA 图像清楚。但 DSA 对颅内动脉瘤由于受颅骨的干扰及血管口径细小，其分辨力不如通常脑血管造影灵敏，然而对术后的动脉瘤和血管畸形检查血管分布情况、通畅情况及手术是否彻底等有独特的优点。MRA 是直接显示脑血管的一种无创性检测方法，对直径 0.3 ~ 1.5 cm 动脉瘤的检出率可达 84% ~ 100%。但目前 MRA 尚不能取代脑血管造影，其主要原因是空间分辨率较差。

4. 腰椎穿刺

长期以来腰椎穿刺是诊断 SAH 的主要手段，但此法容易造成误伤的混淆和偶发脑疝的危险。如今已逐渐被 CT 取代，但尚不能完全取代，因为尚有小部分 SAH 患者，CT 及 MRI 在发病后可无阳性所见，对 CT 阴性的可疑病例，腰椎穿刺仍是重要的补充检查手段；50% 的 SAH 在发病 1 周后 CT 也可无阳性所见，而 MRI 价格昂贵且不普及，对发病 1 周后的 SAH，腰椎穿刺仍是诊断的重要手段。

5. 局部脑血流测定

可做术后预后判定指标；SAH 时 γ-CBF 大多下降，如降低明显，则手术宜延期。

6. 正电子发射断层扫描（PET）、单光子核素断层显像（SPECT）及脑血管多普勒超声（TCD）

可用于 SAH 并发血管痉挛的诊断和预后判断。

四、诊断

不论何种年龄，突然出现剧烈头痛、呕吐和脑膜刺激征，应高度拟诊蛛网膜下隙出血。腰椎穿刺脑脊液呈均匀一致血性、CT 扫描发现蛛网膜下隙有出血高密度影，则可确诊。对于老年人症状不典型时，应及时进行 CT 扫描和腰椎穿刺检查，及早确诊。

五、鉴别诊断

1. 脑出血

往往也可出现头痛、呕吐，但神经系统局灶征更为明显，脑膜刺激征则较轻。

2. 偏头痛

也可出现剧烈头痛、呕吐，甚至可有轻偏瘫，但一般情况较好，病情很快恢复。

3. 颅内感染

各种类型的脑炎和脑膜炎，可出现类似蛛网膜下隙出血的症状、体征，如头痛和脑膜刺激征等，但有引起感染的病史和体征。

六、治疗

急性期的治疗原则是积极防止继续出血，降低颅内压，防止继发性脑血管痉挛，减少并发症，寻找出血原因，治疗原发病，防止复发。

1. 一般处理

绝对卧床休息至少 4 周，避免搬动和过早离床。避免用力大小便，必要时可给予通便剂或留置导尿，防止剧烈咳嗽。头痛、兴奋或情绪激动时给予镇静止痛药。维持血压稳定，有癫痫发作者应给予抗癫痫药。长期卧床者，应预防压疮和深静脉血栓的发生。

2. 脱水治疗

常用甘露醇、呋塞米等。

3. 止血及防止再出血治疗

常用药物：①氨甲苯酸，能直接抑制纤维蛋白溶酶。每次 100 ~ 200 mg 加入 5% 葡萄糖溶液或生理盐水中静脉滴注，每日2~3次，依病情决定用药时程。②6-氨基己酸（EACA），4~6 g溶于100 mL生理盐水或5%~10%葡萄糖溶液中静脉滴注，15~30 min滴完，维持量为每小时1 g，每日量不超过20 g，可连续用3~4 d。③酚磺乙胺，能增加血小板数量，促使其释放凝血活性物质。每次250~500 mg加入5%葡萄糖溶液或生理盐水中静脉滴注，也可肌内注射，每日1~3次，依病情决定用药时程。④巴曲酶，具有凝血酶及类凝血酶作用。急性出血时，可静脉注射，每次2克氏单位（KU），5~10 min生效，持续24 h。非急性出血或防止出血时，可肌内或皮下注射，一次1~2 KU，20~30 min生效，持续48 h。用药次数视情况而定，一日总量不超过8 KU。⑤卡巴克洛，能增加毛细血管对损伤的抵抗力，降低毛细血管的通透性。每次5~10 mg，肌内注射或静脉注射，每日2~4次。依病情决定用药时程。

4. 防止脑动脉痉挛

早期应用钙离子拮抗药尼莫地平20~40 mg，每日3次，连用3周以上。

5. 治疗脑积水

发生急性阻塞性脑积水者，应积极进行脑室穿刺引流和冲洗，清除凝血块。同时应用脱水药。

6. 病因治疗

是防止再出血的有效措施。蛛网膜下隙出血病因明确后，应进行针对性处理。动脉瘤或脑血管畸形者，可视具体情况行介入治疗或手术治疗。

第六章

贫 血

第一节　缺铁性贫血

缺铁性贫血（IDA）是指由于体内贮存铁消耗殆尽、不能满足正常红细胞生成的需要时发生的贫血。在红细胞的产生受到限制之前，体内的铁贮存已耗尽，但还没有贫血，此时称为缺铁。缺铁性贫血的特点是骨髓及其他组织中缺乏可染铁，血清铁蛋白及转铁蛋白饱和度均降低，呈现小细胞低色素性贫血。

一、铁的代谢

铁是人体必需的微量元素，存在于所有细胞内。在体内除主要参与血红蛋白的合成和与氧的输送外，还参加体内的一些生物化学过程，包括线粒体的电子传递、儿茶酚胺代谢及 DNA 的合成。此外，约半数参加三羧酸循环的酶和辅酶均含有铁或需铁的存在。如铁缺乏，将会影响细胞及组织的氧化还原功能，造成人体多方面的功能紊乱。

（一）铁的分布

人体内铁的分布如表 6-1。

表 6-1　正常人体内铁的分布

铁存在的部位	铁含量（mg）	占全部铁（%）
血红素铁	2 000	62.1
贮存铁（铁蛋白及含铁血黄素）	1 000（男）	31.0
	400（女）	
肌红蛋白铁	130	4.0
易变池铁	80	2.5
组织铁	8	0.3
转运铁	4	0.1

正常人体内铁的总量为 3~5 g（男性约为 50 mg/kg，女性约为 40 mg/kg）。其中近 2/3 为血红素铁。血红蛋白内的铁占血红蛋白重量的 0.34%。肌红蛋白、各种酶和辅酶因子中含的铁和血浆中运输的铁是执行生理功能的铁。

1. 血红素铁

血红素铁约占全部铁的 62.1%。血红素的功能是参与血红蛋白的功能，在肺内与氧结合，将氧运送到体内各组织中。

2. 肌红蛋白铁

肌红蛋白铁约占全部铁的 4%。肌红蛋白的结构类似血红蛋白，见于所有的骨骼肌和心肌。肌红蛋白可作为氧贮存所，以保护细胞对缺氧的损伤。

3. 转运铁

转运中的铁是量最少（总量为 4 mg）然而最活跃的部分。转铁蛋白（Tf）每日在 24 h 内至少转运 8 ~ 10 次。转铁蛋白是由肝细胞及单核—巨噬细胞合成的 β_1 球蛋白，相对分子质量为 75 000 ~ 80 000 kD，678 个氨基酸序列已被阐明，基因位于 3 号染色体上。每个转铁蛋白可结合 2 个铁原子（Fe^{3+}）。正常情况下，仅 1/3 转铁蛋白的铁结合点被占据。血浆中所有转铁蛋白结合点构成血浆总铁结合力（TIBC）。转铁蛋白的功能是将铁输送到全身各组织，将暂不用的铁送到贮存铁处。

4. 各种酶及辅酶因子中的铁

包括细胞色素 C、细胞色素 C 氧化酶、过氧化氢酶、过氧化物酶、色氨酸吡咯酶、脂氧化酶等血红素蛋白类以及铁黄素蛋白类，包括细胞色素 C 还原酶、NADH 脱氢酶、黄嘌呤氧化酶、琥珀酸脱氢酶和酰基辅酶 A 脱氢酶等。这部分铁虽然仅 6 ~ 8 mg，含量极少，其功能大多是可逆的转运或接受电子，对每一个细胞的代谢至关重要，是维持生命所需的重要物质。

5. 易变池铁

易变池铁指铁离开血浆进入组织或细胞间，短暂结合于细胞膜或细胞间蛋白的铁容量。正常人易变池中铁的含量为 80 ~ 90 mg，约占全部铁的 2.5%。

6. 贮存铁

包括铁蛋白和含铁血黄素，其功能是贮存体内多余的铁。当身体需要时，铁蛋白内的铁仍可动用为功能铁。

铁蛋白为水溶性的氢氧化铁磷酸化合物与去铁蛋白结合而成。其内部可容纳 2 000 个铁原子。当铁最大饱和时其质量约为 800 kD。去铁蛋白单体分重（H）型和轻（L）型两种。H 型单体摄取铁较 L 型为快，但保留较少。在肝及脾内的去铁蛋白主要是由 L 型单体组成。目前，人类铁蛋白的 H 型单体和 L 型单体的氨基酸序列均已被确定，其染色体位置分别在 11 号染色体及 19 号染色体上，铁蛋白的基因 DNA 位置也已阐明。

含铁血黄素是变性式聚合的铁蛋白，也为水溶性，含铁量占其重量的 25% ~ 30%。含铁血黄素主要存在于单核—巨噬细胞中。如果含铁血黄素大量堆积于体内其他的组织内，会损伤各系统组织的功能。含铁血黄素在显微镜下呈金黄色折光的颗粒或团块状，也可用瑞氏或普鲁士蓝染色。

（二）铁的吸收

正常情况下，人体铁主要来源于食物。多数食物中都含有铁，以海带、木耳、香菇、肝、肉类、血制品及豆类中较丰富。成年人每日应从食物中摄取 1 ~ 2 mg 铁（食物铁的含量应为 10 ~ 20 mg）。铁的吸收部位主要在十二指肠和空肠上段的黏膜。当缺铁时，空肠远端也可以吸收。

铁经肠黏膜上皮的吸收是主动的细胞内运转。但当口服大量铁剂时，铁也可被动地弥散进入肠黏膜。故在误服大量铁剂时，肠道对铁的吸收会失去控制而发生急性铁中毒。极少量的肌红蛋白铁或血红素铁可被直接吸收。大部分的血红蛋白须先经血红素加氧酶分解成铁及四吡咯后才被吸收。非血红素铁以二价的铁离子（Fe^{2+}）形式或与铁螯合物结合（防止铁变成不易溶解的沉淀）而被吸收。这种与铁螯合物结合的铁在进入碱性环境中会重新离解出来而被吸收。

食物进入肠道后，肠道黏膜细胞内的转铁蛋白分泌至肠腔内与食物中的铁结合。铁与转铁蛋白结合后，再与肠黏膜微绒毛上的受体结合而进入肠黏膜细胞。在黏膜细胞内，Fe^{2+} 被铜蓝蛋白及其他亚铁氧化酶氧化为 Fe^{3+} 后，与细胞内的转铁蛋白结合，越过细胞膜进入毛细血管网，剩余部分铁与细胞内的去铁蛋白结合形成铁蛋白，存留于细胞中。3 ~ 5 d 后随肠黏膜细胞的更新脱落而排出体外（图 6-1）。

影响铁吸收的因素有：

（1）体内铁贮存量：当铁的贮存量多时，血浆铁的运转率降低，铁的吸收减少。当铁缺乏时则相反，铁的吸收量增加。当红细胞生成的速度加快时，铁吸收也增加。体内铁贮存量对肠黏膜的调节机制尚不清楚。

（2）胃肠道的分泌：铁在酸性环境中易于保持游离状态，利于被吸收。胃酸有利于食物中铁的游离。胃肠道分泌的黏蛋白及胆汁对铁有稳定和促进吸收的作用。碱性的胰腺分泌液中的碳酸氢盐可与铁形成不易溶解的复合物，不利于铁的吸收。但胰腺分泌的蛋白酶可使铁与蛋白分离，易被吸收。

（3）食物的组成：肉类食物中的肌红蛋白、血红蛋白经蛋白酶消化后，游离出的血红素铁可以直接进入肠黏膜细胞。蛋白质类食物分解后的氨基酸、酰胺及胺类均可与铁形成易于溶解的亚铁（Fe^{2+}）螯合物，使铁易被吸收。而蔬菜及谷类食物中的铁多为高铁（Fe^{3+}），易与植物中的植酸、草酸、磷酸等结合形成不溶解的铁复合物，不易被吸收。故在食谱中应有一定量的肉类，以利于铁的吸收。

（4）药物的影响：还原剂如维生素 C、枸橼酸、乳酸、丙酸及琥珀酸等均可使 Fe^{3+} 还原成 Fe^{2+} 以利于吸收。氧化剂、磷酸盐、碳酸盐及某些金属制剂（如铜、镓、镁）均可延缓铁的吸收。

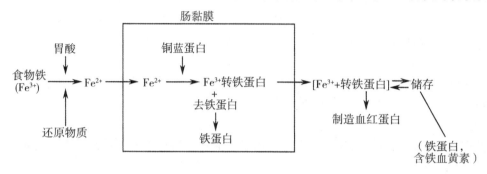

图 6-1　铁代谢示意图

（三）铁的运转

进入血浆中的铁，与转铁蛋白结合后被带到骨髓及其他组织中去。血浆转铁蛋白是由肝细胞合成的 β_1 球蛋白，在血浆中的半衰期为 8～10.4 d。血中浓度为 2.5 g/L。转铁蛋白在氨基酸及碳酸盐的协同作用下，当 pH >7 时才能与铁结合。每个转铁蛋白有两个结合铁的位点，可结合 1 个或 2 个铁离子（Fe^{3+}）。带高铁的转铁蛋白在幼红细胞表面与转铁蛋白受体（TfR）结合，通过胞饮作用进入细胞内。在 pH 条件改变成酸性（pH = 5）时，再度还原成 Fe^{2+}，与转铁蛋白分离。Fe^{2+} 在线粒体上与原卟啉、珠蛋白合成血红蛋白，多余的铁以铁蛋白形式存于细胞内，可用亚铁氰化钾染成蓝色，这类幼红细胞称为铁粒幼细胞。与铁分离后的转铁蛋白及转铁蛋白受体接着被排出细胞外（图 6-2）。转铁蛋白回到血浆后可再度行使转运铁的功能。转铁蛋白携带的是单铁或双铁，钙离子、细胞磷酸化、细胞膜的胆固醇含量均可影响转铁蛋白与转铁蛋白受体的结合。

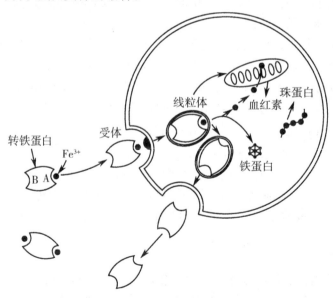

图 6-2　幼红细胞与铁结合及形成血红蛋白示意图

转铁蛋白受体（TfR）是一种细胞膜受体，在调节细胞铁的摄取中发挥着关键的作用。正常人80%以上的 TfR 存在于骨髓红系细胞上，红系各阶段细胞所表达的 TfR 数各不相同。原红细胞上可有80万个 TfR，到网织红细胞逐渐减少到每个细胞上只有10万个，成熟红细胞上则无 TfR。TfR 是由二硫键连接的双链跨膜糖蛋白，相对分子质量约为 18 kD。其基因位于第3号染色体的长臂。TfR 与转铁蛋白的亲和力，与转铁蛋白所结合的铁原子数量和 pH 有关。当 pH 为7时，转铁蛋白结合两个铁原子，TfR 对转铁蛋白的亲和力最大。

目前已知参与对 TfR 调节的因素如下。

（1）细胞的分化状态：干细胞较少表达 TfR。BFU-E 和 CFU-E 所表达的 TfR 均较少，而 CFU-E 的 TfR 较 BFU-E 为多。在细胞内出现血红蛋白合成后，TfR 明显增多，到红细胞成熟后，就全部消失。

（2）细胞内的血红素含量：在细胞内游离血红素含量增高时，可抑制 TfR 的表达。反之，则 TfR 的表达增加。

（3）细胞内的铁代谢：细胞内的铁调节蛋白（包括铁反应元件结合蛋白 IRP-1、IRP-2、铁调节因子、铁抑制蛋白和 p90）为 mRNA 结合蛋白，能调节细胞内 TfR、铁蛋白和其他重要铁代谢蛋白。这些蛋白均已被离析、纯化和鉴定，氨基酸序列及基因定位已被确定。

当细胞内铁过多时，胞质内的铁调节因子（IRF）与 TfR mRNA 3′译区的铁反应元件（IRE）亲和力下降，TfR mRNA 的降解增加，细胞内 TfR mRNA 减少，TfR 合成减少，使细胞摄取铁减少；当细胞处于铁缺乏时，TfR 与 IRE 结合增强，使 TfR mRNA 稳定，不被降解，TfR mRNA 数量增加，TfR 合成增多，细胞摄取铁增加（图6-3）。

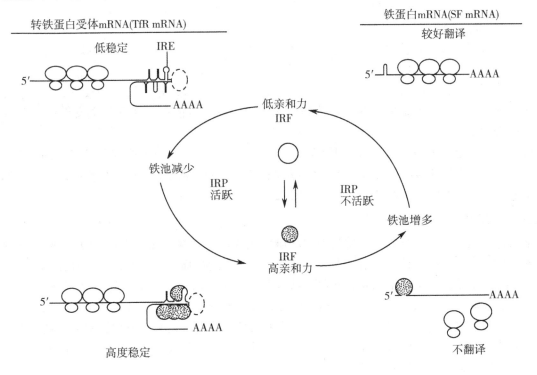

图6-3 细胞内铁代谢的调节示意图

目前对 IRF 与 IRE 结合后如何稳定 TfR mRNA，避免被降解，以及细胞内铁如何调节 IRF 的机制尚不十分清楚。

当红细胞衰老后，从红细胞中释放出来的铁80%以上可被重新再利用。

（四）铁吸收及利用的调控

正常成年人每日约产生 2×10^{11} 个红细胞，需要的铁量 > 20 mg。每日从肠道吸收的铁仅 1 ~ 2 mg，远不能满足需要。产生红细胞所需的铁主要来源于单核—巨噬细胞吞噬的衰老红细胞。多年来，对于铁在肠道吸收、储备及利用的调控机制不是太清楚。近年的研究认为，海帕西啶（肝细胞产生的肽类激素）可能是机体铁储备及循环可利用铁的生理调控因子。实验证实可通过调整肠道铁的吸收以控制体内的铁量，并通过影响巨噬细胞内铁的供给以促进红细胞的生成。

（五）铁的贮存

铁以铁蛋白和含铁血黄素的形式贮存在骨髓、肝和脾的单核巨噬细胞中。在铁代谢平衡的情况下，每日进入和离开贮存池的铁量很少。铁蛋白的铁（Fe^{3+}）当机体需要时，先还原成 Fe^{2+}，与络合剂结合后，从铁蛋白中释放出来。当体内铁负荷过多时，则以含铁血黄素的形式存在。含铁血黄素内的铁以缓慢而不规则的方式重新返回细胞内铁代谢循环。

铁蛋白的合成也受 IRF（铁调节因子）的协调，当体内铁减少时，IRF 与铁蛋白 mRNA 上的 IRE（铁反应元素）结合，使铁蛋白 mRNA 停止运转，铁蛋白的合成减少（铁贮存减少），以扩大细胞内铁的利用。反之，当体内铁过多时，铁蛋白的合成增加（图 6-3）。

（六）铁的排泄

铁每日主要随胃肠道上皮细胞、胆汁等排出，泌尿生殖道及皮肤、汗液、脱落细胞也可丢失极少量的铁，总量约为 1 mg。生育年龄妇女平均每日排出的铁为 1.5～2 mg。

二、病因

人体内的铁是呈封闭式循环的。正常情况下，铁的吸收和排泄保持着动态的平衡，人体一般不会缺铁，只在需要增加、铁的摄入不足及慢性失血等情况下造成长期铁的负平衡才致缺铁。

造成缺铁的病因可分为铁摄入不足和铁丢失过多两大类。

（一）铁摄入不足

最常见的原因是食物中铁的含量不足、偏食或吸收不良。食物中的血红素铁容易被吸收，且不受食物组成及胃酸的影响。非血红素铁则需要先变成 Fe^{2+} 才能被吸收。蔬菜、谷类、茶叶中的磷酸盐、植酸、丹宁酸等可影响铁的吸收。成年人每日铁的需要量为 1～2 mg。男性每日 1 mg 即够，生育年龄的妇女及生长发育的青少年铁的需要增多，应为每日 1.5～2 mg。如膳食中铁含量丰富而体内贮存铁量充足，一般极少发生缺铁。

造成铁摄入不足的其他原因是药物或胃肠疾病影响了铁的吸收，某些金属如镓、镁的摄入，制酸剂中的碳酸钙和硫酸镁，溃疡病时服用的 H_2 受体抑制药等，均可抑制铁的吸收。萎缩性胃炎、胃及十二指肠手术后胃酸减少影响铁的吸收等，均是造成铁摄入不足的原因。

（二）铁丢失过多

正常人每日从胃肠道、泌尿道及皮肤上皮细胞中丢失的铁约为 1 mg。妇女在月经期、分娩和哺乳时有较多的铁丢失。临床上铁丢失过多在男性常是由于胃肠道出血，而女性则常是月经过多。

胃肠道出血常见原因是由于膈疝、食管静脉曲张、胃炎（药物及毒素引起）、溃疡病、溃疡性结肠炎、痔、动静脉畸形、息肉、憩室炎、肿瘤及钩虫感染。酗酒、服用阿司匹林及类固醇和非类固醇抗炎药，以及少见的血管性紫癜、遗传性毛细血管扩张症及坏血病等，也常会有胃肠道的小量慢性失血。

其他系统的出血，见于泌尿系肿瘤、子宫肌瘤、反复发作的阵发性睡眠性血红蛋白尿症和咯血，止血凝血障碍性疾病或服用抗凝血药等。

此外，妊娠期平均失血 1 300 mL（约 680 mg 铁）需每日补铁 2.5 mg。在妊娠的后 6 个月，每日需要补铁 3～7 mg。哺乳期铁的需要量每日增加 0.5～1 mg。如补充不足均会导致铁的负平衡。如多次妊娠则铁的需要量更要增加。

献血员每次献血 400 mL 约相当于丢失铁 200 mg。约 8% 的男性献血员及 23% 女性献血员的血清铁蛋白降低。如在短期内多次献血，情况会加重。

三、发病机制

铁是人体必需的微量元素，存在于所有生存的细胞内。铁除参与血红蛋白合成外，还参加体内的一些生物化学过程，包括线粒体的电子传递、儿茶酚胺代谢及 DNA 的合成。已知多种酶需要铁，如过氧化物酶、细胞色素 C 还原酶、琥珀酸脱氢酶、核糖核酸还原酶及黄嘌呤氧化酶等蛋白酶及氧化还原酶中都有铁。如缺乏，将影响细胞的氧化还原功能，造成多方面的功能紊乱。

含铁酶的活性下降，影响细胞线粒体的氧化酵解循环，使更新代谢快的上皮细胞角化变性，消化系统黏膜萎缩，胃酸分泌减少。缺铁时，骨骼肌中的 α 磷酸甘油脱氢酶减少，易引起运动后乳酸堆积增多，使肌肉功能及体力下降。含铁的单胺氧化酶对一些神经传导剂（如多巴胺、去甲肾上腺素及 5-羟色胺等）的合成、分解起着重要的作用。缺铁时，单胺氧化酶的活性降低，可使神经发育及智力受到影响。缺铁时过氧化氢酶和谷胱甘肽过氧化物酶活性降低，易致细胞膜氧化损伤，红细胞的变形性差，寿命缩短。此外，缺铁时血小板的黏附功能降低，抗凝血酶Ⅲ和纤维蛋白裂解物增加，严重时可影响止血功能。

发育中的红细胞需要铁、原卟啉和珠蛋白以合成血红蛋白，血红蛋白合成不足可造成低色素性贫血。

关于缺铁与感染的关系，目前尚有不同的看法。缺铁时巨噬细胞功能和脾自然杀伤细胞活性明显有障碍；中性粒细胞的髓过氧化物酶和氧呼吸爆发功能降低；淋巴细胞转化和移动抑制因子的产生受阻，细胞免疫功能下降。但另有人强调铁也是细菌生长所需，认为缺铁对机体有一定的保护作用。铁丰富较铁缺乏时更易发生感染。

四、临床表现

缺铁性贫血的临床表现是由贫血、缺铁的特殊表现及造成缺铁的基础疾病所组成。

（一）症状

贫血的发生是隐伏的。症状进展缓慢，患者常能很好地适应，并能继续从事工作。贫血的常见症状是头晕、头痛、乏力、易倦、心悸、活动后气短、眼花、耳鸣等。

（二）特殊表现

缺铁的特殊表现有口角炎、舌乳突萎缩、舌炎，严重的缺铁可有匙状指甲（反甲），食欲减退、恶心及便秘。欧洲的患者常有吞咽困难、口角炎和舌异常，称为缺铁性吞咽困难综合征（Plummer-Vinson综合征），这种综合征可能与环境及基因有关。吞咽困难是由于在下咽部和食管交界处有黏膜网形成，偶可围绕管腔形成袖口样结构，束缚着食管的开口。常需要手术破除这些网或扩张狭窄，单靠铁剂的补充无济于事。

（三）非贫血症状

缺铁的非贫血症状表现：儿童生长发育迟缓或行为异常，表现为烦躁、易怒、上课注意力不集中及学习成绩下降。异食癖是缺铁的特殊表现，也可能是缺铁的原因，其发生的机制不清楚。患者常控制不住地仅进食一种"食物"，如冰块、黏土、淀粉等。铁剂治疗后可消失。

（四）体征

体征除皮肤黏膜苍白，毛发干枯，口唇角化，指甲扁平、失去光泽、易碎裂，约18%的患者有反甲，约10%缺铁性贫血患者脾轻度肿大，其原因不清楚，患者脾内未发现特殊的病理改变，在缺铁纠正后可消退。少数严重贫血患者可见视网膜出血及渗出。

五、辅助检查

（一）血常规

呈现典型的小细胞低色素性贫血。红细胞指数改变的程度与贫血时间和程度相关。红细胞宽度分布（RDW）在缺铁性贫血的诊断中意义很难定，正常为 $13.4\% \pm 1.2\%$，缺铁性贫血为 16.3%（或 $> 14.5\%$），特殊性仅为 $50\% \sim 70\%$。血片中可见红细胞染色浅淡，中心淡染区扩大，大小不一。网织红细胞大多正常或轻度增多。白细胞计数正常或轻度减少，分类正常。血小板计数在有出血者常偏高，在婴儿及儿童中多偏低。

（二）骨髓象

骨髓检查不一定需要，除非是需要与其他疾病的贫血相鉴别时。骨髓涂片表现增生活跃，幼红细胞明显增生。早幼红及中幼红细胞比例增高，染色质颗粒致密，胞质少，血红蛋白形成差。粒系和巨核细胞系正常。铁粒幼细胞极少或消失。细胞外铁缺如。

（三）生化检查

1. 血清铁测定

血清铁降低 [< 8.95 μmol/L（50 μg/dl）]，总铁结合力增高 [> 64.44 μmol/L（360 μg/dL）]，故转铁蛋白饱和度降低。由于血清铁的测定波动大，影响因素较多，在判断结果时，应结合临床考虑。在妇女月经前 2~3 d、妊娠的后 3 个月，血清铁和总铁结合力均会降低，但不一定表示缺铁。

2. 血清铁蛋白测定

血清铁蛋白低于 14 μg/L。但在伴有炎症、肿瘤及感染时可以增高，应结合临床或骨髓铁染色加以判断。缺铁性贫血患者骨髓红系细胞内及细胞外铁染色均减少或缺如。

3. 红细胞游离原卟啉（FEP）测定

FEP 增高表示血红素合成有障碍，用它反映缺铁的存在，是较为敏感的方法。但在非缺铁的情况如铅中毒及铁粒幼细胞贫血时，FEP 亦会增高。应结合临床及其他生化检查考虑。

4. 红细胞铁蛋白测定

用放射免疫法或酶联免疫法可以测定红细胞碱性铁蛋白，可反映体内铁贮存的状况，如 < 6.5 μg/红细胞，表示铁缺乏。此结果与血清铁蛋白相平行，受炎症、肿瘤及肝病的影响较小是其优点，但操作较复杂，尚不能作为常规使用。

（四）其他检查

为明确贫血的病因或原发病，尚需进行：多次大便隐血、尿常规检查，必要时还应进一步查肝、肾功能，行胃肠 X 线检查、胃镜检查及相应的生化、免疫学检查等。

六、诊断

仔细询问及分析病史，加上体格检查可以得到诊断缺铁性贫血的线索，确定诊断还须有实验室证实。临床上将缺铁及缺铁性贫血分为缺铁、缺铁性红细胞生成及缺铁性贫血 3 个阶段。其诊断标准分别如下。

1. 缺铁或称潜在缺铁

此时仅有体内贮存铁的消耗。符合（1）再加上（2）或（3）中任何一条即可诊断。

（1）有明确的缺铁病因和临床表现。

（2）血清铁蛋白 < 14 μg/L。

（3）骨髓铁染色显示铁粒幼细胞 < 10% 或消失，细胞外铁缺如。

2. 缺铁性红细胞生成

指红细胞摄入铁较正常时减少，但细胞内血红蛋白的减少尚不明显。符合缺铁的诊断标准，同时有以下任何一条者即可诊断。

（1）转铁蛋白饱和度 < 15%。

（2）红细胞游离原卟啉 > 0.9 μmol/L。

3. 缺铁性贫血

红细胞内血红蛋白减少明显，呈现小细胞低色素性贫血。诊断依据是：

（1）符合缺铁及缺铁性红细胞生成的诊断。

（2）小细胞低色素性贫血。

（3）铁剂治疗有效。

七、鉴别诊断

主要与其他小细胞低色素性贫血相鉴别。

1. 珠蛋白生成障碍性贫血（地中海贫血）

常有家族史，血片中可见多数靶形红细胞，血红蛋白电泳中可见胎儿血红蛋白（HbF）或血红蛋白 A_2（HbA_2）增加。患者的血清铁及转铁蛋白饱和度、骨髓可染铁均增多。

2. 慢性病贫血

血清铁虽然降低，但总铁结合力不会增加或有降低，故转铁蛋白饱和度正常或稍增加。血清铁蛋白常有增高。骨髓中铁粒幼细胞数量减少，巨噬细胞内铁粒及含铁血黄素颗粒明显增多。

3. 铁粒幼细胞贫血

临床上不多见。好发于老年人。主要是由于铁利用障碍。常为小细胞正色素性贫血。血清铁增高而总铁结合力正常，故转铁蛋白饱和度增高。骨髓中铁颗粒及铁粒幼细胞明显增多，可见到多数环状铁粒幼细胞。血清铁蛋白的水平也增高。

八、治疗

（一）病因治疗

应尽可能地去除导致缺铁的病因，单纯的铁剂补充只能使血常规恢复。如对原发病忽视，不能使贫血得到彻底的治疗。

（二）铁剂的补充

铁剂的补充治疗以口服为宜，每日补充元素铁 150~200 mg 即可。常用的是亚铁制剂（琥珀酸亚铁或富马酸亚铁）。于进餐时或餐后服用，以减少药物对胃肠道的刺激。铁剂忌与茶同服，否则易与茶叶中的鞣酸结合成不溶解的沉淀，不易被吸收。钙盐及镁盐也可抑制铁的吸收，应避免同时服用。

患者服铁剂后，自觉症状可以很快消失。网织红细胞一般于服后 3~4 d 上升，7 d 左右达高峰。血红蛋白于 2 周后明显上升，1~2 个月后达正常水平。在血红蛋白恢复正常后，铁剂治疗仍需继续进行，待血清铁蛋白恢复到 50 μg/L 再停药。如果无法用血清铁蛋白监测，则应在血红蛋白恢复正常后，继续服用铁剂 3 个月，以补充体内应有的贮存铁量。

如果患者对口服铁剂不能耐受，不能吸收或失血速度快须及时补充者，可改用胃肠外给药。常用的是右旋糖酐铁或山梨醇铁肌内注射。治疗总剂量的计算方法是：所需补充铁 mg 数 = （150 - 患者 Hb g/L）×3.4（按每 1 000 g Hb 中含铁 3.4 g）×体重（kg）×0.065（正常人每千克体重的血量约为 65 mL）×1.5（包括补充贮存铁）。上述公式可简化为：所需补充铁的 mg = （150 - 患者 Hb g/L）×体重（kg）×0.33。首次给注射量应为 50 mg，如无不良反应，第 2 次可增加到 100 mg，以后每周注射 2~3 次，直到总剂量用完。有 5%~13% 的患者于注射铁剂后可发生局部肌肉疼痛、淋巴结炎、头痛、头晕、发热、荨麻疹及关节痛等，多为轻度及暂时的。偶尔（约 2.6%）可出现过敏性休克，会有生命危险，故给药时应有急救设备（肾上腺素、氧气及复苏设备等）。

九、预后

缺铁性贫血的预后取决于原发病是否能治疗。治疗原发病、纠正饮食习惯及制止出血后，补充铁剂治疗可使血红蛋白较快地恢复正常。如治疗不满意，失败的原因常为：①诊断错误，贫血不是由缺铁所致。②并发慢性疾病（如感染、炎症、肿瘤或尿毒症等）干扰了铁剂的治疗。③造成缺铁的病因未消除，铁剂的治疗未能补偿丢失的铁量。④同时合并有叶酸或维生素 B_{12} 缺乏，影响血红蛋白的恢复。⑤铁剂治疗中的不恰当（包括每日剂量不足，疗程不够，未注意食物或其他药物对铁吸收的影响等）。

十、预防

缺铁性贫血大多是可以预防的。主要是重视营养知识教育及妇幼保健工作，如改进婴儿的喂养，提倡母乳喂养和及时添加辅食，妊娠期及哺乳期妇女适当补充铁剂等；在钩虫流行区应进行大规模的寄生虫防治工作；及时根治各种慢性消化道出血的疾病等。

第二节　慢性病贫血

慢性病贫血（ACD），也被称为"炎症性贫血"（AI），发病率仅次于缺铁性贫血，其特点是血清铁浓度降低、转铁蛋白水平正常或降低，铁蛋白水平正常或升高。ACD 的机制是细胞因子对红细胞生成抑制所致。在这些细胞因子中，IL-6 起着重要作用。原发病的有效治疗是纠正 ACD 的最主要手段，在原发病无法缓解的情况下，促红细胞生成素（EPO）的治疗可部分纠正 ACD。

一、概述

慢性病贫血是指伴发于慢性感染、炎症及一些肿瘤的轻至中度的贫血，常常表现为正细胞、正色素性贫血，但有时也可表现为轻度低色素、小细胞性贫血，血清铁浓度降低，总铁结合力及转铁蛋白水平正常或降低，铁蛋白水平常常升高以及红细胞生成减少。由于其病理生理过程主要是炎症介导，目前更多的称为炎症性贫血（AI）。

早在 19 世纪初期，有学者发现结核病患者常常伴面色苍白，这是有关慢性感染与贫血关系的最早报道，甚至早于血细胞数目的测定。后来红细胞数量的测定证实了炎症与贫血的相关性，首先提出了"感染性贫血"这一名称。随后发现除感染性疾病外，一些结缔组织病及恶性肿瘤也可并发类似的贫血，因此提出"简单慢性贫血"和"慢性病贫血"（ACD）的名称。ACD 被广泛采纳并沿用至今。

临床发现并非所有慢性疾病均并发贫血（如高血压），一些不并发慢性疾病的老年患者也可出现相类似的贫血，而一些急性疾病（尤其是重症）可在短时间内出现原发病无法解释的贫血。目前已了解的 ACD 发病机制是与炎性细胞因子相关，故有学者提出新的名称"炎症性贫血"。一方面解释了 ACD 的病理生理学特点，另一方面包括了上述的老年性贫血及重症患者的急性贫血。

因全球范围内感染和慢性炎性疾病的高发，以及发达国家恶性肿瘤的高发，使 ACD 的发病率列贫血的第 2 位，仅次于缺铁性贫血。ACD 是住院患者中最常见的贫血类型，临床上伴发 ACD 的常见病因见表 6-2。

表 6-2　ACD 常见病因及发生率

ACD 病因	具体疾病	发生率
感染	病毒：如 HIV/AIDS 等	18% ~95%
	细菌：如结核、脓肿、感染性心内膜炎、骨髓炎等	
	寄生虫：如疟疾等	
肿瘤	血液系统肿瘤：如多发性骨髓瘤，淋巴瘤等一些实体肿瘤	30% ~77%
急性/慢性炎症	自身免疫病：如类风湿关节炎、系统性红斑狼疮、血管炎、结节病、炎性肠病等	8% ~71%
	实体瘤移植后慢性排异反应	
	慢性肾病/透析	
	重症，创伤/烧伤	
细胞因子调节异常	老年人贫血	30% ~40%

二、发病机制

ACD 的发病机制目前并不完全清楚（表 6-3）。在慢性疾病过程中，ACD 主要引起机体红细胞生成障碍，不能补偿机体对红细胞的需求。但这种障碍只是轻度的，所以导致的贫血也只是轻到中度。核心的问题是，什么因素导致红细胞生成障碍，铁又是如何被扣留在巨噬细胞和肝细胞中，不能被充分利用。

表6-3 ACD发病机制及其影响因素

ACD机制	核心步骤	机制	细胞通路	系统表现
铁代谢异常	TNF-α	铁蛋白转录增加	增加网状内皮系统（RES）内铁储备	血清铁降低，铁蛋白增高
	IL-1	TNF-α介导红细胞寿命缩短	不明（可能通过自由基破坏红细胞途径）	吞噬红细胞
	IL-6	诱导铁蛋白转录及翻译	增加RES内铁储备	血清铁降低，铁蛋白增高
		刺激铁调素（hepcidin）产生	hepcidin使铁吸收及铁从巨噬细胞外运减少	血清铁降低
	干扰素（IFN-γ）或LPS	刺激二价金属转运蛋白（DMT-1）合成；下调ferroportin表达	增加铁吸收并抑制铁在巨噬细胞循环（如来源于吞噬红细胞）	血清铁降低
	IL-10	诱导转铁蛋白受体表达；刺激铁蛋白翻译	促进转铁蛋白结合铁在巨噬细胞的吸收和储存	血清铁降低，铁蛋白增高
	红细胞吞噬	TNF-α导致红细胞破坏的增加，从而红细胞半衰期缩短	再循环的铁限制于巨噬细胞中	血清铁降低，贫血
红系造血削弱	IFN-γ、IL-1及TNF-α	抑制红系集落形成单位（CFU-E）、红系爆式集落形成单位（BFU-E）的增殖和分化	诱导凋亡，下调EPO受体（EPOR）表达，降低干细胞生长因子（SCF）	贫血合并网织细胞正常或降低
		铁滞留在RES中导致血清铁降低	铁限制性造血	贫血合并原卟啉增加
		诱导NO产生	红细胞氨基乙酰丙酸合成酶降低	贫血合并乙酰丙酸升高
	α-抗胰蛋白酶	减少红系细胞铁吸收	BFU-E及CFU-E增殖下降	贫血
	肿瘤细胞或微生物	骨髓浸润	造血干祖细胞被取代	贫血或全血细胞减少，或二者皆有
		产生可溶性介质	局部炎症及细胞因子、自由基产生	贫血或全血细胞减少，或二者皆有
		消耗维生素	抑制造血干祖细胞	叶酸或钴胺缺乏
	血清铁降低	细胞因子介导铁储留在RES中、铁吸收减少	血红素合成削弱，对EPO反应受损及CFU-E增殖减少	贫血
EPO反应钝化	EPO缺乏	IL-1及TNF-α抑制EPO产生	EPO转录减少，自由基介导的损伤EPO分泌细胞	血清EPO降低
	血清铁降低	因铁利用受限，导致干祖细胞对EPO反应降低	血红素产生障碍，红系增殖障碍	贫血、血清铁降低
	IFN-γ、IL-1及TNF-α	削弱红系干祖细胞对EPO的反应	减少CFU-E中EPO受体的表达；通过细胞因子及自由基破坏红系干祖细胞，可能干扰EPO信号传导	贫血

三、辅助检查

ACD患者伴随的轻至中度贫血症状常常被原发疾病的临床表现所覆盖。而且血红蛋白浓度在7~11 g/dL可不出现相关症状。但处于严重呼吸功能不全、发热及衰弱的患者贫血导致的携氧能力下降常常加重前期症状。常规查体难以发现相关体征，因此诊断需依赖实验室检查。

1. 红细胞及网织红细胞

ACD 通常表现为轻至中度（血红蛋白浓度 70~110 g/L）的正色素、正细胞性贫血，当疾病加重或者病程延长时可演变成小细胞低色素性贫血。网织红细胞绝对计数通常正常或者轻度升高。

2. 铁相关指标

血清铁及总铁结合力降低、铁蛋白升高是 ACD 特征性表现。血清铁半衰期为 90 min，变化迅速，可在感染开始或者严重炎症反应数小时后出现。总铁结合力常常反映出转铁蛋白水平，转铁蛋白水平半衰期 8~12 d，变化较血清铁缓慢，在 ACD 中可正常或轻度降低。

血清铁蛋白水平反映铁储备，在 ACD 中升高，在缺铁性贫血（IDA）中降低，对鉴别两种疾病很有帮助。但是铁蛋白是一种急性反应蛋白，在炎症刺激后升高，受疾病状态影响较大，且长时间 ACD 的患者可出现铁储备下降，并发缺铁性贫血。ACD 中如果铁蛋白浓度 <60 μg/L 被认为并发缺铁性贫血。

可溶性转铁蛋白受体是转铁蛋白膜受体片段的分解产物，当铁供给减少时升高（IDA），而在 ACD 中因为合并炎症因子的负调节作用则正常或减少。可溶性转铁蛋白受体与铁蛋白对数值（log 铁蛋白）的比值对鉴别 ACD、IDA 及二者合并较铁蛋白鉴别的价值更大，<1 提示 ACD、当 >2 提示存在 IDA。

3. 骨髓铁染色

骨髓穿刺或者活检对诊断 ACD 很有帮助，但很少作为常规检查手段。总的来说，除相关原发病骨髓受累外，骨髓细胞形态学多正常。而铁染色的铁分布对鉴别 IDA 则有帮助。IDA 中铁粒幼细胞及巨噬细胞内均缺铁，而 ACD 中铁粒幼细胞数量减少，但巨噬细胞内铁粒增多。尽管铁染色可作为鉴别 ACD 及 IDA 的金标准，但临床上因铁蛋白测定的便利性，骨髓穿刺属有创检查，这使铁染色很少作为常规检查手段。

表 6-4 显示了鉴别 ACD、IDA 或二者同时存在时常用的实验室指标。

表 6-4　ACD、IDA 及二者同时存在时的实验室指标

指标	ACD	IDA	二者合并
血清铁	↓（常 >50 μg/L）	↓（<50 μg/L）	↓
转铁蛋白浓度	↓或正常	↑	↓
转铁蛋白饱和度	↓（>16%）	↓（<15%）	↓
总铁结合力	↓	↑	正常或↓
铁蛋白	正常或↑	↓	↓或正常
可溶性转铁蛋白受体	正常	↑	正常或↑
可溶性转铁蛋白受体/log 铁蛋白	低（<1）	高（>2）	高（>2）
骨髓铁染色	巨噬细胞内铁↑	↓	正常或↓
细胞因子水平	升高	正常	升高

4. EPO 测定

ACD 需根据贫血的严重程度来决定是否测量 EPO 浓度。血红蛋白水平在 100 g/L 以下才需要监测 EPO 水平，因为在此之上 EPO 有一定的代偿范围。EPO 水平可作为 ACD 治疗疗效的参考标准，有学者通过测量肿瘤非化疗患者接受 EPO 治疗 2 周后的 EPO 及铁蛋白浓度，提出如分别高于 100 U/L 及 400 ng/mL 则提示对 EPO 治疗无反应，但这一结果对化疗的患者不适用。

5. 铁调素（hepcidin）测定

自 2000 年分别从尿液及血透置换液中发现 hepcidin 以后，很多中心开始测量血液或尿液的 hepcidin 含量。尿 hepcidin 含量在 ACD 中明显高于正常人或 IDA 患者，可有效将二者鉴别。血清 hepcidin 浓度对二者鉴别意义不大，可能与 hepcidin 快速清除、血液浓度不稳定有关。肾功能不全的患者中血 hepcidin 前体（pro-hepcidin）浓度与 ACD 相关。尽管目前 hepcidin 测量尚未应用于常规诊断，但其有广泛的应用价值。

四、诊断

根据患者基础疾病、贫血及相关铁代谢指标检查，可诊断ACD。国内制定的ACD诊断依据为：

（1）临床表现：①轻至中度贫血。②常伴随慢性感染、炎症或肿瘤。

（2）实验室检查：①多为正细胞正色素性贫血，30%~50%可为小细胞低色素性贫血，但MCV很少<72 fl。②网织红细胞正常。③骨髓铁染色提示铁粒幼细胞减少，巨噬细胞内铁粒增多。④红细胞游离原卟啉增多。⑤血清铁及总铁结合力均降低，转铁蛋白饱和度正常或稍低，通常16%~30%。⑥血清铁蛋白升高。

诊断ACD时需先排除这些慢性疾病并发的失血、溶血及药物导致的骨髓抑制等因素。

五、鉴别诊断

1. 感染、炎症及肿瘤导致的贫血

在这3类患者中，药物可导致骨髓抑制，或者诱发溶血性贫血。当骨髓被细胞毒药物抑制或者非特异性毒性反应时，血清铁升高，网织红细胞计数降低。溶血性贫血时网织红细胞、非结合胆红素及LDH升高，血清结合珠蛋白降低。

2. 慢性失血导致的贫血

慢性失血导致铁储备丢失、血清铁降低、铁蛋白降低但转铁蛋白升高。尽管ACD铁蛋白多升高，但并发慢性失血时铁蛋白可降低，需积极发现出血部位，例如是否静脉抽血过多（医源性）或月经失血等。多次检查大便隐血以除外消化道出血。当发现出血部位时口服或者静脉补铁治疗有效，可证实为ACD并发IDA。

3. 肾功能不全导致的EPO缺乏性贫血

尿毒症患者血清铁水平正常或升高，但同时血肌酐也升高可明确诊断。肾衰竭导致的炎症状态可并发出现ACD对EPO治疗抵抗，炎症状态时ESR及CRP升高。

4. 内分泌异常导致的贫血

包括甲状腺功能减低、甲状腺功能亢进、睾丸功能衰竭或者糖尿病，可导致慢性正细胞、正色素性贫血。不同于ACD或者IDA，内分泌异常患者血清铁可正常。

5. 骨髓中肿瘤细胞浸润导致的贫血

贫血可在恶性肿瘤，尤其在恶性淋巴瘤病情进展中出现，并可有血清铁正常或升高。骨髓受累时血涂片通常发现异常红细胞、泪滴状红细胞、幼红细胞以及不成熟髓系细胞，骨髓涂片可确定诊断。但骨髓受累时多伴随有ACD。

6. 轻微的地中海贫血

是某些地区贫血常见的原因，可与ACD相混淆。地中海贫血时小红细胞数目增多且持续终身，且贫血严重程度常常超过ACD。

7. 稀释性贫血

妊娠及严重血浆蛋白增多（如高球蛋白血症、多发性骨髓瘤等）可出现稀释性贫血。

六、治疗

（一）治疗的合理性

ACD需要治疗的条件有两个：第一，贫血对机体造成伤害，需要心脏代偿性提高心排血量以维持组织氧供；第二，贫血是一些疾病的不良预后指标。ACD中，中度贫血是需要治疗的，尤其是65岁以上、合并单个或多个危险因素（如冠心病、肺病及慢性肾病）的患者。贫血纠正后输血减少、血红蛋白升高，患者的生活质量可相应提高。

在肿瘤、慢性肾病及充血性心力衰竭患者中贫血是预后相对不佳的指标。一项10万名透析患者的回顾性分析中，血红蛋白低于80 g/L组较100~110 g/L组死亡OR值升高1倍；在先<30%、后逐渐

发展超过30%组与开始即 HCT > 30%组的 OR 值相当。但是，不是贫血被完全纠正的患者预后最好，而是 HCT 33% ~ 36%组的透析患者死亡风险最低。这一证据随后被慢性肾病及肿瘤患者采纳，推荐 Hb 水平控制在110～120 g/L 为合适范围。

（二）治疗选择

ACD 首先需要治疗基础疾病，如类风湿关节炎患者采用抗 TNF-α 受体。同时需去除引起贫血的其他因素，例如消化道出血、营养性贫血、溶血性贫血以及药物不良反应等。如果原发病无法根治而贫血症状明显时需采取相应治疗手段（表6-5）。

表6-5　除治疗原发病外 ACD 的其他治疗选择

治疗类型	指征	典型表现	风险及不良反应	获益
输血	心肌缺血	Hb < 100 g/L	感染	迅速纠正贫血
	对其他治疗无反应	胸痛及 ECG 异常	血容量过大	
			输血反应	
补充铁	合并 IDA	怀疑或已存在 IDA	口服铁时胃肠道反应	便宜、相对安全
	对 EPO 治疗抵抗		胃肠道外给药时系统及局部反应	
			削弱抗感染能力	
EPO	乏力，活动耐力下降	Hb < 100 g/L	需要数周时间	耐受性好，相对安全
		100 ～ 120 g/L 时酌情	单纯性红细胞再生障碍性贫血	
		贫血症状	可能导致肿瘤恶化	
			价格昂贵	

1. 输血

输血是一种快速有效改善贫血且被广泛采用的方法，对严重贫血或危及生命的贫血，尤其是伴有出血的患者很有帮助。输血可改善心肌梗死并发贫血患者的存活率，但输血本身可增加 ICU 患者多器官衰竭的发生率及死亡率。输血是否可调节免疫系统导致临床不良反应尚不清楚，但肿瘤或慢性肾病合并 ACD 的患者并不推荐长期输血，因为容易合并铁过载及肾移植前患者对 HLA 抗原致敏。

2. 补铁治疗

口服铁剂吸收不良、铁利用率低，而直接补充的铁仅一部分参与造血，更多的铁被单核—吞噬细胞系统储存。ACD 患者是否补铁治疗是有争议的，因为铁是微生物增殖必需的营养，微生物及肿瘤细胞所需铁被限制在 RES 中本身是机体的一种保护机制。在一项透析并接受铁剂治疗患者细菌感染风险的预测研究中，发现当转铁蛋白饱和度 > 20% 以及铁蛋白 > 100 ng/mL 时，感染细菌的风险明显升高，可能与铁抑制细胞免疫反应及下调 IFN-γ 相关。另外在长期免疫激活背景下的患者采用铁剂治疗，可激活高度毒性的羟自由基引起组织损伤及血管内皮功能异常，增加急性冠脉事件的风险。

另外，铁剂治疗可带来益处，可抑制 TNF-α 形成，可减少类风湿关节炎和终末期肾衰竭患者的疾病活动度，炎性肠病并发贫血的患者在胃肠道外补铁治疗后可增加血红蛋白水平。ACD 合并绝对的铁缺乏应该采用补铁治疗，EPO 治疗后功能性铁缺乏时也应该考虑补铁治疗，因为这部分患者血红蛋白升高的获益大于感染的风险。但目前 ACD 中铁蛋白超过 100 ng/mL 则不推荐铁剂治疗。在接受化疗的肿瘤及透析患者中，已证实胃肠外补铁可增加 EPO 治疗疗效。

3. EPO

EPO 可下调 hepcidin 水平，促进造血，有效改善 ACD。同时 EPO 的其他生物学效应，如抗炎、增加 T 细胞免疫反应，对某些基础疾病有好处，联合 EPO 及铁治疗不仅纠正贫血还可使疾病活动程度减轻。目前已在正在接受化疗的肿瘤患者、慢性肾病及 HIV 感染接受治疗的患者中证实，EPO 有纠正 ACD 的疗效。EPO 的反应率在骨髓增生异常综合征和多发性骨髓瘤、类风湿关节炎及慢性肾病分别为25%、80% 及95%，治疗作用包括逆转细胞因子的抗增殖疗效、刺激铁吸收及促进红系前体细胞中血红素的合成等。对治疗无反应的原因可能是前炎症细胞因子水平高或同时铁供给不足。

美国血液学协会推荐的肿瘤患者 EPO 治疗指南，提出 EPO 治疗的适应证为：①Hb < 100 g/L，使用目的是减少输血次数，100 ~ 120 g/L 的患者应酌情考虑。②实体瘤/非髓系血液肿瘤需联合使用化疗，治疗目标为 Hb 纠正至 120 g/L。美国食品药品监督管理局（FDA）批准的重组人 EPO 以及衍生物治疗是局限于接受化疗的、Hb 在 10 g/dL 以下（需要输血的）以及无法治愈的肿瘤患者中。

国外推荐的 EPO 剂量为：EPO 150 U/kg 体重，每周 3 次或者 40 000 U 每周 1 次，EPO 一般至少使用 4 周。4 ~ 8 周时如 Hb 升高不足 10 g/L 可酌情将 EPO 加至 300 U/kg 体重。同时应评估是否存在缺铁，可酌情考虑补铁治疗。如治疗 6 ~ 8 周 Hb 升高不足 10 ~ 20 g/L，则可认为治疗无反应。认为治疗无效的患者应停用。如 Hb 水平升至 120 g/L 后需减量 25% ~ 40% 并维持 EPO 使用，以保持 Hb 在 100 ~ 120 g/L 水平。

随着 ACD 机制的研究越来越清晰，一些新的治疗策略将成为可能，如铁螯合剂治疗以增加内源性 EPO 水平，hepcidin 的拮抗药以阻断 RES 铁贮留，能在炎症状态下有效刺激造血的药物等。

第三节 巨幼细胞贫血

巨幼细胞贫血是由于细胞 DNA 合成障碍引起骨髓和外周血细胞异常的贫血。其特点为细胞的核发育障碍，细胞分裂减慢，与胞质的发育不同步，即细胞的生长和分裂不平衡。细胞体积增大，呈现形态与功能均不正常的巨幼改变。这种改变可涉及红细胞、粒细胞及巨核细胞三系，且细胞未发育到成熟就在骨髓内破坏，为无效应生成。除造血细胞外，在更新较快的细胞，如胃肠道上皮细胞中也存在类似改变，故在临床上常表现为全血细胞减少及伴胃肠道症状。巨幼细胞贫血主要是由于叶酸和（或）维生素 B_{12} 缺乏所致。维生素 B_{12} 缺乏时，除上述表现外，神经系统的细胞和髓质也常发生改变，可出现神经系统的症状。

一、叶酸和维生素 B_{12} 的代谢

（一）叶酸的代谢

叶酸又称蝶酰谷氨酸，由蝶啶、对氨基苯甲酸和谷氨酸组成（图 6-4）。属水溶性 B 族维生素。叶酸性质极不稳定，容易被光及热分解。叶酸结合的谷氨酸越多，越不容易溶解。正常人每日需要叶酸 200 μg（孕妇和哺乳者为 300 ~ 400 μg）。体内叶酸的总量为 5 ~ 20 mg，仅可供人体 4 个月之用，故如补充不足，容易导致缺乏 D。

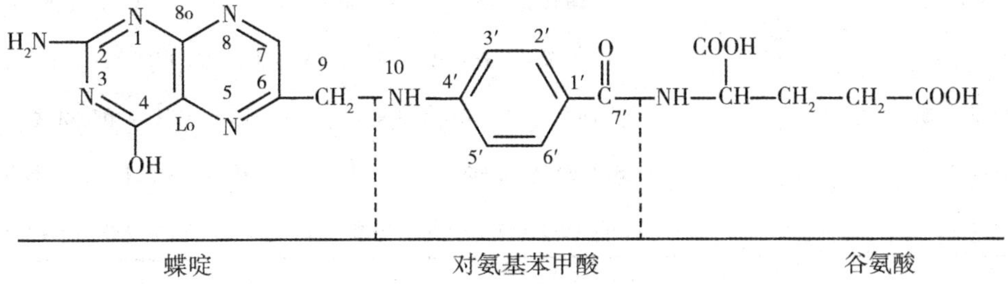

图 6-4 叶酸结构图

1. 来源

叶酸广泛存在于植物制品中。绿叶蔬菜中的含量尤为丰富，可达 1 mg/100 g 干重。水果中的柠檬、香蕉和瓜类及动物内脏、酵母和香菇中也有大量叶酸存在。但叶酸可被过度烹煮而破坏。

2. 吸收和转运

人类自己不能合成叶酸，必须依靠食物中的叶酸，某些肠道细菌也能产生叶酸，但量极少。天然食物中的叶酸为多谷氨酸（含 3 个以上的谷氨酸），溶解度较低。需先在小肠内被谷氨酰胺羧基肽酶分解为单谷氨酸盐后，才能在空肠近端被吸收。多数叶酸是以单谷氨酸形式的 5-甲基四氢叶酸（5-MTHF）

存在于血浆中与白蛋白松散地结合。叶酸在肠道吸收较为迅速，大部分叶酸可在 3 min 内从血浆中被清除。叶酸容易与全身各处细胞上的叶酸受体结合。5-MTHF 进入细胞后，必须先由依赖钴胺的甲硫氨酸合成酶催化生成四氢叶酸（TFH），TFH 再转变为多谷氨酸盐，才能在肝细胞内贮存，并参与体内各种生化反应（图6-5）。

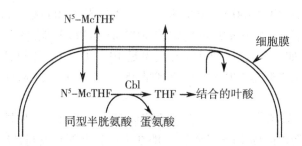

图 6-5　细胞内维生素 B_{12} 和叶酸代谢的关系

叶酸结合蛋白（FBP）对于叶酸的吸收、转运和贮存具有重要的意义。目前已知叶酸结合蛋白分为可溶性叶酸结合蛋白（sFBP）及膜叶酸结合蛋白（mFBP）两大类，存在于血清、乳汁、脑脊液、尿液和唾液中的称为可溶性叶酸结合蛋白。对其来源及生理功能尚不够了解。多数学者认为这类叶酸结合蛋白的功能可能是：①转运叶酸至各靶细胞。②贮存叶酸。③与叶酸的清除有关。人乳中的可溶性叶酸结合蛋白的作用还有：①防止还原叶酸的氧化。②促进叶酸的吸收。

各类细胞膜上的叶酸结合蛋白称为膜叶酸结合蛋白，对叶酸进入细胞及贮存起着重要的调节作用。膜叶酸结合蛋白又分为与叶酸有高度亲和力的叶酸受体（FR）和与还原叶酸有高度亲和力的还原叶酸载体（RFC）。后者仅在肿瘤细胞、白血病细胞和胎盘细胞中可见，与叶酸的亲和力较小而对 5-MTHF 及甲氨蝶呤（MTX）有较高亲和力。目前对叶酸结合蛋白的基因组成及其调控机制不十分清楚。

3. 生化作用

叶酸通过一碳基团的转运参与体内氨基酸、嘧啶和嘌呤的代谢，在其中发挥辅酶的作用（表6-6）。

表 6-6　叶酸参与的生化代谢反应

代谢反应	叶酸的有关变化
丝氨酸 $\rightleftharpoons$ 甘氨酸	丝氨酸 + FH_4 $\rightleftharpoons$ N^5，N^{10}-亚甲 FH_4 + 甘氨酸
胸苷酸合成	胸氧尿苷酸 + N^5，N^{10}-亚甲 FH_4 $\longrightarrow$ FH_2 + 脱氧胸苷酸
组氨酸分解	亚胺甲基谷氨酸 + FH_4 $\longrightarrow$ N^5-亚胺甲基 FH_4 + 谷氨酸
甲硫氨酸合成	同型（高）半胱氨酸 + N^5-甲基 FH_4 $\longrightarrow$ FH_4 + 甲硫氨酸
嘌呤合成	甘氨酰胺核苷酸 + N^5，N^{10}-亚甲 FH_4 $\longrightarrow$ FH_4 + 甲酰甘氨酰胺核苷酸
嘌呤合成	5-氨基-4-咪唑羧胺核苷酸 + N^{10}-甲酰 FH_4 $\longrightarrow$ FH_4 + 5-甲酰胺-4-咪唑羧胺核苷酸

一碳基团包括甲酰基（—CHO）、甲基（—CH_3）、羟甲基（—CH_2OH）、亚甲基（—CH—）、次甲基（—CH＝）和亚胺甲基（—CHNH）。基本上是在蝶呤的 N^5 或（及）N^{10} 位上与叶酸结合及置换，形成叶酸的衍生物。各种叶酸衍生物之间也能互相转变（图6-6）。在叶酸参加的各种生化反应中，最主要的是胸腺核苷的合成和组氨酸分解。

（1）胸腺核苷的合成：脱氧尿核苷（dUMP），需要在叶酸（N^5，N^{10}-亚甲 THF）的参与下提供 1 个亚甲基和 2 个氢离子，使之转变为脱氧胸腺核苷（dTMP）（图6-7）。如果叶酸缺乏，胸腺核苷的形成受阻，DNA 的合成会受到影响，细胞形成巨幼改变。

（2）组氨酸分解：在组氨酸转变为谷氨酸的反应中需要 THF 参加，当叶酸缺乏时，其中间产物亚胺甲基谷氨酸（FIGLU）增多（图6-8），尿中的排泄量亦增多，故临床上常用组氨酸负荷试验作为叶酸缺乏的诊断。

4. 排泄

叶酸及其代谢产物主要由肾脏排泄，排出量的多少与口服剂量有关。每日口服叶酸 <0.2 mg 时，尿中几乎不排泄。如 >1 mg/d 时，排泄量约为 6%，且多为还原型叶酸（N^{10}-甲酰 THF 及 MTHF）。若每日口服 15 mg 以上，大部分叶酸以原来的形式随尿排出。胆汁及粪便中可有少量的叶酸排出。胆汁中的叶酸浓度为血中浓度的 2～10 倍，大部分可由空肠再吸收。

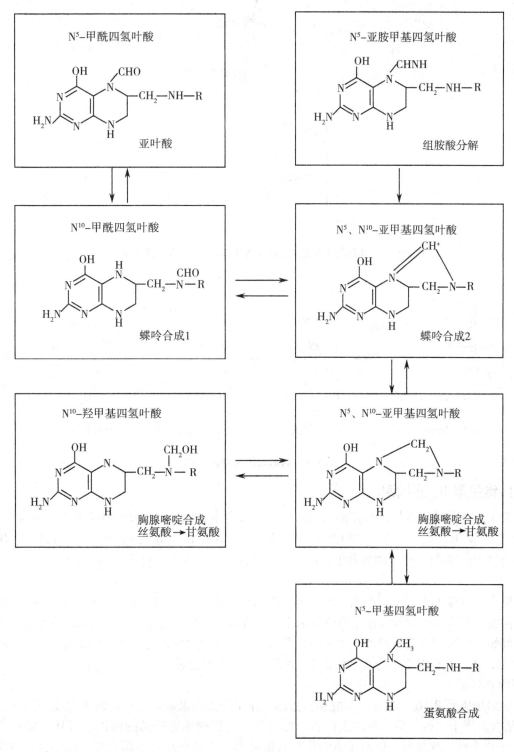

图 6-6　叶酸衍生物及相互间的转变

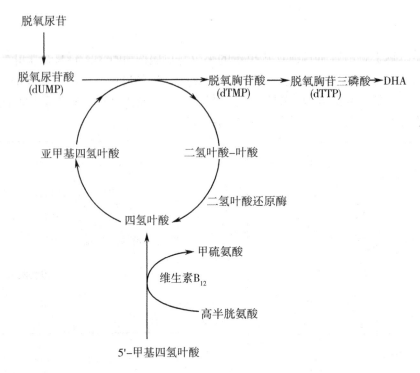

图 6-7 叶酸与维生素 B_{12} 的代谢作用及对 DNA 合成的影响

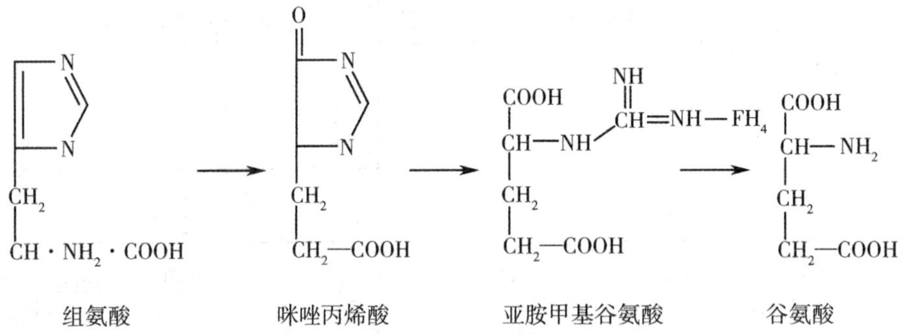

图 6-8 组氨酸的代谢反应图

（二）维生素 B_{12} 的代谢

维生素 B_{12} 又名钴胺（Cbl），由咕啉环、钴原子和一个核苷酸组成，也属水溶性 B 族维生素（图 6-9）。治疗用的维生素 B_{12} 为氰钴胺（CNCbl）和羟钴胺（OHCbl）。腺苷钴胺（AdoCbl）及甲基钴胺（MeCbl）作为辅酶参与人体内的各种生化反应。人类血浆中钴胺的主要形式是甲基钴胺。

1. 来源

钴胺仅由某些微生物（如丙酸菌、灰色链霉菌和金霉菌等）合成。人类获得钴胺是来自动物制品，肝、肾、肉类、蛋类、牛奶及海洋生物中含量丰富。成人每日的需要量为 2 ~ 5 μg。在生长发育、高代谢状态及妊娠时钴胺的需要量增加。婴儿时期每日的需要量为 1 ~ 2 μg。人体内有钴胺 4 ~ 5 mg，可供 3 ~ 5 年之用，故一般情况下不会有维生素 B_{12} 缺乏，除非为素食者。

2. 吸收和转运

食物中的维生素 B_{12} 在胃内通过盐酸和胃蛋白酶作用分离出来后，先与胃内来自唾液的 R 蛋白在酸性 pH 中结合。到十二指肠后，在胰蛋白酶的参与下，与胃壁细胞分泌的内因子（IF）结合成维生素 B_{12}—内因子复合体。这种复合体对肠道消化酶有抵抗力，不易被肠道细菌利用，也不易被寄生虫所摄取。在钙离子、镁离子及适当的 pH（pH＝5.0）条件下，维生素 B_{12}—内因子复合体在回肠末端与肠黏膜绒毛上的特殊受体相结合，通过胞饮作用维生素 B_{12} 进入肠上皮细胞。在线粒体和细胞器内与转钴蛋白Ⅱ（TCⅡ）结合，以后进入门静脉，被 TCⅡ运送到组织中，其中一半存在于肝细胞内。

血液中存在 3 种钴胺结合蛋白：转钴蛋白Ⅰ（TCⅠ）、转钴蛋白Ⅱ（TCⅡ）及转钴蛋白Ⅲ（TCⅢ）。TCⅠ来源于中性粒细胞，属 α_1 球蛋白，在血浆中的含量约为 60 $\mu g/L$，循环中的维生素 B_{12} 约 3/4 与 TCⅠ结合，TCⅠ可能是维生素 B_{12} 的贮存蛋白。TCⅡ来源于巨噬细胞，是最主要的转钴蛋白，属 β 球蛋白，电泳位于 α_2 球蛋白与 β 球蛋白之间。TCⅡ血浆中含量少，仅 20 $\mu g/L$，它能快速地清除钴胺并将之转运到全身各个细胞。在回肠末端，TCⅡ-钴胺结合体通过胞饮作用被细胞摄取，以后大部分 TCⅡ被降解，钴胺则转化成 MeCb1 及 AdoCb1 的形式留在细胞内。TCⅢ属 β_2 球蛋白，也来源于粒细胞，可能是 TCⅠ的异构体，其作用不明。

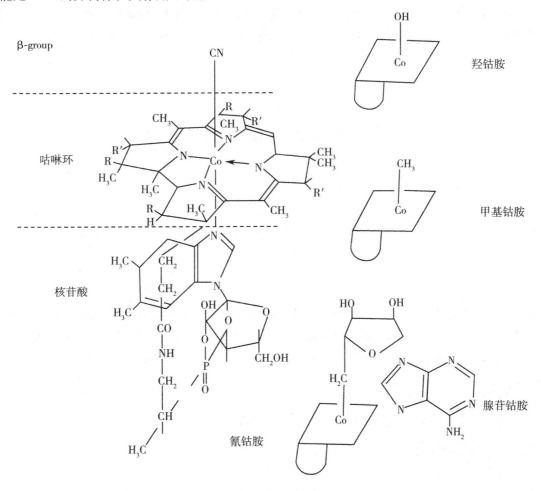

图 6-9　维生素 B_{12} 结构图

影响维生素 B_{12} 吸收和转运的因素如下。

（1）维生素 B_{12} 的肠胆循环：每日有 5~10 μg 的钴胺随胆汁排入肠腔，这些胆汁中的维生素 B_{12} 几乎 90% 可被重新再吸收。故即使是严格的素食者也需 10~15 年后才会发展为维生素 B_{12} 缺乏。正常人每日仅需从膳食中吸收 0.5~1 μg 的维生素 B_{12}，就能维持体内维生素 B_{12} 的平衡。

（2）胃酸及胃蛋白酶的影响：由于食物中的维生素 B_{12} 需要胃酸及胃蛋白酶的作用，才能释放出来被吸收。如胃酸及胃蛋白酶分泌减少，会影响维生素 B_{12} 的吸收。

（3）内因子的影响：内因子是一种耐碱不耐热的糖蛋白，由胃底黏膜壁细胞分泌。相对分子质量为 50~60 kD。在与维生素 B_{12} 结合时，内因子两个单体结合形成二聚体。内因子与维生素 B_{12} 结合后不易被蛋白酶水解。当胃酸及胃蛋白酶分泌减少，而内因子尚足够与重吸收胆汁中的维生素 B_{12} 结合时，体内仍可有少量维生素 B_{12} 被吸收。在全胃切除或恶性贫血患者内因子完全缺乏时，对维生素 B_{12} 的吸收影响较大，因为这类患者胆汁中维生素 B_{12} 也不能再被吸收。

（4）内因子抗体：目前已知有两种抗内因子抗体：①阻断抗体，也称 Ⅰ 型抗体，能阻碍内因子与维生素 B_{12} 结合，影响维生素 B_{12} 的吸收。②结合抗体，也称 Ⅱ 型抗体，能与内因子—维生素 B_{12} 复合体结合，影响维生素 B_{12} 在回肠末端的吸收。某些免疫性疾病（如甲状腺功能减退、萎缩性胃炎及糖尿病等）常同时有内因子抗体存在。

（5）胰腺外分泌中的胰蛋白酶可帮助维生素 B_{12} 吸收：如缺乏，无法将 R 蛋白钴胺复合物降解，也会影响的维生素 B_{12} 吸收。

3. 生化反应

（1）腺苷钴胺（AdoCbl）：参与多种分子间的氢离子转移。与人体关系密切的是促使甲基丙二酰辅酶 A 与琥珀酰辅酶 A（合成血红素的原料）的转换（图6-10）。如果 AdoCbl 缺乏，此反应不能进行，大量丙酰辅酶 A 堆积，形成单链脂肪酸。这种非生理的脂肪酸可影响神经髓鞘磷脂形成，造成神经的脱髓鞘改变，出现各种神经系统的症状。

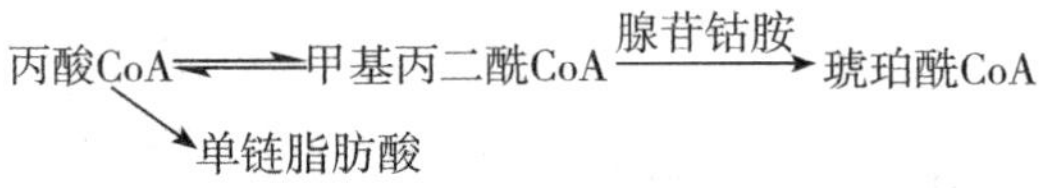

$$丙酸CoA \rightleftharpoons 甲基丙二酰CoA \xrightarrow{\text{腺苷钴胺}} 琥珀酰CoA$$
$$\downarrow$$
$$单链脂肪酸$$

图6-10　腺苷钴胺在琥珀酸辅酶 A 合成反应中的作用

（2）甲基钴胺（MeCbl）：参与甲基移换反应和四氢叶酸的再利用，MeCbl 可使 N^5-甲基四氢叶酸去掉甲基，转变成可以参加生化反应的四氢叶酸。如果 N^5-甲基四氢叶酸不能转变成四氢叶酸，N^5，N^{10}-亚甲基四氢叶酸也不能形成，会影响胸腺核苷（dTUP）的合成进而影响 DNA 的合成。

（3）氰钴胺：在组织中利用 ATP 的参与，得到 $5'$-脱氧-$5'$腺苷酸而转变成腺苷钴胺。除参与体内生化反应外，氰钴胺还可参与体内氰化物的代谢，使某些含氰化合物的食物、烟草变成无毒的物质。

4. 排泄

维生素 B_{12} 每日从尿中排出 $0 \sim 0.25$ μg。肌内注射的剂量与尿中排出量成正比。如肌内注射 $50 \sim 100$ μg，可排出 $10\% \sim 20\%$。若注射 $1\,000$ μg，可排出 70% 或更多。此外在唾液、泪液及乳汁中排泄少量。经过胆汁排泄入肠的维生素 B_{12} 约 90% 可再被吸收，余下的随粪便排出体外。

二、病因

巨幼细胞贫血的发病原因主要是叶酸和（或）维生素 B_{12} 缺乏。

（一）叶酸缺乏的病因

1. 摄入不足

叶酸每日的需要量为 $200 \sim 400$ μg。人体内叶酸的贮存量仅够 4 个月之需。食物中缺少新鲜蔬菜、过度烹煮或腌制均可使叶酸丢失。乙醇可干扰叶酸的代谢，酗酒者常会有叶酸缺乏。小肠（特别是空肠段）炎症、肿瘤、手术切除及热带性口炎性腹泻，均可导致叶酸吸收不足。

2. 需要增加

妊娠期妇女每日叶酸的需要量为 $300 \sim 400$ μg。生长发育的儿童及青少年，以及慢性反复溶血、白血病、肿瘤、甲状腺功能亢进症及长期慢性肾衰竭用血液透析治疗的患者，叶酸的需要都会增加，如补充不足就可发生叶酸缺乏。

3. 药物的影响

如甲氨蝶呤、氨苯蝶啶、乙胺嘧啶能抑制二氢叶酸还原酶的作用，影响四氢叶酸的生成。苯妥英钠、苯巴比妥对叶酸的影响机制不明，可能是增加叶酸的分解或抑制 DNA 合成。约67%口服柳氮磺胺吡啶的患者叶酸在肠内的吸收会被抑制。

4. 其他病因

先天性缺 5，10-甲酰基四氢叶酸还原酶患者，常在 10 岁左右才被诊断。

（二）维生素 B$_{12}$ 缺乏的病因

1. 摄入减少

人体内维生素 B$_{12}$ 的贮存量为 2～5 mg，每日的需要量仅为 0.5～1 μg。正常时，每日有 5～10 μg 的维生素 B$_{12}$ 随胆汁进入肠腔，胃壁分泌的内因子可足够帮助重吸收胆汁中的维生素 B$_{12}$ 吸收，故素食者一般需 10～15 年才会发展为维生素 B$_{12}$ 缺乏。老年人和胃切除患者常可有胃酸缺乏和胃蛋白酶的分泌减少，不易将食物中与蛋白质结合的维生素 B$_{12}$ 释放，常会有维生素 B$_{12}$ 缺乏。由于有胆汁中的维生素 B$_{12}$ 的再吸收（肠肝循环），这类患者也和素食者一样，需经过 10～15 年才出现维生素 B$_{12}$ 缺乏的临床表现。故一般由于膳食中维生素 B$_{12}$ 摄入不足而致巨幼细胞贫血者较为少见。

2. 内因子缺乏

主要见于萎缩性胃炎、全胃切除术后和恶性贫血患者。发生恶性贫血的机制目前还不清楚。患者常有特发的胃黏膜完全萎缩和内因子抗体存在，故有人认为恶性贫血属免疫性疾病。这类患者由于缺乏内因子，食物中维生素 B$_{12}$ 的吸收和胆汁中维生素 B$_{12}$ 的重吸收均有障碍。

3. 严重的胰腺外分泌不足

容易导致维生素 B$_{12}$ 的吸收不良，这是因为在空肠内维生素 B$_{12}$—R 蛋白复合体需经胰蛋白酶降解，维生素 B$_{12}$ 才能释放出来，与内因子相结合。这类患者一般在 3～5 年后会出现维生素 B$_{12}$ 缺乏的临床表现。由于慢性胰腺炎患者通常会及时补充胰蛋白酶，故在临床上合并维生素 B$_{12}$ 缺乏的并不多见。

4. 小肠内存在异常高浓度的细菌和寄生虫

可影响维生素 B$_{12}$ 的吸收，因为这些有机物可大量摄取和截留维生素 B$_{12}$。小肠憩室或手术后的盲端袢中常会有细菌滋生，以及鱼绦虫感染与人竞争维生素 B$_{12}$ 等，都会引起维生素 B$_{12}$ 缺乏。

5. 其他病因

如先天性转钴蛋白 II（TC II）缺乏等疾病及接触氧化亚氮（N$_2$O，为一种麻醉药），均可影响维生素 B$_{12}$ 的血浆转运和细胞内利用，也可造成维生素 B$_{12}$ 缺乏。

三、发病机制

巨幼细胞贫血的发病机制主要是细胞内 DNA 合成障碍。叶酸缺乏直接影响胸腺核苷（dTTP）的合成，使 DNA 合成障碍已如前述。发生巨幼细胞改变的机制是因为叶酸缺乏时，细胞内脱氧尿嘧啶核苷（dUMP）转为脱氧胸腺嘧啶核苷（dTMP）的生化反应受阻。参加正常 DNA 合成的 dTTP 被 dUTP 代替，由于体内缺乏叶酸，仍由 dUTP 代替 dTTP 进入新的 DNA。当这些异常的新的 DNA 被识别后，机体再次进行修复（图 6-11）。如此反复不已，造成 DNA 复制的起点多，新合成的小片段不能接成长的子链，存在多处单链，在重新螺旋化时，易受机械损伤及破坏，促使染色体断裂，细胞染色质出现疏松、断裂等改变。细胞核的发育停滞，而胞质在继续发育成熟。细胞呈现核浆发育不平衡、细胞体积较正常大的巨幼型改变，称为巨幼细胞。

维生素 B$_{12}$ 缺乏在发病机制中的作用，以及维生素 B$_{12}$ 缺乏如何阻碍叶酸在细胞 DNA 合成的作用，对此的解释很多。比较成熟的是 1964 年 V. Herbert 等提出的"甲基四氢叶酸陷阱学说"。他们认为在维生素 B$_{12}$ 缺乏时，同型（高）半胱氨酸转变为甲硫氨酸的过程受到阻碍，使甲基四氢叶酸不能形成四氢叶酸。亚甲基四氢叶酸的形成也减少，间接地影响 DNA 的合成，故维生素 B$_{12}$ 缺乏间接阻碍 DNA 的合成。

巨幼细胞贫血时，骨髓内虽有各阶段的巨幼红细胞增多，仍不能对贫血起到代偿作用。这是因为巨幼细胞贫血时，细胞的 DNA 合成减慢，细胞停留在有丝分裂前期的细胞增多，很多巨型的幼红细胞在骨髓内未到成熟阶段即遭到破坏。铁代谢动态的研究显示为红细胞的无效应生成。红细胞的寿命是缩短的（为正常的 1/2～1/3）。血浆铁运转率比正常人高 3～5 倍，而幼稚红细胞对铁的摄取率不高。血清铁及转铁蛋白饱和度增高，骨髓及肝内均有铁沉积。

近年的研究提示叶酸缺乏性巨幼细胞贫血时，骨髓红系造血祖细胞形成 BFU-E、CFU-E 及 CFU-MK 的数量较正常明显增多，而这些造血祖细胞分化发育至晚期成熟阶段的过程中大部分遭到了破坏，出现严重的无效造血现象。许多实验证实是叶酸缺乏时发生了细胞增殖受抑制和过度凋亡。叶酸缺乏巨型变细胞的染色质改变，使细胞增殖受抑，如果发生了广泛的 DNA 断裂，则可能触发凋亡机制，导致细胞凋亡。与贫血的发生也有一定的关系。

巨幼细胞贫血时粒细胞和血小板也有减少，可能与骨髓内粒系及巨核系细胞也有类似的 DNA 合成障碍和成熟障碍（无效应生成）有关。

叶酸及维生素 B_{12} 缺乏时，非造血组织的细胞 DNA 合成也会受到影响。对更新代谢较快的各种上皮细胞（如胃肠黏膜、口腔和阴道的黏膜细胞）影响较明显，临床上会出现一些症状。

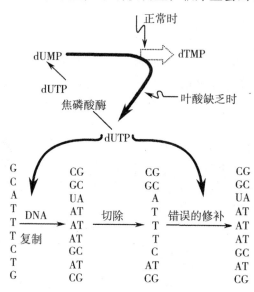

图6-11　叶酸缺乏时巨幼细胞生成的生化示意图

四、临床表现

（一）贫血

起病隐伏，特别是维生素 B_{12} 缺乏者常需数月。而叶酸由于体内贮存量少，发生较快。在某些接触氧化亚氮者、ICU 病房或血液透析的患者，以及妊娠妇女也有急性发作的。临床上表现为中至重度贫血。除一般贫血的症状，如乏力、头晕，活动后气短、心悸外，严重贫血者可有轻度黄疸。可同时有白细胞和血小板减少，患者偶有感染及出血倾向。

（二）胃肠道症状

表现为反复发作的舌炎，舌面光滑，乳突及味觉消失，食欲缺乏。腹胀、腹泻及便秘偶见。

（三）神经系统症状

发生于维生素 B_{12} 缺乏特别是恶性贫血的患者。主要是由于脊髓后侧索和周围神经受损所致。表现为乏力、手足对称性麻木、感觉障碍、下肢步态不稳、行走困难。小儿及老年人常表现脑神经受损的精神异常、无欲、抑郁、嗜睡或精神错乱。叶酸缺乏时表现多为精神症状，其机制还不清楚。部分巨幼细胞贫血患者的神经系统症状可发生于贫血之前。

上述三组症状在巨幼细胞贫血患者中可同时存在，也可单独发生。同时存在时其严重程度也可不一致。

（四）几种巨幼细胞贫血特殊类型的临床表现

1. 麦胶肠病及乳糜泻（非热带性口炎性腹泻或特发性脂肪下痢）

麦胶肠病在儿童患者中称为乳糜泻，常见于温带地区。特点为小肠黏膜的绒毛萎缩，上皮细胞由柱状变成骰状，黏膜层有淋巴细胞浸润。发病与进食某些谷类物质中的麦胶有关。患者对多种营养物质，如脂肪、蛋白质、碳水化合物、维生素以及矿物质的吸收均有障碍。

临床表现为乏力、间断腹泻、体重减轻、消化不良、腹胀、舌炎和贫血。大便呈现水样或糊状，量多，泡沫多，味臭，有多量脂肪。

血常规及骨髓象为典型的巨幼细胞贫血。血清和红细胞叶酸水平降低。

治疗主要是对症及用叶酸治疗，可以取得较好的效果。贫血纠正后宜用小剂量叶酸维持治疗。饮食摄入不含麦胶的食物也很重要。

2. 热带口炎性腹泻（热带营养性巨幼细胞贫血）

本病病因不清楚，多见于印度、东南亚、中美洲以及中东等热带地区的居民和旅游者，临床症状与麦胶肠病相似。血清叶酸及红细胞叶酸水平降低，巨幼细胞贫血。用叶酸治疗加广谱抗生素能使症状缓解及贫血纠正。缓解后应用小剂量叶酸维持治疗以防止复发。

3. 乳清酸尿症

乳清酸尿症是一种遗传性疾病。是嘧啶代谢异常，除有巨幼细胞贫血外，尚有精神发育迟缓。尿中有乳清酸结晶出现。患者的血清叶酸或维生素 B_{12} 的浓度并不低，用叶酸或维生素 B_{12} 治疗也无效，用尿嘧啶治疗有效。

4. 恶性贫血

是因胃黏膜萎缩、胃液中缺乏内因子，因而不能吸收维生素 B_{12} 而发生的巨幼细胞贫血。发病机制不清楚。与种族和遗传有关，A 型患者多见，多见于北欧斯堪的那维亚人、英格兰人和爱尔兰人，南欧、亚洲及非洲人中均很少见。国内亦罕见，曾有少数报道。多数患者的血清、胃液和唾液中可检查出抗自己胃壁细胞的抗体，在血清中还可检查出两种（阻断及结合）抗体，故认为恶性贫血是一种自身免疫性疾病。恶性贫血的发生是遗传和自身免疫等因素间复杂的相互作用的结果。也有人认为这些抗胃壁细胞的抗体仅是不明原因引起胃黏膜破坏后对释放出的抗原的附带现象。

5. 幼年恶性贫血

幼年恶性贫血指婴儿先天性缺少内因子的纯合子状态，不能吸收维生素 B_{12} 而发生的恶性贫血。患儿胃黏膜的组织学发现和胃酸的分泌均正常。血清中也不存在抗壁细胞和抗内因子的抗体。其父母和兄弟姊妹中可发现内因子分泌的缺陷。本病需与儿童恶性贫血相鉴别。后者年龄在 10 岁以上，有胃黏膜萎缩、胃酸缺乏，血清中有抗体存在。

五、辅助检查

（一）血常规

为大细胞正色素性贫血（MCV > 100 fl），血常规往往呈现全贫。中性粒细胞及血小板均可减少，但比贫血的程度轻。血涂片中可见多数大卵圆形的红细胞和中性粒细胞分叶过多，可有 5 叶或 6 叶以上的分叶。偶可见到巨大血小板。网织红细胞计数正常或轻度增高。

（二）骨髓象

骨髓增生活跃，红系细胞增生明显增多，各系细胞均呈巨幼变型，以红系细胞最为显著。红系各阶段细胞均较正常大，胞质比胞核成熟（核质发育不平衡），核染色质呈分散的颗粒状浓缩。类似的形态改变也可见于粒细胞及巨核细胞系，以晚幼和杆状核粒细胞更为明显。

（三）生化检查

1. 血清叶酸和维生素 B_{12} 水平测定

目前二者均可用放射免疫法测定。血清叶酸的正常范围为2.5～20 ng/mL，血清维生素 B_{12} 的正常范围为200～900 pg/mL。由于部分正常人中可有血清维生素 B_{12} 低于 200 pg/mL；又因为这两类维生素的作用均在细胞内，而不是在血浆中；巨幼细胞贫血患者中也有血清维生素 B_{12} 或叶酸在正常范围的，故此项测定仅可作为初筛试验。单纯的血清叶酸或维生素 B_{12} 测定不能确定叶酸或维生素 B_{12} 缺乏的诊断。

2. 红细胞叶酸测定

可用微生物法或放射免疫法测定，正常范围是 140 ~ 250 ng/mL。红细胞叶酸不受短期内叶酸摄入的影响，能较准确地反映体内叶酸的贮备量。<100 ng/mL 表示有叶酸缺乏。

3. 血清高半胱氨酸和甲基丙二酸水平测定

用以诊断及鉴别诊断叶酸缺乏或维生素 B_{12} 缺乏。血清高半胱氨酸（正常值为 5 ~ 16 μmol/L）水平在叶酸缺乏及维生素 B_{12} 缺乏时均升高，可达 50 ~ 70 μmol/L。而血清甲基丙二酸水平升高（正常值为 70 ~ 270 nmol/L）仅见于维生素 B_{12} 缺乏时，可达 3 500 nmol/L。

（四）其他检查

1. 脱氧尿嘧啶核苷抑制试验

方法是取患者的骨髓细胞（或 PHA 激活的淋巴细胞）加入脱氧尿嘧啶核苷（du）孵育后，再加入 ^{3}H 标记的胸腺嘧啶核苷（^{3}H-TdR）。一定时间后，测定掺入细胞核中 DNA 的 ^{3}H 量。当叶酸或（及）维生素 B_{12} 缺乏时，du 利用减少，^{3}H-TdR 的掺入量较正常人（<10%）明显增多（>20%）。还可加入叶酸或维生素 B_{12} 以纠正 ^{3}H-TdR 的掺入来判断患者是缺乏叶酸或维生素 B_{12}。此试验较为敏感，可在血清甲基丙二酸及高半胱氨酸水平升高之前的早期阶段出现异常。

2. 内因子抗体测定

在恶性贫血患者的血清中，内因子阻断抗体（Ⅰ型抗体）的检出率在 50% 以上，故内因子阻断抗体测定为恶性贫血的筛选方法之一。如阳性，应做维生素 B_{12} 吸收试验。

3. 维生素 B_{12} 吸收试验

主要用来判断维生素 B_{12} 缺乏的病因。方法是：给患者肌内注射维生素 B_{12} 1 000 μg，同时或 1 h 后口服 ^{57}Co 标记的维生素 B_{12} 0.5 μCi。收集 24 h 尿，测定尿中 ^{57}Co 维生素 B_{12} 的含量，正常人应 >8%，巨幼细胞贫血患者及维生素 B_{12} 吸收不良者 <7%，恶性贫血患者 <5%。如在 5 d 后重复此项试验，同时口服内因子 60 mg，尿中 ^{57}Co 维生素 B_{12} 的排出量恢复正常，表示患者的维生素 B_{12} 缺乏是由于内因子缺乏，否则是其他原因所致。如果给患者服用抗生素 7 ~ 10 d 后试验得到纠正，表示维生素 B_{12} 的吸收障碍是由于肠道细菌过量繁殖所致。此试验结果与尿量有关，准确收集 24 h 尿量及事先了解试验者的肾功能是否正常非常重要。

4. 其他

血清未结合胆红素轻度增多，血清铁及转铁蛋白饱和度增高，恶性贫血患者胃液中游离胃酸消失，注射组胺后也不会出现。

六、诊断

根据病史及临床表现，血常规呈大细胞性贫血（MCV > 100 fl），中性粒细胞分叶过多（5 叶者占 5% 以上或有 6 叶者）就考虑有巨幼细胞贫血的可能，骨髓细胞出现典型的巨幼型改变就可肯定诊断。为进一步明确是叶酸缺乏还是维生素 B_{12} 缺乏，尚需进一步做下列各项检查。

（1）如怀疑是叶酸缺乏，应测定血清及红细胞叶酸水平，血清叶酸 <3 ng/mL，红细胞叶酸 <100 ng/mL 可肯定诊断，否则可再进行血清高半胱氨酸水平测定。

（2）如怀疑是维生素 B_{12} 缺乏，应测定血清维生素 B_{12} 水平，如 <100 pg/mL 表示有缺乏。进一步测定血清高半胱氨酸或甲基丙二酸以证实。为明确维生素 B_{12} 缺乏的原因，有条件时可测定内因子阻断抗体及进行维生素 B_{12} 吸收试验。

（3）在无条件进行上述各项试验时，可用试验性治疗达到诊断目的。方法是给患者服用生理剂量的叶酸（0.2 mg/d）或肌内注射维生素 B_{12}（1 g/d）10 d。如果叶酸或维生素 B_{12} 缺乏，用药后患者的临床症状、血常规和骨髓象会有改善和恢复。生理剂量的叶酸（或维生素 B_{12}）只对叶酸（或维生素 B_{12}）缺乏的患者有疗效，对维生素 B_{12}（或叶酸）缺乏者无效。用这种方法可以进行二者的鉴别诊断。

七、治疗

（一）治疗基础疾病

去除病因。

（二）营养知识教育

纠正偏食及不良的烹调习惯。

（三）补充叶酸或维生素 B_{12}

1. 叶酸缺乏

口服叶酸 5 ~ 10 mg，每日 3 次。胃肠道不能吸收者可肌内注射四氢叶酸钙 5 ~ 10 mg，每日 1 次。直至血红蛋白恢复正常。一般不需维持治疗。

2. 维生素 B_{12} 缺乏

肌内注射维生素 B_{12} 100 μg，每日 1 次（或 200 μg，隔日 1 次），直至血红蛋白恢复正常。恶性贫血或胃全部切除者需终身采用维持治疗，每月注射 100 μg 1 次。维生素 B_{12} 缺乏伴有神经症状者对治疗的反应不一，有时需大剂量 [500 ~ 1 000 μg 次·周)] 长时间（半年以上）治疗。对于单纯维生素 B_{12} 缺乏的患者，不宜单用叶酸治疗，否则会加重维生素 B_{12} 的缺乏，特别是要警惕会有神经系统症状的发生和加重。

3. 严重的巨幼细胞贫血

患者在补充治疗后，要警惕低血钾症的发生。因为在贫血恢复的过程中，大量血钾进入新生成的细胞内，会突然出现低钾血症，对老年患者和有心血管疾病、食欲缺乏者应特别注意及时补充钾盐。

八、预后

巨幼细胞贫血的预后与原发疾病有关。一般患者在进行适当的治疗后可产生很快反应。临床症状迅速改善，神经系统症状恢复较慢或不恢复。网织红细胞一般于治疗后 5 d 升高，以后血细胞比积和血红蛋白逐渐增高，可在 1 ~ 2 个月内恢复正常。粒细胞和血小板计数及其他实验室异常一般在 7 ~ 10 d 内恢复正常。如果血液学不能完全被纠正，应寻找是否同时存在缺铁或其他基础疾病。

第七章

甲状腺疾病

第一节　甲状腺功能亢进症

甲状腺功能亢进症（简称甲亢）是一种十分常见的内分泌疾病。它是由于体内甲状腺激素（TH）合成或分泌过多而引起的以神经、循环、消化等系统兴奋性增高和代谢亢进为主要表现的一组疾病的总称。甲亢不是一种单一的疾病，许多疾病都可以引起甲亢，具体病因见表7-1。

表7-1　引起甲亢的疾病

甲状腺性甲亢	伴瘤综合征和（或）人绒毛膜促性腺激素（HCG）相关性甲亢
弥漫性甲状腺肿伴甲亢（Graves病）	恶性肿瘤（肺、胃、肠、胰腺等）伴甲亢
多结节性甲状腺肿伴甲亢	HCG相关性甲亢（绒毛膜癌、葡萄胎、多胎妊娠等）
毒性甲状腺腺瘤	卵巢甲状腺肿伴甲亢
多发性自身免疫性内分泌综合征伴甲亢	医源性甲亢（服用较多甲状腺激素）
甲状腺癌（滤泡性腺癌）	暂时性甲亢
新生儿甲亢	亚急性甲状腺炎
碘甲亢	亚急性肉芽肿性甲状腺炎
促甲状腺激素（TSH）受体基因突变致甲亢	亚急性淋巴细胞性甲状腺炎（产后、药物所致，如干扰素α、白介素2）
垂体性甲亢	亚急性损伤性甲状腺炎（手术、活检）
垂体TSH瘤	亚急性放射性甲状腺炎
选择性垂体甲状腺激素抵抗综合征	慢性淋巴细胞性甲状腺炎

临床上以弥漫性甲状腺肿伴甲亢（Graves病）最常见，约占所有甲亢患者的85%，其次为结节性甲状腺肿伴甲亢（也称毒性结节性甲状腺肿）和亚急性甲状腺炎。本文主要讨论Graves病。

Graves病（GD），又称毒性弥漫性甲状腺肿，是一种伴有TH分泌增多的器官特异性自身免疫性疾病。

该病以女性多发，估计其发病率占女性人群的1.9%，男女发病比为1：（4~6），以20~40岁多见。典型的GD除有甲状腺肿大和高代谢症群外，还有眼球突出。一般认为25%~50%GD患者伴有不同程度的眼病。少数患者可有皮肤病变（胫前黏液性水肿以及指端粗厚等）。不典型者可仅有1~2项表现，如甲亢不伴有突眼或有严重突眼而临床无甲亢表现。

一、病因

1. 免疫功能异常

GD的确切病因目前还不完全清楚，但近年来的研究提示该病为一种器官特异性自身免疫性疾病。GD患者由于体内免疫功能紊乱，致使机体产生了针对自身甲状腺成分——甲状腺刺激素受体（TSHR）的抗体TRAb（TRAb）。该抗体与TSHR结合后，和TSH一样具有刺激和兴奋甲状腺的作用，引起甲状腺组织增生和功能亢进，TH 产生和分泌增多。目前认为，自身抗体的产生主要与存在基因缺陷的抑制性 T 淋巴细胞（Ts）的功能降低有关。Ts 功能缺陷导致辅助性 T 淋巴细胞（Th）的不适当致敏，并在 IL-1、IL-2 等细胞因子的参与下，使 B 细胞产生抗自身甲状腺的抗体。

GD 的发病与 TRAb 的关系十分密切。TRAb 是一组多克隆抗体，作用在 TSH 受体的不同结合位点。TRAb 可分为兴奋型和封闭型两类。兴奋型中有一类与 TSH 受体结合后，刺激甲状腺组织增生及 TH 合成和分泌增多，称为甲状腺刺激抗体（TSAb），为 GD 的主要自身抗体；另一类与 TSH 受体结合后，仅促进甲状腺肿大，但不促进 TH 的合成和释放，称为甲状腺生长刺激免疫球蛋白（TGI）。封闭型自身抗体与 TSH 受体结合后，阻断和抑制甲状腺功能，因此称为甲状腺刺激阻断抗体（TSBAb）。

2. 细胞免疫异常

GD 患者外周血活化 T 淋巴细胞数量增多，甲状腺内的抑制性调节环路不能发挥正常的免疫抑制功能，致使自身反应性器官特异性 Th 细胞得以活化、增殖，产生各种细胞因子，作用于甲状腺组织、单核细胞，诱导 B 淋巴细胞活化，产生抗甲状腺的自身抗体，最终引起甲状腺结构与功能的病理变化及出现临床特征。另外，GD 患者甲状腺和眼球后组织均有明显的淋巴细胞浸润，甲状腺的淋巴细胞通过细胞间黏附分子/白细胞功能相关抗原，介导淋巴细胞与 GD 患者甲状腺细胞相互黏附，引起甲状腺细胞增生及甲状腺肿大。

3. 遗传因素

部分 GD 有家族史，同卵双生相继发生 GD 者达 30%~60%；异卵双生仅为 3%~9%。流行病学调查也发现，GD 亲属中患另一自身免疫性甲状腺病，如桥本甲状腺炎的比率和 TSAb 的检出率均高于一般人群。这些都说明 GD 具有遗传倾向。

4. 环境因素

感染、应激及刺激等均可能为本病的诱发因素。尤以精神因素重要，强烈的精神刺激常可诱发甲亢的发病。精神应激可能使患者血中肾上腺皮质激素升高，进而改变 Ts 或 Th 细胞的功能，引起异常免疫反应，从而引发甲亢。

二、病理

1. 甲状腺

GD 的甲状腺呈对称性、弥漫性增大，甲状腺内血管增生，血供丰富，使甲状腺外观为红色。滤泡细胞增生肥大，细胞呈立方形或柱状，滤泡细胞由于过度增生而形成乳头状折叠凸入滤泡腔内，细胞高尔基体肥大，附近有许多囊泡，内质网发育良好，有很多核糖体，线粒体数目增多。滤泡腔内胶质减少甚或消失。甲状腺内可有淋巴细胞浸润或形成淋巴滤泡或出现淋巴组织生发中心。经治疗后甲状腺的形态结构可发生相应的变化。短期使用大剂量碘剂后，甲状腺可迅速缩小，腺泡中胶质含量增多，滤泡细胞变为立方形或扁平状，乳头状结构消失，血管减少。长时间使用硫脲类抗甲状腺药物后，可使甲状腺组织呈退行性改变，滤泡增大富含胶质，大部分滤泡细胞呈扁平状或矮立方形，少部分滤泡细胞仍肥大，或可见到上皮嵴及短小乳头状结构。此时活检标本不易与甲状腺肿鉴别。

2. 眼

GD 仅有良性眼病时常无异常病理改变。在浸润性突眼患者中，球后组织中脂肪组织及纤维组织增多，黏多糖沉积与透明质酸增多，淋巴细胞及浆细胞浸润；眼肌纤维增粗，纹理模糊，脂肪增多，肌纤维透明变性、断裂及破坏，肌细胞内黏多糖及透明质酸亦增多。可出现球结膜充血、水肿。早期的病变以炎性细胞浸润和脂肪增多为主，后期可出现纤维组织增生和纤维化。

3. 胫前黏液性水肿

光镜下病变皮肤可见黏蛋白样透明质酸沉积，伴肥大细胞、吞噬细胞和内质网粗大的成纤维细胞浸润，皮层增厚及淋巴细胞浸润；电镜下见大量微纤维伴糖蛋白及酸性葡聚糖沉积，与重度甲状腺功能减退症（黏液性水肿）的皮下组织黏多糖浸润的组织学相似。

4. 其他

心脏可扩大，心肌变性。肝、脾、胸腺和淋巴结可增生肿大，外周血淋巴细胞可增多。重度甲亢未予有效治疗者可出现肝脏局灶性或弥漫性坏死，以致发展为肝脏萎缩，甚至肝硬化。甲状腺功能亢进时破骨细胞活性增强，骨吸收多于骨形成，可引起骨质疏松。

三、临床表现

GD 可发生于任何年龄，但高峰发病年龄在 20～40 岁。女性多于男性，男女发病比为 1：（4～6）。本病起病多数缓慢，多在起病后 6 个月到 1 年就诊。

1. 一般表现

GD 的临床表现与患者发病时的年龄、病程和 TH 分泌增多的程度有关。一般患者均有神经质、怕热多汗、皮肤潮湿、心悸乏力和体重减轻等。部分患者可有发热，但一般为低热。

2. 甲状腺表现

不少患者以甲状腺肿大为主诉，甲状腺呈弥漫性对称性肿大，质软，吞咽时上下移动，少数患者的甲状腺肿大不对称或肿大不明显。由于甲状腺的血流量增多，故在上、下极外侧可听到连续性或以收缩期为主的吹风样血管杂音，可扪及震颤（以腺体上部较明显）。杂音明显时可在整个甲状腺区听到，但以上、下极明显，杂音较轻时仅在上极或下极听到。触到震颤时往往可以听到杂音，但杂音较弱时可触不到震颤。杂音和震颤的发现对诊断本病具有重要意义，因为其他甲状腺疾病罕有出现此体征者。

3. 眼部表现

甲亢引起的眼部改变大致分两种类型，一类称为非浸润性突眼，是由于交感神经兴奋眼外肌群和上睑肌所致，临床无明显自觉症状。体征有：①上眼睑挛缩。②眼裂增宽（Dalrymple 征）。③上眼睑移动滞缓（von Graefe 征）：眼睛向下看时上眼睑不能及时随眼球向下移动，可在角膜上缘看到白色巩膜。④瞬目减少和凝视（Stellwag 征）。⑤向上看时，前额皮肤不能皱起（Joffroy 征）。⑥两眼看近物时，辐辏不良（Mobius 征）。甲亢控制后可完全恢复正常。

另一类为 GD 所特有，为眶内和球后组织体积增加、淋巴细胞浸润和水肿所致，称为浸润性突眼。浸润性突眼患者常有明显的自觉症状，如畏光、流泪，复视，视力减退，眼部胀痛、刺痛、异物感等。突眼度一般在 18 mm 以上。由于眼球高度突出，使眼睛不能闭合，结膜、角膜外露而引起充血、水肿、角膜溃疡等。重者可出现全眼球炎，甚至失明。

浸润性突眼的轻重程度与甲状腺功能亢进的程度无明显关系。在所有眼病中，约 5% 的患者仅有浸润性突眼而临床无甲亢表现，将此称为甲状腺功能正常的 GD 眼病（EGO）。该类患者尽管临床上无甲亢表现，但多有亚临床甲亢，TSH 水平降低。

4. 心血管系统表现

甲亢时由于 TH 对心血管系统的作用，以及交感神经兴奋性增高等，常使患者有明显的临床表现，心悸、气促是大部分甲亢患者的突出主诉。

（1）心动过速：是心血管系统最早、最突出的表现。绝大多数为窦性心动过速，心率多在 90～120 次/分。心动过速为持续性，在睡眠和休息时有所降低，但仍高于正常。

（2）心律失常：房性期前收缩最常见，其次为阵发性或持续性心房颤动。也可见室性或交界性期前收缩，偶见房室传导阻滞。有些患者可仅表现为原因不明的阵发性或持续性心房纤颤，尤以老年人多见。

（3）心音改变：由于心肌收缩力加强，使心搏增强，心尖部第一心音亢进，常有收缩期杂音，偶在心尖部可听到舒张期杂音。

（4）心脏扩大：多见于久病及老年患者。当心脏负荷加重、合并感染或应用 β 受体阻滞药可诱发充血性心力衰竭。持久的房颤也可诱发慢性充血性心力衰竭。出现心脏扩大和心脏杂音可能是由于长期高排出量使左心室流出道扩张所致。

（5）收缩压升高、舒张压下降和脉压增大：有时可出现毛细血管搏动、水冲脉等周围血管征。发生原因是心脏收缩力加强，心排血量增加和外周血管扩张、阻力降低。

（6）甲亢性心脏病：甲亢伴有明显心律失常、心脏扩大和心力衰竭者称为甲亢性心脏病。以老年甲亢和病史较久未能良好控制者多见。其特点为甲亢完全控制后心脏功能可恢复正常。

5. 消化系统表现

食欲亢进是甲亢的突出表现之一。但少数老年患者可出现厌食，甚至恶病质。也有少数患者呈顽固性恶心、呕吐，以致体重在短期内迅速下降。由于过多 TH 的作用，使肠蠕动增加，从而使大便溏稀、次数增加，甚至呈顽固性腹泻或脂肪痢。TH 对肝脏也可有直接毒性作用，致肝肿大，甲亢引起明显肝脏受损者少见，少数可出现肝功能异常，转氨酶升高甚或黄疸。

6. 血液和造血系统表现

周围血液中白细胞总数偏低、淋巴细胞百分比和绝对值及单核细胞增多，血小板寿命缩短，有时可出现皮肤紫癜。消耗增加、营养不良和铁的利用障碍偶可引起贫血。

7. 肌肉骨骼系统表现

甲亢时多数表现为肌无力和肌肉萎缩。由于神经肌肉兴奋性增高，可出现细震颤、腱反射活跃和反射时间缩短等。部分患者可出现如下特殊的肌肉病变。

（1）慢性甲亢性肌病：相对多见。起病缓，主要累及近端肌群和肩胛、骨盆带肌群。表现为进行性肌肉萎缩和无力。患者做蹬楼、蹲位起立和梳头等动作时有困难。类似于多发性肌炎表现，但肌活检正常或仅有肌肉萎缩、变性等改变。

（2）甲亢性周期性麻痹：主要见于东方国家的青年男性患者，日本和我国较常见。发作时血钾显著降低。周期性麻痹多与甲亢同时存在，或发生于甲亢起病之后。也有部分患者以周期性麻痹为首发症状就诊才发现甲亢。多在夜间发作，可反复出现，甲亢控制后症状可缓解。周期性麻痹的发生机制可能与过多 TH 促进 Na^+-K^+-ATP 酶活性，使 K^+ 向细胞内的不适当转移有关。

（3）甲亢伴重症肌无力：甲亢伴重症肌无力的发生率约为 1%，远高于一般人群的发生率。重症肌无力主要累及眼肌，表现为眼睑下垂、眼外肌运动麻痹、复视和眼球固定等。少数也可表现为全身肌肉无力、吞咽困难、构音不清及呼吸浅短等。甲亢控制后重症肌无力可减轻或缓解。

8. 生殖系统表现

20% 左右的女性患者有月经稀少，周期延长，甚至闭经。男性多见阳痿，偶见乳腺发育，与雄激素转化为雌激素有关。

9. 皮肤、毛发及肢端表现

皮肤光滑细腻，缺乏皱纹，触之温暖湿润。年轻患者可有颜面潮红，部分患者面部和颈部可呈红斑样改变，压之退色，尤以男性多见。多数患者皮肤色素正常，少数可出现色素加深，以暴露部位明显，但口腔、乳晕无色素加深。也有部分患者色素减退，出现白癜风。甲亢时可出现毛发稀疏脱落，少数患者可出现斑秃。

约 5% GD 患者可有典型局限性黏液性水肿，常与浸润性突眼同时或随后发生，有时不伴甲亢而单独存在，是本病的特异性表现之一。多见于小腿胫前下 1/3 部位，有时可延及足背和膝部，也可见于面部、上肢等。初起时呈黯紫红色皮损，皮肤粗厚，以后呈片状或结节状隆起，最后呈树皮状，可伴继发感染和色素沉着。在少数患者中尚可见到指端软组织肿胀，呈杵状，掌指骨骨膜下新骨形成，以及指或趾甲的邻近游离边缘部分和甲床分离（Plummer 甲），此为 GD 的特征性表现之一。

10. 甲亢危象

是甲亢的一种严重表现，可危及生命。主要诱因为精神刺激、感染、甲状腺手术前准备不充分等。早期表现为患者原有的甲亢症状加剧，伴中等发热，体重锐减，恶心、呕吐，以后发热可达 40 ℃ 或更高，心动过速，心率常在 160 次/分以上，大汗、腹痛、腹泻，甚而谵妄、昏迷。死亡原因多为高热虚脱，心力衰竭，肺水肿和严重水、电解质代谢紊乱等。

四、特殊类型的甲亢

1. 淡漠型甲亢

该型特点为：①发病较隐匿。②以老年人多见，尤其是 60 岁以上者。③临床表现不典型，常以某一系统的表现为突出（尤其是心血管和胃肠道症状），由于年迈伴有其他心脏病，不少患者合并心绞痛，有的甚至发生心肌梗死。心律失常和心力衰竭的发生率可达50%以上。患者食欲减退伴腹泻较多，肌肉萎缩，肌无力。④眼病和高代谢综合征表现较少，多数甲状腺无明显肿大。⑤全身情况差，体重减轻较明显，甚至出现全身衰竭、恶病质。⑥血清总甲状腺素（TT_4）可以正常，血清游离三碘甲腺原氨酸（FT_3）、血清游离甲状腺素（FT_4）常增高，TSH 下降或测不出，但 [131]I 摄取率增高。

2. 亚临床型甲亢

该型特点是血 T_3、T_4 正常，但 TSH 显著降低。本症可能是 GD 早期、GD 经手术或放射碘治疗后、各种甲状腺炎恢复期的暂时性临床现象；但也可持续存在，少数可进展为临床型甲亢。患者无症状或有消瘦、失眠、轻度心悸等症状，并可导致心血管系统或骨代谢的异常。排除下丘脑—垂体疾病、非甲状腺疾病所致的 TSH 降低后可诊断为本症，并需作出相应的病因诊断。亚临床型甲亢一般不需治疗，但应定期追踪病情变化。对于老年患者，已有轻度甲亢表现的患者以及具有心血管和骨骼系统病变危险因素者，宜采用适当的抗甲状腺治疗。

3. 新生儿甲亢

新生儿甲亢分为暂时型和持续型两种，前者较为常见，多由于母亲妊娠时患 GD，母体内的 TSAb 通过胎盘到达胎儿使之发生甲亢，故出生时已有甲亢表现，生后 1～3 个月自行缓解，血中 TSAb 也随之消失。临床表现为多动、易兴奋、多汗、呕吐、腹泻和发热等。哺乳量增加而体重不增加，可出现呼吸衰竭、心动过速、心律失常，易发生心力衰竭。实验室检查显示 FT_4 升高，T_3 显著升高，TSH 通常低下（与正常新生儿出生时 TSH 水平增高相反）。

持续型新生儿甲亢较罕见，系 TSHR 突变所致。其特点是：①常有阳性家族史，为常染色体显性遗传，但母亲在妊娠时未必一定有甲亢。②男女发病比例约为 1：2，明显高于成年人 GD 甲亢。③缺乏眼征。④缺乏甲状腺免疫学异常的证据（血中无抗甲状腺抗体）。⑤大部分病例在开始为甲状腺肿，逐渐出现甲亢的其他表现。⑥甲亢不能自行缓解，患者常有颅骨缝早期融合、前囟突出及智力障碍等后遗症。

新生儿甲亢的诊断主要根据血 T_3、T_4 和 TSH 值进行判断。T_3、T_4 升高，TSH 降低即可作出甲亢的诊断。对于持续型新生儿甲亢可作 TSHR 基因分析，以查明病因。

4. 妊娠期甲亢

妊娠期甲亢主要见于以下两种情况。

（1）妊娠合并甲亢：正常妊娠时由于腺垂体生理性肥大和胎盘激素分泌，可有高代谢综合征表现，如心率可增至 100 次/分，甲状腺稍增大，基础代谢率在妊娠 3 个月后较前增加20%～30%，此时由于雌激素水平增高，血中甲状腺素结合球蛋白（TBG）较妊娠前增高，故血清总三碘甲腺原氨酸（TT_3）、TT_4 也较正常增高，因此易与甲亢混淆。患者体重不随妊娠月份而相应增加，或四肢近端肌肉消瘦，或休息时心率在 100 次/分以上者应疑及甲亢。如血 FT_3、FT_4 升高，TSH < 0.5 mU/L 可诊断为甲亢。同时伴有眼征、弥漫性甲状腺肿、甲状腺区震颤或血管杂音、血 TSAb 阳性即可确定 GD 的诊断。

（2）HCG 相关性甲亢：HCG 与 TSH 的 α 亚基相同，两者的受体分子又十分类似，故 HCG 和 TSH 与 TSH 受体结合存在交叉反应。当 HCG 分泌显著增多（如绒毛膜癌、葡萄胎、妊娠剧吐、多胎妊娠等）时，可因大量 HCG 刺激 TSH 受体而出现甲亢。患者的甲亢症状轻重不一，血 FT_3、FT_4 升高，TSH 降低或测不出，但 TSAb 和其他甲状腺自身抗体阴性，血 HCG 显著升高。HCG 相关性甲亢往往随血 HCG 浓度的变化而消长，属一过性，中止妊娠或分娩后消失。

五、辅助检查

1. 血清 TH 测定

（1）血清 FT_3、FT_4：血清中 FT_3、FT_4 不受血中 TBG 变化的影响，直接反映甲状腺功能状态。成人正常参考值：RIA 法，FT_3 3～9 pmol/L（0.19～0.58 ng/dL），FT_4 9～25 pmol/L（0.7～1.9 ng/dL）；ICMA 法，FT_3 2.1～5.4 pmol/L（0.14～0.35 ng/dL），FT_4 9.0～23.9 pmol/L（0.7～1.8 ng/dL）。

（2）血清 TT_3、TT_4：血清中 TT_3、TT_4 与蛋白结合达 99.5% 以上，故 TT_3、TT_4 水平受 TBG 的影响。TT_3 浓度的变化常与 TT_4 的改变平行。TT_3、TT_4 测定方法稳定，在无影响血中 TBG 浓度变化的因素存在时是反映甲状腺功能的良好指标。引起 TBG 升高的主要因素为妊娠、使用雌激素等，故妊娠时血中 TT_3、TT_4 常常升高，但 FT_3、FT_4 正常。成年人正常参考值：RIA 法，TT_3 1.8～2.9 nmol/L（115～190 ng/dL），TT_4 65～156 nmol/L（5～12 μg/dL）；ICMA 法，TT_3 0.7～2.1 nmol/L（44.5～136.1 ng/dL），TT_4 58.1～154.8 nmol/L（4.5～11.9 μg/dL）。

2. TSH 测定

TSH 是反映甲状腺功能十分敏感的指标，轻度甲状腺功能异常，T_3、T_4 尚在正常范围内变化时 TSH 就会出现异常。原发性甲状腺功能减退时升高，甲状腺功能亢进时降低。普通 TSH 测定不能反映降低，现在大部分实验室测定的为敏感 TSH（sTSH）或超敏感 TSH（uTSH），两者特异性、敏感性均很高。

3. TSH 受体抗体测定

测定方法较多，易出现假阴性和假阳性结果。TRAb 的常规测定方法是用放射受体法来测定 TSH 的结合抑制活性（猪的 TSH 受体被包被为固相），第二代 TRAb 测定法用重组的人 TSH 受体代替猪 TSH 受体，其敏感性从 70% 提高到 86.7%，但仍有假阳性。所测结果为总 TRAb，不能反映 TSAb 的多寡。生物学方法可测定 TSAb，一般采用培养的大鼠甲状腺细胞（FTRL-5）或表达人 TSHR 的中国仓鼠卵细胞（CHO）与患者的血清孵育，通过检测 cAMP 的生成量来判定。未经治疗的 GD 患者，血 TSAb 阳性检出率可达 80%～100%。TSAb 测定对于 GD 早期诊断、判断病情活动及预测复发等具有较高价值；还可作为治疗后停药的重要指标。

4. ^{131}I 摄取率

本法虽然诊断甲亢的符合率达 90%，但不能反映病情严重程度与治疗中的病情变化。可用于鉴别不同病因的甲亢，如 ^{131}I 摄取率降低可能为亚急性甲状腺炎、桥本甲状腺炎的一过性甲亢、碘甲亢或外源 TH 引起的甲亢等。应注意本方法受含碘食物和药物的影响。正常参考值：3 h 及 24 h 值分别为 5%～25% 和 20%～45%，高峰在 24 h。Graves 甲亢时甲状腺 ^{131}I 摄取率升高，且高峰前移。由于 T_3、T_4 和 TSH 测定方法的不断改善，敏感性与特异性进一步提高，目前已很少用甲状腺 ^{131}I 摄取率来诊断甲亢。

5. 影像学检查

（1）超声检查：GD 患者甲状腺呈弥漫性、对称性、均匀性增大（可增大 2～3 倍），边缘多规则，内部回声多呈密集、增强光点，分布不均匀，部分有低回声小结节状改变。多普勒彩色血流显像示患者甲状腺腺内血流丰富，血流速度增快，同时可见显著低阻力的动脉频谱和湍流频谱。甲状腺上、下动脉管径明显增宽。眼球后 B 超有助于 GD 眼病的诊断。

（2）CT 或 MRI 检查：主要用于评估甲亢眼病眼外肌受累的情况，也可以排除其他原因所致的突眼。

六、诊断

典型病例经详细询问病史，依靠临床表现即可诊断。不典型病例，尤其是小儿、老年人或伴有其他疾病的轻型甲亢或亚临床型甲亢易被误诊或漏诊，需进行相关检验检查确定诊断。在临床上，对不明原因的体重下降、低热、腹泻、手抖、心动过速、心房纤颤、肌无力等均应考虑甲亢的可能。

1. 功能诊断

血 FT_3、FT_4（或 TT_3、TT_4）增高及 TSH 降低（$<0.1\ mU/L$）者符合甲亢；仅 FT_3 或 TT_3 增高而 FT_4、TT_4 正常可考虑为 T_3 型甲亢，血 TSH 降低，FT_3、FT_4 正常为亚临床型甲亢。

2. 病因诊断

在确诊甲亢后应进一步确定引起甲亢的病因。患者有眼征、弥漫性甲状腺肿、血 TSAb 阳性等，可诊断为 GD。有结节者需与自主性高功能甲状腺结节、多结节性甲状腺肿伴甲亢、毒性腺瘤、甲状腺癌等相鉴别。多结节毒性甲状腺肿和毒性腺瘤患者一般无突眼，甲亢症状较轻，甲状腺扫描为"热"结节，结节周围甲状腺组织的摄碘功能受抑制。亚急性甲状腺炎伴甲亢症状者，甲状腺 ^{131}I 摄取率明显降低。碘甲亢者有过量碘摄入史，甲状腺 ^{131}I 摄取率降低，停用碘摄入后甲亢症状可逐渐改善。

七、鉴别诊断

1. 与非甲状腺性疾病鉴别

（1）神经症：此类患者有许多症状与甲亢类似，如焦虑、心动过速、过分敏感、易兴奋失眠、体重减轻、乏力等。但无甲状腺肿及突眼。甲状腺功能检查正常。

（2）围绝经期综合征：围绝经期妇女有情绪不稳定、烦躁失眠、阵发性出汗、血压波动及月经不调等症状，但甲状腺不大，甲状腺功能化验正常。

（3）单侧突眼需注意与眶内肿瘤、炎性假瘤等鉴别，眼球后超声检查或 CT 即可明确诊断。

（4）抑郁症：老年人甲亢多为隐匿起病，表现为体虚乏力、精神忧郁、表情淡漠、原因不明的消瘦、食欲缺乏，恶心、呕吐等表现，与抑郁症相类似，测定甲状腺功能可帮助鉴别。抑郁症患者甲状腺功能正常。

（5）心血管疾病：少数患者（常为中老年人）以心血管表现为突出表现，因此，不明原因的心悸、气促、心动过速，或伴有房颤者，应查找是否存在甲亢。

（6）消化系统疾病：甲亢可致肠蠕动加快，消化吸收不良，大便次数增多，临床常被误诊为慢性结肠炎。但甲亢少有腹痛、里急后重等肠炎表现，大便镜检无红细胞、白细胞。有些患者消化道症状明显，可有恶心、呕吐，甚至出现恶病质。对这些患者在进一步检查排除消化道器质性病变的同时应进行甲状腺功能检测。

（7）慢性甲亢性肌病：突出表现为骨骼肌受累，通常发生于严重甲状腺毒症患者，表现为肌无力、肌萎缩，应与多发性肌炎、进行性肌萎缩和重症肌无力鉴别。

2. 与其他甲亢鉴别（病因鉴别）

引起甲亢的病因很多（表7-1），临床上应先排除非 GD 性甲亢后，GD 的诊断才能成立。

（1）亚急性甲状腺炎：该病以女性多见，发病前常有上呼吸道感染病史，随后甲状腺肿大并伴有甲状腺疼痛，疼痛可放射至下颌、耳后、颞枕等部位。可出现甲亢的症状，如心悸、气短、消瘦、食欲亢进、易激动和大便次数增加等，多有发热，体温在 38 ℃左右。白细胞计数轻度升高，中性粒细胞正常或稍高。甲状腺 ^{131}I 摄取率降低，与 TT_3、TT_4，FT_3、FT_4 升高呈背离现象。甲状腺扫描发现甲状腺双侧或单侧不显影。

（2）慢性淋巴细胞性甲状腺炎伴甲亢：该病以中年女性多见，由于起病缓慢，多无症状，常因甲状腺肿大而就诊。甲状腺弥漫性肿大、质韧或有表面不平的结节；甲状腺扫描放射性分布不均匀，有不规则浓聚及稀疏区；60%～70% 患者甲状腺球蛋白抗体（TGAb）阳性，95% 的患者甲状腺微粒体抗体（TMAb）或甲状腺过氧化物酶抗体（TPOAb）阳性。部分患者在疾病初期由于甲状腺滤泡细胞的破坏、TH 的释放增加而出现甲亢症状，通常为一过性，随疾病进展 T_3、T_4 水平逐渐下降。有人称为"桥本一过性甲亢"。

（3）无痛性甲状腺炎：女性发病率为男性的 2 倍，以青、中年居多。部分患者在产后发病，故临床可分为产后型无痛性甲状腺炎和散发型无痛性甲状腺炎。其特征为甲状腺无痛性肿大伴暂时性甲状腺功能异常。该病一般分为 3 个阶段：甲亢阶段、甲减阶段和恢复阶段。甲状腺功能检查因临床所处的发病阶段不同而不同。85%患者 TPOAb 阳性，细胞学检查为淋巴细胞性甲状腺炎。

（4）垂体性甲亢：由于垂体因素导致 TSH 的持续分泌过多所引起的甲亢，很少见。包括垂体 TSH 分泌瘤和选择性垂体甲状腺激素抵抗综合征（PRTH）两种类型。临床表现轻重程度不一，一般都有甲状腺肿大，可有血管杂音，如为垂体瘤引起的甲亢，CT 或 MRI 可发现垂体占位病变。实验室检查特点为血清 T_3、T_4 水平升高，TSH 正常或升高。

八、治疗

1. 一般治疗

应予适当休息。合理安排饮食，需要高热量、高蛋白质、高维生素和低碘饮食。精神紧张、不安或失眠较重者，可给予镇静药。

2. 药物治疗

（1）抗甲状腺药物及作用机制：抗甲状腺药物分为两类，硫脲类的丙硫氧嘧啶（PTU），咪唑类的甲巯咪唑（MM，商品名他巴唑）和卡比马唑（CMZ，商品名甲亢平）。PTU 和 MM 是目前治疗甲亢的两种最主要的抗甲状腺药物。MM 与 PTU 的药理等效比为 1 : 10，但 MM 的半衰期明显长于 PTU，且实际效能也强于 PTU，故 MM 可使甲状腺功能较快恢复正常。在维持治疗阶段较小剂量的 MM 每日 1 次服用即可将甲状腺功能维持在良好状态。它们的作用机制相同，主要为抑制甲状腺内的过氧化酶系统，使被摄入甲状腺细胞内的碘化物不能氧化成活性碘，使酪氨酸不能被碘化，同时使一碘酪氨酸和二碘酪氨酸的缩合过程受阻而抑制 TH 的合成。

（2）适应证和优缺点：抗甲状腺药物适用于甲亢病情较轻，病程短，甲状腺较小者。儿童、青少年甲亢及甲亢伴有妊娠者也宜首选抗甲状腺药物治疗。其优点是：①疗效较肯定。②不会导致永久性甲减。③方便，经济，使用较安全。缺点：①疗程长，一般需 2 年以上。②停药后复发率较高。③可引起肝损害或粒细胞缺乏等。

（3）剂量与疗程：一般情况下，抗甲状腺药物的初始剂量为：PTU 300~450 mg/d，MM 或 CMZ 30~45 mg/d，分 3 次口服。至症状缓解、血 TH 恢复正常后逐渐减量，每 4~8 周减量一次，PTU 每次减 50~100 mg，MM 或 CMZ 每次减 5~10 mg。减量至能够维持甲状腺功能正常的最小剂量后维持治疗 1 年半至 2 年。维持治疗期间每 3~5 个月化验甲状腺功能，根据结果适当调整抗甲状腺药物的剂量，将甲状腺功能维持在完全正常状态（即 TSH 在正常范围）。

（4）不良反应：抗甲状腺药物发生率相对较高且较严重的不良反应为粒细胞缺乏，其发生率约为 0.4%。大部分粒细胞缺乏发生在抗甲状腺药物大剂量治疗的最初 2~3 个月内或再次用药的 1 个月内。因此，为了防止粒细胞缺乏的发生，在早期应每 1~2 周查白细胞 1 次，当白细胞少于 $2.5 \times 10^9/L$、中性粒细胞少于 $1.5 \times 10^9/L$ 时应考虑停药观察。甲亢本身可有白细胞减少。因此，治疗之前白细胞的多少并不影响抗甲状腺药物的治疗。一旦发生粒细胞缺乏应立即停用抗甲状腺药物，由于抗甲状腺药物之间可能有交叉反应，故禁止使用其他抗甲状腺药物。抗甲状腺药物可引起肝脏损害，MM 引起的肝脏损害以胆汁淤积为主，而 PTU 引起者多为免疫性肝细胞损害，肝酶升高较明显，且预后较差。近年来的临床观察发现，PTU 可诱发机体产生抗中性粒细胞胞浆抗体（ANCA），多数患者无临床表现，仅部分呈 ANCA 相关性小血管炎，有多系统受累表现，如发热、肌肉关节疼痛及肺和肾损害等。

（5）停药与复发：抗甲状腺药物治疗 GD 最主要的缺点是复发率高。为了降低复发率，在停药之前还应认真评估后再决定是否停药。如果甲状腺不大、TRAb 阴性或最后阶段抗甲状腺药物维持剂量很小时停药后复发率低。反之，复发率较高，延长疗程可提高治愈率。由于抗甲状腺药物治疗停药后复发率较高，故停药后还应定期检测甲状腺功能，如有复发迹象即再次给予治疗。

（6）其他药物治疗。

1）复方碘溶液：大剂量碘可减少甲状腺充血，阻抑 TH 释放，也可抑制 TH 合成及外周 T_4 向 T_3 转换，但属暂时性，于给药后 2~3 周内症状渐减轻，之后甲亢症状加重。碘的使用减弱抗甲状腺药物的疗效并延长抗甲状腺药物控制甲亢症状所需的时间。临床仅用于术前准备和甲亢危象的治疗。

2）β受体阻滞药：可阻断 TH 对心脏的兴奋作用，还可抑制外周组织 T_4 转换为 T_3。主要在甲亢治疗的初期使用，以较快改善症状。也可与碘剂一起使用行术前准备，也可用于 ^{131}I 治疗前后及甲状腺危象时。有支气管哮喘或喘息型支气管炎者宜选用选择性β受体阻滞药，如阿替洛尔、美托洛尔等。

3. 放射性 ^{131}I 治疗

（1）作用机制：利用甲状腺高度摄取和浓集碘的能力及 ^{131}I 释放出的β射线对甲状腺的生物效应，破坏甲状腺滤泡上皮，达到治疗目的（β射线在组织内的射程约 2 mm，故电离辐射仅限于甲状腺局部而不累及毗邻组织）。此外，^{131}I 可损伤甲状腺内淋巴细胞使抗体生成减少，也具有治疗作用。放射性碘治疗具有迅速、简便、安全、疗效明显等优点。

（2）适应证：①中度甲亢，年龄 >25 岁者。②对抗甲状腺药物过敏，或长期治疗无效。③合并心、肝、肾疾病等不宜手术，或术后复发，或不愿手术者。④自主性高功能结节或腺瘤。

（3）禁忌证：①绝对禁忌证为妊娠期、哺乳期妇女（^{131}I 可透过胎盘，进入乳汁）。②甲状腺危象。③年龄 <25 岁，严重心、肝、肾衰竭等为相对禁忌证。④甲状腺摄碘低下者不适宜 ^{131}I 治疗。

治疗后 2～4 周症状减轻，甲状腺缩小。如 6 个月后仍未缓解可进行第 2 次治疗。

（4）并发症：①甲状腺功能减退，国内报道第 1 年发生率 4.6%～5.4%，以后每年递增 1%～2%。早期是由于腺体破坏，后期则可能由于自身免疫反应参与，一旦发生需用 TH 替代治疗。②放射性甲状腺炎，见于治疗后 7～10 d，个别可因炎症破坏和 TH 的释放而诱发危象。故重症甲亢必须在 ^{131}I 治疗前用抗甲状腺药物治疗。一般不需要处理，如有明显不适或疼痛可短期使用糖皮质激素。③放射性碘治疗不会导致浸润性突眼的发生，也不会使稳定的浸润性突眼恶化。但可使活动性浸润性突眼病情加重，故活动性浸润性突眼患者一般不宜采用放射性碘治疗，如确需放射性碘治疗者应同时短期使用糖皮质激素预防其恶化。

4. 手术治疗

（1）适应证：①中、重度甲亢，长期服药无效，停药后复发，或不愿长期服药者。②甲状腺巨大，有压迫症状者。③胸骨后甲状腺肿伴甲亢者。④结节性甲状腺肿伴甲亢者。

（2）禁忌证：①浸润性突眼。②甲亢合并较重心、肝、肾、肺疾病，全身状况差不能耐受手术者。③妊娠早期（第 3 个月前）及晚期（第 6 个月后）。

（3）术前准备：术前先用抗甲状腺药物充分治疗至症状控制，心率 <80 次/分，T_3、T_4 正常后，再加用复方碘溶液，每次 5 滴，每日 3 次，3 d 后增加至每次 10 滴，每日 3 次。使用碘剂 7～10 d 后行手术。

（4）复发及术后并发症：手术治疗 GD 治愈率可达 90% 左右。6%～12% 的患者术后可再次复发，复发者可再次手术，但一般情况下以 ^{131}I 治疗较好。许多观察表明，复发与遗留甲状腺组织多寡明显相关，剩余甲状腺组织越多，甲亢复发概率越高。现主张一侧甲状腺全切，另一侧次全切，保留甲状腺组织 4～6 g。也有主张仅保留 2 g 甲状腺组织者。也可行双侧甲状腺次全切除，每侧保留甲状腺组织 2～3 g。GD 术后甲减的发生率为 6%～75%。与甲减发生有关的因素主要为保留甲状腺组织较少，以及甲状腺组织中有较多淋巴细胞浸润。手术后甲减的发生随着时间的推移而减少，此不同于 ^{131}I 治疗后甲减的发生。但也应终身对甲状腺功能进行监测。

5. 甲亢治疗方法的选择及评价

一般来说，甲亢都可以通过上述治疗方法对其进行有效治疗。在实际工作中究竟选择何种方法为好，要考虑多种因素。初发甲亢，尤其青少年、甲状腺轻度肿大、病情较轻者应首选抗甲状腺药物治疗。经药物治疗后复发、甲状腺肿大较明显且伴有甲亢性心脏病或肝功能损害、中老年甲亢宜采用 ^{131}I 治疗。甲状腺巨大、结节性甲状腺肿伴甲亢、甲亢合并甲状腺结节不能除外恶性者，且有经验丰富的手术者时，应积极采用手术治疗。积极寻找疗程短、治愈率高，又不以甲减为代价的新的治疗方法是甲亢治疗领域面临的重要课题。

6. 甲状腺危象的治疗

甲状腺危象是可以预防的，去除诱因、积极治疗甲亢及避免精神刺激等是预防危象发生的关键，尤其要注意积极防治感染和做好充分的术前准备。一旦发生危象则需积极抢救。

（1）抑制 TH 合成：诊断确定后立即给予大剂量抗甲状腺药物抑制 TH 的合成。首选 PTU，首次剂量 600 mg 口服或经胃管注入。如无 PTU 时可用 MM（或 CMZ）60 mg 口服或经胃管注入。继用 PTU 200 mg 或 MM（或 CMZ）20 mg，每 6 h 一次口服，待症状减轻后减至一般治疗剂量。

（2）抑制 TH 释放：服 PTU（或 MM）1 h 后再加用复方碘溶液，首剂 30~60 滴，以后每 6~8 h 服用 5~10 滴。或用碘化钠 0.5~1.0 g 加入 5% 葡萄糖盐水中静脉滴注 12~24 h，以后视病情逐渐减量，一般使用 3~7 d 停药。如患者对碘剂过敏，可改用碳酸锂 0.5~1.5 g/d，分 3 次口服，连服数日。

（3）地塞米松 2 mg，每 6 h 一次，大剂量地塞米松可抑制 TH 的释放及外周 T_4 向 T_3 的转化，还可增强机体的应激能力。

（4）如无哮喘或心功能不全加用 β 受体阻滞药，如普萘洛尔 30~50 mg，每 6~8 h 口服 1 次，或 1 mg 稀释后缓慢静脉注射。

（5）降低血 TH 浓度：在上述常规治疗效果不满意时，可选用血液透析、腹膜透析或血浆置换等措施迅速降低血 TH 浓度。

（6）支持治疗：应监护心、肾、脑功能，迅速纠正水、电解质和酸碱平衡紊乱，补充足够的葡萄糖、热量和多种维生素等。

（7）对症治疗：包括供氧、防治感染，高热者给予物理降温，必要时，可用中枢性解热药，如对乙酰氨基酚（扑热息痛）等，但应注意避免应用乙酰水杨酸类解热药（因可使 FT_3、FT_4 升高）。利舍平 1 mg，每 6~8 h 肌内注射一次。必要时可试用异丙嗪、哌替啶各 50 mg 静脉滴注。积极治疗各种并发症和并发症。

危象控制后，应根据具体病情，选择适当的甲亢治疗方案，并防止危象再次发生。

7. 妊娠期甲亢的治疗

（1）治疗目的：甲亢合并妊娠时的治疗目标为母亲处于轻微甲亢状态或甲状腺功能达正常上限，并预防胎儿甲亢或甲减。

（2）治疗措施。

1）抗甲状腺药物：剂量不宜过大，首选 PTU，50~100 mg，每日 1~2 次，每月监测甲状腺功能，依临床表现及检查结果调整剂量。一定要避免治疗过度引起母亲和胎儿甲状腺功能减退或胎儿甲状腺肿；由于 PTU 通过胎盘慢于和少于 MM，故妊娠期甲亢优先选用 PTU。

2）由于抗甲状腺药物可从乳汁分泌，产后如需继续服药，一般不宜哺乳。如必须哺乳，应选用 PTU，且用量不宜过大。

3）普萘洛尔可使子宫持续收缩而引起胎儿发育不良、心动过缓、早产及新生儿呼吸抑制等，故应慎用或禁用。

4）妊娠期一般不宜做甲状腺次全切除术，如择期手术治疗，宜于妊娠中期（即妊娠第 4~第 6 个月）施行。

5）^{131}I 禁用于治疗妊娠期甲亢。

第二节　甲状腺功能减退症

甲状腺功能减退症（简称甲减）是由各种原因导致的甲状腺激素合成和分泌减少或组织利用不足而引起的全身性低代谢综合征，其病理特征是黏多糖在组织和皮肤堆积，表现为黏液性水肿。在引起甲减的病因中，原发性甲减约占 99%，而继发性甲减或其他原因只占 1%。

一、流行病学

各个地区甲减的患病率有所差异。国外报道的临床甲减患病率为 0.8%~1.0%，发病率为 3.5/1 000。在美国，临床甲减患病率为 0.3%，亚临床甲减患病率为 4.3%。我国学者报道临床甲减患病率为 1.0%，发病率为 2.9/1 000。新生儿甲减筛查系统显示，甲减（几乎全为原发性甲减）的患病率为 1/3 500。成年后甲减患病率上升，女性较男性多见。老年人及一些种族和区域甲减患病率升高。

二、分类

1. 根据病变发生的部位分类

（1）原发性甲减：由于甲状腺腺体本身病变引起的甲减，占全部甲减的 99%。其中 90% 以上原发性甲减是由自身免疫、甲状腺手术和甲亢 ^{131}I 治疗所致。

（2）中枢性甲减：由下丘脑和垂体病变引起的促甲状腺激素释放激素（TRH）或者促甲状腺激素（TSH）合成和分泌减少所致的甲减。垂体外照射、垂体大腺瘤、颅咽管瘤及产后大出血是其较常见的原因。由于下丘脑病变使 TRH 分泌减少，导致垂体 TSH 分泌减少引起的甲减又称三发性甲减，主要见于下丘脑综合征、下丘脑肿瘤、炎症、出血等。

（3）甲状腺激素抵抗综合征（RTH）：由于甲状腺激素在外周组织实现生物效应障碍引起的综合征。

2. 根据病变的原因分类

自身免疫性甲减、药物性甲减、^{131}I 治疗后甲减、甲状腺手术后甲减、特发性甲减、垂体或下丘脑肿瘤手术后甲减、先天性甲减等。

3. 根据甲状腺功能减低的程度分类

临床甲减和亚临床甲减。临床甲减：实验室检查表现为血清 TSH 升高和 FT_4 或 TT_4 降低。亚临床甲减：临床上可无明显甲减表现，血清 TSH 升高，FT_4 或 TT_4 正常。

三、病因

1. 获得性甲减

治疗后甲状腺功能减退是成人患者的常见病因。其一是甲状腺癌患者甲状腺全切术后，尽管通过放射碘扫描证明可残存有功能的甲状腺组织，但仍然会发展为甲减。另一个病因是弥漫性甲状腺肿 Graves 病患者或结节性甲状腺肿患者进行甲状腺次全切除后，是否发展为甲减取决于有多少组织剩余，但是 Graves 病患者自身免疫对剩余甲状腺的持续损害也可能是一个病因。放射性碘破坏甲状腺组织造成甲减很常见。放射性碘的剂量、甲状腺对放射性碘的摄取量决定甲减发生概率，但也受年龄、甲状腺体积、甲状腺激素升高幅度、抗甲状腺药物的应用等因素的影响。对于甲亢患者，由于治疗前 TSH 的合成长期受到抑制，尽管治疗后患者游离 T_4 浓度降低，但是手术或 ^{131}I 治疗后几个月内 TSH 仍然会处于较低水平。

2. 先天性甲减

甲状腺发育异常可能是甲状腺完全缺如或是在胚胎时期甲状腺未适当下降造成。甲状腺组织缺如或异位甲状腺可经放射核素扫描确定。与甲状腺发育不全有关的原因包括甲状腺特异性转录因子 PAX8 基因、甲状腺转录因子 2 基因突变；Gs 蛋白 α 亚基变异导致促甲状腺激素受体反应性下降；SECIS-BP2 基因突变导致甲状腺素向 T_3 活化缺陷。

3. 暂时性甲减

暂时性甲减常发生在临床患有亚急性甲状腺炎、无痛性甲状腺炎或产后甲状腺炎的患者。暂时性甲减患者有可能被治愈。低剂量左甲状腺素（L-T_4）应用 3~6 个月能使甲状腺功能恢复。

4. 损耗性甲减

损耗性甲减是由于肿瘤等原因引起的甲减。尸检显示增殖性皮肤血管瘤中 D3 活化水平高于正常的 8 倍左右。这样的甲减患者血清反 T_3 急剧升高，同时血清甲状腺球蛋白水平明显升高。

5. 中枢性甲减

中枢性甲减由下丘脑与垂体疾病引起 TSH 减少所致，其原因有获得性和先天性。在许多情况下，TSH 的分泌减低伴随着其他垂体激素的分泌减低，如生长激素、促性腺激素、促肾上腺皮质激素减少。

单一的 TSH 明显减低少见。垂体性甲减的表现轻重不同，轻者由于性腺和肾上腺皮质激素不足的表现而掩盖了甲减的症状，重者有甲减的显著特点。中枢性甲减临床症状不如原发性甲减严重。

6. 甲状腺激素抵抗

少见，多为家族遗传性疾病。由于血中存在甲状腺激素结合抗体，或甲状腺激素受体数目减少以及受体对甲状腺素不敏感，使甲状腺激素不能发挥正常的生物效应。大约 90% RTH 的患者是甲状腺激素受体 b（TRb）基因突变，影响了甲状腺激素受体对 T_3 正常反应的能力。TRb 基因突变的性质决定了甲状腺激素抵抗的临床表现。

7. 碘缺乏

中度碘缺乏地区，血清 T_4 浓度通常在正常范围的低值；而重度碘缺乏地区 T_4 浓度就会降低，然而这些地区的大多数患者却不表现为甲状腺功能低下，因为在 T_4 缺乏时 T_3 合成会增加，同时甲状腺内脱碘酶 1 和脱碘酶 2 的活性也会增加。TSH 水平处于正常范围的高值。

8. 碘过量

碘致甲状腺肿和甲状腺功能减退只在一定的甲状腺功能紊乱的情况下发生。易感人群包括自身免疫甲状腺炎患者、接受过放射碘治疗后的 GD 患者、囊性纤维化病患者。甲状腺肿大和甲状腺功能减退，两者可以独立存在，也可以同时存在。碘过量常常都是由于长期大剂量补充有机或是无机形式的碘诱导所致，碘造影剂、胺碘酮和聚乙烯吡咯碘酮是常见的碘来源。

大剂量的碘可以快速抑制碘有机化结合。尽管长期不断的给予补碘，但是正常人可以很快地适应碘的这种抑制效应（急性 Wolff-Chaikoff 效应和逃逸现象）。碘致甲状腺肿或甲减是由于对碘有机化结合更为强烈的抑制作用和逃逸现象的失效。由于甲状腺激素合成减少和 TSH 水平增加，碘的转运得到加强。抑制碘的有机化结合，使 TSH 水平增高，从而使甲状腺内碘的浓度不断增加，如此形成一个恶性循环。

9. 药物因素

服用一些可以阻断甲状腺激素合成或释放的药物可以引起甲状腺功能减退。除了治疗甲亢的药物之外，抗甲状腺的物质还包含在治疗其他疾病的药物或食品中。锂通常被用来治疗双相躁狂抑郁型精神病，服用含有锂的药物患者可以发生甲状腺肿大，伴或不伴有甲状腺功能减退。与碘相似，锂可以抑制甲状腺激素释放，高浓度的时候可以抑制碘的有机化结合，在抑制有机化过程中碘和锂二者有协同作用。其他药物偶尔可以引起甲减，包括对氨基水杨酸、苯基丁胺酮、氨鲁米特和乙硫异烟胺。像硫脲类药物一样，这些药物不但干扰甲状腺碘的有机化还可能在甲状腺激素合成的更晚阶段发挥作用。应用酪氨酸激酶抑制药——舒尼替尼，可引起甲状腺破坏而致甲减。

10. 细胞因子因素

患有慢性丙型肝炎或是各种不同恶性肿瘤的患者可能给予干扰素 α 或是白细胞介素 2 治疗。这些患者可能会发生甲减，这种甲减通常是一过性的，但也有发展为永久性的甲减。这些药物主要激活免疫系统，使一些潜在的自身免疫性疾病恶化，如发生产后甲状腺炎，发生伴有甲亢的 Graves 病。TPOAb 阳性的患者提示已经存在甲状腺自身免疫异常，在使用上述两种细胞因子治疗的时候很容易合并自身免疫性甲状腺炎，应该加强监测甲状腺功能。

四、临床表现

在成年人，甲减常隐匿发病，典型症状经常在几个月或几年后才显现出来。这是由于甲状腺的低功能发展缓慢和甲状腺彻底衰退的临床表现发展缓慢两者造成的。甲减早期症状多变且不特异。

1. 能量代谢改变

基础体温的降低反映了能量代谢和产热量的减少。蛋白质合成和分解都会减少，而分解减少更明显，所以机体通常处于轻度正氮平衡。蛋白质合成的减少影响了骨骼和软组织的生长。

微血管对蛋白质的通透性增加是大量蛋白漏出和脑脊液中蛋白质水平升高的原因。另外，因为白蛋白分解的减少与其合成减少相比更明显，所以白蛋白水平增加。葡萄糖在骨骼肌和脂肪组织的利用减少、糖异生减少。通常，这些改变的总体效应是甲减对血糖影响轻微。胰岛素的降解减慢，并且对外源性胰岛素的敏感性可能会增强，所以，已患糖尿病的甲减患者对胰岛素的需求可能减少。

甲状腺激素一方面促进肝脏胆固醇的合成，另一方面促进胆固醇及其代谢产物从胆汁中排泄。甲状腺激素不足时，虽胆固醇合成降低，但其排出的速度更低，血中总胆固醇浓度增加。久病者出现明显的脂质代谢紊乱，如高胆固醇血症、高 β 脂蛋白血症、高低密度脂蛋白胆固醇（LDL-C）血症。C 反应蛋白升高。所有这些异常改变都可通过治疗而缓解。甲状腺激素替代治疗后，LDL-C 的减少程度一般取决于最初的 LDL-C 和 TSH 水平，初始水平越高，LDL-C 的减少越明显，一般情况下会在初始水平上减少 5% ~ 10%。

脂肪细胞因子在代谢调节中越来越受关注。啮齿类动物的甲减与其瘦素的减少及抵抗素的增加有相关性。在脑室中注入瘦素可以改变甲减所致的某些代谢异常，包括改善糖代谢和减少骨骼肌脂肪。然而在对人类的研究中，还未发现甲减时脂肪细胞因子的这种改变。

2. 皮肤及其附属器黏液性水肿

皮肤及其附属器黏液性水肿这个词以前用来作为甲状腺功能减退的同义词，指的是患者在严重的甲减状态下，皮肤和皮下组织的表现。这种严重的甲减现今已十分少见，但是仍然保留黏液性水肿这个词用来描述皮肤的体征。

皮肤黏液性水肿为非凹陷性，见于眼周、手和脚的背部以及锁骨上窝。黏液性水肿面容可以形容为虚肿面容、表情呆板、淡漠，呈"假面具样"，鼻、唇增厚。舌大而发音不清，言语缓慢，音调低哑。由于表皮血管收缩，皮肤苍白且凉。贫血可以导致皮肤苍白；高胡萝卜素血症使皮肤呈蜡黄色，但不会引起巩膜黄疸。汗腺和皮脂腺分泌减少，导致皮肤干燥和粗糙。皮肤伤口愈合的趋势缓慢。由于毛细血管脆性增加，皮肤易擦伤。头发干且脆，缺少光泽，易脱落。眉毛常有颞侧脱落，男性胡须生长缓慢。指甲脆且生长缓慢，表面常有裂纹。腋毛和阴毛稀疏脱落。

3. 精神神经系统表现

甲状腺激素对中枢神经系统的发育十分重要。胎儿期或者出生时的甲状腺激素缺乏会影响神经系统的发育，如果这种缺乏没有在出生后及时补足会导致不可逆的神经损害。成年人出现的甲状腺激素缺乏往往表现为反应迟钝，理解力和记忆力减退，嗜睡症状突出，在老年患者中由此造成的痴呆可能被误诊为老年痴呆症。精神混乱可以是躁狂和抑郁型的，从而引起焦虑、失眠。经常会有头痛的症状。血液循环所致的大脑缺氧可能诱发癫痫性发作和晕厥，这种发作可能持续时间较长或者导致木僵或休克。上述症状更容易发生在寒冷、感染、创伤、通气不足造成的二氧化碳潴留和服用抗抑郁药物的患者。

夜盲是由于缺乏合成暗适应所需色素。感觉性耳聋多是由于第Ⅷ对脑神经黏液性水肿和浆液性中耳炎，也可能不是甲减本身引起的。行动缓慢并且动作笨拙，而且可能会出现小脑共济失调。四肢骨骼的麻木和刺痛常见，这些症状可能是由于黏多糖沉积在腕管正中神经及其周围（腕管综合征）造成挤压而造成的。腱反射变化具有特征性，反射的收缩期往往敏捷，而松弛期延缓，跟腱反射减退，>350 ms 有利于诊断（正常为 240 ~ 320 ms）。这种现象是因为肌肉收缩和舒张频率减慢而不是神经传导延迟。膝反射多正常。

脑电图变化包括慢 α 波活动和广泛的波幅丢失。脑脊液中蛋白质的浓度增加，但是脑脊液的压力正常。

4. 肌肉和关节表现

肌肉松弛无力，主要累及肩、背部肌肉。由于间质的黏液性水肿，肌块会渐渐增大，并且变硬。缓慢的肌肉收缩和舒张导致活动迟缓和腱反射延迟，还可能有肌痉挛。肌电图可能是正常的或显示杂乱的电释放、高易激性和多相动作电位。关节也常疼痛，活动不灵，有强直感，受冷后加重。发育期间骨龄常延迟，骨质代谢缓慢，骨形成与吸收均减少。

5. 心血管系统表现

由于每搏量减少和心率减慢，静息时心排血量降低，外周血管阻力增加，血容量减少。这些血流动力学的改变导致脉压减小，循环时间延长以及组织血供减少。由于组织耗氧量和心排血量的减低相平行，故心肌耗氧量减少，很少发生心绞痛和心力衰竭。但是，甲减患者在应用甲状腺激素治疗中心绞痛会出现或者加重。严重的原发性甲减心脏轮廓扩大，心音强度减弱，这些表现大多是富含蛋白质和黏多糖的心包液渗出的结果，同时心肌也会扩张。但是甲减所致的心包积液很少能达到引起心脏压塞的程度。10%患者伴有血压增高。久病者易并发动脉粥样硬化。

心电图改变包括窦性心动过缓，PR间期延长，P波和QRS波群低电压，ST段改变，T波低平或倒置。严重的甲减患者，心包积液很可能是低电压的原因。超声心动图显示静息左心室舒张期功能障碍。这些表现在甲减治疗后可恢复正常。

甲减患者，血清同型半胱氨酸、肌酸激酶、天冬氨酸转氨酶和乳酸脱氢酶水平增高。同工酶的构成表明肌酸激酶和乳酸脱氢酶的来源是骨骼肌，而不是心肌。治疗后所有酶的水平会恢复正常。

心脏扩大、血流动力学、心电图的改变以及血清酶的变化，这些联合起来称为黏液水肿性心脏病。在经甲状腺激素治疗后，如没有并存的器质性心脏病，可纠正黏液水肿性心脏病的血流动力学、心电图以及血清酶的改变，同时使心脏大小恢复正常。

6. 消化系统表现

食欲减退，体重增加，潴留在组织里的亲水白蛋白导致体重增加但是增长幅度不会超过体重的10%。肠道蠕动减慢和进食减少常导致便秘，偶尔会导致黏液水肿性巨结肠或麻痹性肠梗阻。甲减通常不会引起腹水。1/3的患者抗胃壁细胞抗体阳性，从而导致胃黏膜萎缩。50%患者胃酸缺乏或无胃酸。12%的患者有恶性贫血。恶性贫血和诸如原发性甲减在内的其他自身免疫病同时存在，说明自身免疫在这些疾病发病机制中起着重要作用。肝脏功能检查通常正常。氨基转氨酶升高可能是因为清除功能障碍。胆囊运动减慢和扩张，甲减与胆结石的关系尚不明确。

7. 呼吸系统表现

可有胸腔积液，只在极少情况下才引起呼吸困难。肺容量通常正常，但最大换气量和弥散量减少。严重的甲减，呼吸肌黏液性水肿、肺泡换气不足和二氧化碳潴留，会导致黏液水肿性昏迷。阻塞性睡眠呼吸暂停比较常见，而且在甲状腺功能恢复正常后可逆。

8. 生殖系统表现

不论男性还是女性，甲状腺激素都会影响性腺的发育及功能。婴儿期甲减如果不及时治疗将会导致性腺发育不全。幼年期甲减会造成无排卵周期、青春期延迟。但是，在少数情况下，甲减也可能引起性早熟，这大概是由于过高的TSH分泌刺激了LH受体的原因。

在成年女性，重度甲减可能伴发性欲减退和排卵障碍。由于LH分泌不足和（或）分泌频率及幅度紊乱，致使孕酮不适当分泌和子宫内膜持续性增生，可造成月经周期紊乱和经血增多。继发性甲减可能导致卵巢萎缩和闭经。即使大多数甲减患者会成功妊娠，然而总体上生育率下降，自然流产和早产概率增加。原发性卵巢功能衰竭作为自身免疫内分泌病的一部分也可发生于桥本甲状腺炎患者。男性甲减可致性欲减退、阳痿和精子减少。

9. 内分泌系统表现

长期甲减可引起腺垂体肥大，在影像学上可看到垂体凹变大。垂体增大影响其他垂体细胞的功能并引起垂体功能低下或视野缺损。重度甲减患者由于受高水平的血清TRH分泌刺激可有催乳素水平升高，且部分患者有泌乳现象。甲状腺激素替代治疗可使催乳素和TSH水平降全止常，并使泌乳现象消失。

在啮齿类动物，甲状腺激素直接调节生长激素的合成。而在人类，甲状腺激素不直接对生长激素进行调节，但甲状腺激素会影响生长激素轴。甲状腺功能减退的儿童生长发育迟缓，而且生长激素对刺激的反应可能是低下的。

由于肝 $11-\beta$ 羟基固醇脱氢酶1（$11-\beta-HSD-1$）的减少导致的皮质醇代谢速度减慢，24 h尿皮质醇和17-羟皮质类固醇水平也相应下降，但由于外源性促肾上腺皮质激素和美替拉酮的作用使血浆17-羟皮质类固醇常在正常水平或者也可能下降。血皮质醇对胰岛素诱导的低血糖反应可能会受损。如本病伴特发性肾上腺皮质功能减退症和1型糖尿病属多发性内分泌腺自身免疫综合征的一种，称为Schmidt综合征。醛固酮的代谢率可下降，血管紧张素Ⅱ的敏感性也可能减低。交感神经的活性在甲状腺激素缺乏时降低，胰岛素降解率下降且患者对胰岛素敏感性增强。

10. 泌尿系统表现及水、电解质代谢改变

肾血流量、肾小球滤过率以及肾小管最大重吸收和分泌量都会减少，尿量减少。也有可能出现轻微的蛋白尿，血尿素氮和血肌酐水平正常，尿酸水平可能会升高。尽管血浆容量减少，但是，肾排水功能受损，以及组织中亲水物质引起的水潴留都会导致体内水的增加，这就解释了偶然发现的低钠血症。血清钾水平通常正常，血清镁浓度可能会增加。

11. 血液系统表现

由于需氧量减少以及促红细胞生成素生成不足，红细胞的数量减少，发生大细胞正色素性贫血。临床和亚临床甲减患者伴有恶性贫血的患病率分别为 12% 和 15%。由于吸收不良或者摄入不足所致叶酸缺乏也可能引起大细胞性贫血。频繁的月经过多和因胃酸缺乏导致铁吸收不足将会引起小细胞性贫血。

白细胞总数和分类计数通常正常，尽管血小板黏附功能可能会受损，但是血小板的数量正常。血浆凝血因子Ⅷ和Ⅸ浓度下降，加之毛细血管脆性增加以及血小板黏附功能下降，都可以解释发生的出血倾向。

12. 骨骼系统表现和钙磷代谢改变

骨骼正常的生长和成熟需要甲状腺激素。甲状腺激素在青春期之前对骨骼的成熟起着重要作用。婴幼儿期甲状腺激素的缺乏会引起发育异常，骨化过程中次级骨化中心有斑点状的表现（骨骼发育不全）。线性生长受损导致侏儒症。持续一段时间的甲减患儿即使得到了恰当的治疗，也不会达到根据父母身高计算出来的高度。

随着肾小球滤过率的变化，尿钙排泄减少，但是肠道钙磷排泄不变。血清中钙磷的水平通常正常，有时可能会轻微升高。钙的排泄更新速度减慢反映了骨形成和吸收的减慢。血清甲状旁腺激素和 1, 25 $(OH)_2$ 胆固醇常升高。婴幼儿和青少年中碱磷酶积分常降低，骨密度可能会增加。

五、辅助检查

1. 激素水平、功能试验及抗体检测

（1）血清 TSH：血清 TSH 是最有用的检测指标，对甲减诊断有极重要意义。原发性甲减，TSH 升高是最敏感和最早期的诊断指标；垂体性或下丘脑性甲减，根据下丘脑—垂体病情轻重，TSH 可正常、偏低或明显降低；周围性甲减，TSH 增高或减低。

（2）血清甲状腺激素（T_3、T_4）：不管何种类型的甲减，血清 TT_4 和 FT_4 减低是临床甲减诊断必备的条件。轻症患者血清 TT_3、FT_3 可在正常范围，重症患者则降低。T_4 降低而 T_3 正常可视为早期甲减的表现。但是，部分患者血清 T_3 正常而 T_4 降低，也可能是甲状腺在 TSH 刺激下或碘不足情况下合成生物活性较强的 T_3 相对增多，或周围组织中的 T_4 较多地转化为 T_3 的缘故。此外，在患严重疾病且甲状腺功能正常的患者及老年正常人中，血清 T_3 可降低，故 T_4 浓度在诊断上比 T_3 浓度更为重要。由于总 T_3、T_4 受 TBG 的影响，故测定 FT_3、FT_4 比 TT_3、TT_4 更敏感、准确。亚临床型甲减患者仅有血清 TSH 升高，TT_4 或 FT_4 正常。

（3）反 T_3（rT_3）：在甲状腺性及中枢性甲减中降低，在周围性甲减中可能增高。

（4）甲状腺摄碘率试验（RAIU）：在甲减的评估中常不需要。使用放射性碘来评估甲状腺功能的实验易变，主要取决于甲状腺本身功能减退程度。如果饮食中碘的摄入量相对较高，就减少了放射碘的摄取剂量，并且同一个体每日的碘摄入量也是变化的，低 RAIU 就会使得这项试验的诊断价值降低。当甲减主要是由于甲状腺激素的合成障碍，而不是由甲状腺细胞的破坏所导致的甲状腺代偿性增大造成时，RAIU 很可能是正常，甚至是升高的。

（5）促甲状腺激素释放激素兴奋试验（TRH 兴奋试验）：①原发性甲减，基础 TSH 升高，TRH 刺激后 TSH 升高更明显。②垂体性（继发性）甲减，基础 TSH 正常、偏低或偏高，TRH 刺激后血中 TSH 不升高或呈低（弱）反应，表明垂体 TSH 贮备功能降低。③下丘脑性（三发性）甲减：基础 TSH 正常或偏低，在 TRH 刺激后 TSH 升高，并呈延迟反应。

（6）抗体测定：血清抗甲状腺球蛋白抗体（TgAb）、抗甲状腺过氧化物酶抗体（TPOAb）阳性，提示甲减是由于自身免疫性甲状腺炎所致。

2. 生化检查和其他检查

（1）血红蛋白及红细胞减少，多为轻、中度正细胞性贫血，小细胞低血红蛋白性贫血、大细胞性贫血也可发生。

（2）生化检查：血清胆固醇明显升高，甘油三酯增高，LDL-C 增高，HDL-C 降低，同型半胱氨酸增高，磷酸肌酸激酶（CPK）和乳酸脱氢酶（LDH）增高。

（3）糖耐量试验呈低平曲线，胰岛素反应延迟。

（4）心电图示低电压、窦性心动过缓、T 波低平或倒置，偶有 PR 间期过长（A～V 传导阻滞）及 QRS 波群时限增加。

（5）X 线检查：骨龄的检查有助于呆小病的早期诊断。X 线片上骨骼的特征有：成骨中心出现和成长迟缓（骨龄延迟），成骨中心骨化不均匀，呈斑点状（多发性骨化灶）。骨骺与骨干的愈合延迟。胸部 X 线可见心脏向两侧增大，可伴心包积液和胸腔积液。

（6）心脏超声检查示心包积液，治疗后可完全恢复。初始测定：血清 TSH、血清 FT_4、TPOAb 或 TgAb。TSH ＞ 10 mU/L

（7）必要时做垂体增强磁共振，以除外下丘脑垂体肿瘤。

（8）脑电图检查：某些呆小病患者脑电图有弥漫性异常，频率偏低，节律失常，有阵发性双侧 Q 波，无 α 波，表现脑中枢功能障碍。

六、诊断

1. 病史

详细地询问病史有助于本病的诊断。如甲状腺手术、甲亢 [131]I 治疗，Graves 病、桥本甲状腺炎病史和家族史等。

2. 临床表现

本病发病隐匿，病程较长，不少患者缺乏特异性症状和体征。症状表现以代谢率减低和交感神经兴奋性下降为主，病情轻的早期患者可以没有特异性症状。典型患者畏寒、乏力、手足肿胀感、嗜睡、记忆力减退、少汗、关节疼痛、体重增加、便秘，女性月经紊乱，或者月经过多、不孕。

3. 体格检查

典型患者可有表情呆滞，反应迟钝，声音嘶哑，听力障碍、面色苍白、颜面和（或）眼睑水肿，唇厚舌大、常有齿痕，皮肤干燥、脱屑，皮肤温度低、水肿，手脚掌皮肤可呈姜黄色，毛发稀疏干燥，跟腱反射时间延长，脉率缓慢。少数病例出现胫前黏液性水肿。本病累及心脏可以出现心包积液和心力衰竭。重症患者可以发生黏液性水肿昏迷。

4. 实验室检查

血清 TSH 是诊断甲减的第一线指标。因为原发性甲减通常是 TSH 升高的原因。如果 TSH 升高了，应该进行 FT_4 检查。随着甲减的进展，血清 TSH 进一步增加，血清 FT_4 下降，到了严重的阶段，血清 T_3 水平也可能低于正常。血清正常 T_3 的维持，在一定程度是因为受到升高的 TSH 的影响，残存工作的甲状腺组织对 T_3 优先合成和分泌。原发性甲减血清 TSH 增高，TT_4 和 FT_4 均降低。TSH 增高，TT_4 和 FT_4 降低的水平与病情程度相关。血清 TT_3、FT_3 早期正常，晚期减低。因为 T_3 主要来源于外周组织 T_4 的转换，所以不作为诊断原发性甲减的必备指标。亚临床甲减仅有 TSH 增高，TT_4 和 FT_4 正常。

TPOAb、TgAb 是确定原发性甲减病因的重要指标和诊断自身免疫甲状腺炎（包括桥本甲状腺炎、萎缩性甲状腺炎）的主要指标。一般认为 TPOAb 的意义较为肯定。日本学者经甲状腺细针穿刺细胞学检查证实，TPOAb 阳性者的甲状腺均有淋巴细胞浸润。如果 TPOAb 阳性伴血清 TSH 水平增高，说明甲状腺细胞已经发生损伤。我国学者经过对甲状腺抗体阳性、甲状腺功能正常的个体随访 5 年发现，当初访时 TPOAb >5 U/mL 和 TgAb >40 U/mL，临床甲减和亚临床甲减的发生率显著增加。

5. 其他检查

轻、中度贫血，血清总胆固醇、心肌酶谱可以升高，部分病例血清泌乳素升高，蝶鞍增大，需要与垂体催乳素瘤鉴别。

七、鉴别诊断

尽管程度较重的甲减的临床症状具有特征性，但是在没有考虑这个诊断的情况下，即使是经验丰富的临床医生也可能会忽视这种异常。只有高度怀疑这种疾病才会避免对这种疾病的漏诊。

甲减是由于甲状腺本身的功能衰竭还是因为下丘脑或者是垂体疾病引起的 TSH 分泌下降（中枢性或继发性甲减），对其进行鉴别诊断非常关键。中枢性甲减的一些患者，基础血清 TSH 水平（和对 TRH 的反应）很可能会升高，更需要和原发性甲减鉴别。

（1）正常甲状腺病态综合征（ESS）：又称低 T_3 综合征。指非甲状腺疾病原因引起的伴有低 T_3 的综合征。严重的全身性疾病、创伤和心理疾病等都可导致甲状腺激素水平的改变，它反映了机体内分泌系统对疾病的反应。主要表现为血清 TT_3、FT_3 水平减低，血清 rT_3 增高，血清 TT_4、FT_4、TSH 水平正常。疾病的严重程度一般与 T_3 降低的程度相关，疾病危重时也可出现 T_4 水平降低。ESS 的发生是由于：①5′脱碘酶的活性被抑制，在外周组织中 T_4 向 T_3 转换减少。②T_4 的内环脱碘酶被激活，T_4 转换为 rT_3 增加。

（2）在由 ^{131}I、手术或者抗甲状腺药物等所造成的甲亢后甲减的早期阶段，即使此时出现了甲减，因为血清 TSH 水平一直处于被抑制状态，致使血清 TSH 水平并未能升高。

（3）在 TSH 水平升高、FT_4 降低的患者中，应该明确 TPOAb 是阳性还是阴性。TPOAb 阳性通常是甲状腺自身免疫病（桥本病），也是甲减的原因。另外，虽然有将近 10% 的桥本病患者不能监测到 TPOAb，但是当 TPOAb 阴性时需要查看一些少见的引起甲减的原因，例如暂时性的甲减、浸润性的甲状腺疾病、外源性的放射等。

（4）对于轻度甲减，临床表现在很大程度上与其他疾病有相似之处。老年人经常体温偏低，出现精神和体力活动减少，皮肤干燥，脱发，而这些症状在甲减中也有相似的表现。慢性肾功能不全的病人，出现了厌食症、反应迟钝、眼睑水肿、面色发黄和贫血可能提示出现甲减，这时需要特殊检查。仅仅通过临床查体来鉴别肾脏疾病和甲状腺功能减退症很困难。这种疾病，出现了苍白、水肿、高胆固醇血症和低代谢很可能提示患有甲减。

恶性贫血的患者出现的精神异常、苍白、肢端麻木在甲减中也有相似的临床表现，甲减和恶性贫血在临床和免疫学等方面有很多相似之处，要注意鉴别。严重的患者，尤其是老年患者要考虑低 T_3 血症。在严重疾病恢复后，血清 TSH 会暂时性升高（高达 20 mU/L）。

伴泌乳者需与垂体催乳素瘤相鉴别。心包积液，需与其他原因引起的心包积液相鉴别。做有关甲状腺功能测定，以资鉴别。

（5）唐氏综合征：呆小病的特殊面容应注意和先天性愚呆（伸舌样痴呆，称唐氏综合征）鉴别。呆小病的早期诊断极为重要，TSH 应列为新生儿常规检测项目。为了避免或尽可能减轻永久性智力发育缺陷，治疗应尽早开始，因此必须争取早日确诊。婴儿期诊断本病较困难，应仔细观察婴幼儿生长、发育、面貌、皮肤、饮食、睡眠、大便等各方面情况，必要时做相关实验室检查，对疑似而不能确诊的病例，实验室条件有限者，可行试验治疗。

八、治疗

甲减一般不能治愈，需要终身替代治疗。但是也有桥本甲状腺炎所致甲减自发缓解的报告。通常使用左甲状腺素（L-T_4），L-T_4 治疗的主要优点是在周围组织 L-T_4 作为"激素原"，可以在正常生理范围内继续通过脱碘机制保持组织对 T_3 的需求。

L-T_4 的半衰期是 7 d，大约 80% 的激素在其分布容积里被相对均衡地吸收，这样就可以避免游

离 T_4 的浓度有大的波动，因为其半衰期较长，所以如果患者偶尔一日忘记吃药，也不会有明显的影响。

1. 治疗目标

临床甲减症状和体征消失，TSH、TT_4、FT_4 值维持在正常范围内。近年来一些学者提出应当将血清 TSH 的上限控制在 <3.0 mU/L。继发于下丘脑和垂体的甲减，不能把 TSH 作为治疗指标，而是把血清 TT_4、FT_4 达到正常范围作为治疗的目标。

2. 治疗剂量

治疗剂量取决于患者的病情、年龄、体重和个体差异。成年患者 $L-T_4$ 替代剂量 50~200 μg/d，平均 125 μg/d。按照体重计算的剂量是 1.6~1.8 μg/（kg·d）；儿童需要较高的剂量，大约 2.0 μg/（kg·d）；老年患者则需要较低的剂量，大约 1.0 μg/（kg·d）；妊娠时的替代剂量需要增加 30%~50%；甲状腺癌术后的患者需要大剂量替代，大约 2.2 μg/（kg·d），控制 TSH 在防止肿瘤复发需要的水平。肥胖者不应根据其体重提高药物剂量，而应根据其净体重给药。由于药物并不能被完全吸收，$L-T_4$ 应比相同剂量 T_4 多 20%。根据个体吸收情况，和其他情况或其他相关用药情况，部分患者需要甲状腺激素的剂量可能比常规剂量稍低或稍高。$L-T_4$ 主要在胃和小肠内吸收，但完全吸收需要胃酸的正常分泌。胃酸分泌不够充足的患者，$L-T_4$ 需要高出 22%~34% 的用量才能使血清 TSH 维持在比较理想的水平。因 $L-T_4$ 半衰期为 7 d，可以每日早晨服药 1 次，大概需要 6 周的时间才能使 $L-T_4$ 的生物作用与游离 T_4 完全平衡。

干甲状腺片是动物甲状腺的干制剂，因其甲状腺激素含量不稳定和 T_3 含量过高，已很少使用。但是，过去几十年里，干甲状腺片成功治疗了甲减患者。干甲状腺片里 T_3 与 T_4 的比值明显高于正常人类甲状腺内的比值（1∶11）。因此，这些非自然制剂可能会在吸收后立即使甲状腺球蛋白释放 T_3 从而引起 T_3 水平的升高，然而，T_3 达到均衡分布需要一日时间。可以通过以下方法评估 $L-T_4$ 与干甲状腺片的等量关系：干甲状腺片中 12.5 μg 的 T_3 可以被完全吸收，$L-T_4$ 最多可以有 80% 被吸收，40 μg $L-T_4$ 中大约有 36% 转化为 T_3，T_3 的相对分子质量（651）为 T_4（777）的 84%。因此，1 g 的片剂中可提供 25 mg T_3，100 μg 的 $L-T_4$ 可以提供相同的剂量。这个等量比可以初步指导患者由干甲状腺片换成 $L-T_4$。

如果将 T_3 与 T_4 制成混合制剂，6 μg T_3 在 24 h 内将持续释放，这与常规 T_3 的迅速吸收并与 2~4 h 内达到峰值的情况完全不同。所以，就目前而言，尽管单独使用 $L-T_4$ 不能理想替代正常生理需要，但对大多数患者来说是满意的。

3. 服药方法

起始的剂量和达到完全替代剂量的需要时间要根据年龄、体重和心脏状态确定。<50 岁，既往无心脏病史患者可以尽快达到完全替代剂量。>50 岁患者服用 $L-T_4$ 前要常规检查心脏状态。一般从 25~50 μg/d 开始，每 1~2 周增加 25 μg，直至达到治疗目标。

患者甲减的程度、年龄及全身健康状况决定了 $L-T_4$ 起始剂量。青年或中年，不伴有心血管疾病或其他异常，轻到中度甲减（TSH 浓度在 5~50 mU/L）的患者，可给予完全起始替代量 1.7 μg/kg（理想体重）。血清 T_4 恢复到正常需 5~6 周，同时 T_3 的生理效应足够，药物不良反应也不明显。对伴有心脏疾病，特别是心绞痛、冠状动脉病变的老年患者，起始剂量宜小（12.5~25 μg/d），调整剂量宜慢，防止诱发和加重心脏病。理想的 $L-T_4$ 服药方法是在饭前服用，与一些药物的服用间隔应当在 4 h 以上，因为有些药物和食物会影响到 T_4 的吸收和代谢，如肠道吸收不良、氢氧化铝、碳酸钙、考来烯胺、硫糖铝、硫酸亚铁、食物纤维添加剂等均可影响小肠对 $L-T_4$ 的吸收；苯巴比妥、苯妥英钠、卡马西平、利福平、异烟肼、洛伐他汀、胺碘酮、舍曲林、氯喹等药物可以加速 $L-T_4$ 的清除。甲减患者同时服用这些药物时，需要增加 $L-T_4$ 用量。

4. 监测指标

补充甲状腺激素，重新建立下丘脑—垂体—甲状腺轴的平衡一般需要 4~6 周的时间，所以治疗初期，每间隔 4~6 周测定激素指标。然后根据检查结果调整 $L-T_4$ 剂量，直到达到治疗目标。治疗达标后，需要每 6 ~ 12 个月复查一次激素指标。原发性甲减患者的治疗目标是使血清 TSH 浓度恢复正常，TSH 浓度反映患者甲状腺激素供给的适量。维持血清 FT_4 在正常的中到高限。在启动 $L-T_4$ 治疗 6 周后应评估血清 TSH，进行小的调整来制定最佳的个体剂量。继发性甲减患者，血清 TSH 不是足够替代量的可靠指标，血清 FT_4 应恢复到正常范围的 50%。这样的患者在应用 $L-T_4$ 前也应评估并纠正糖皮质激素缺乏。

治疗开始到好转的间期取决于所给剂量的强度和缺乏的程度。中到重度甲减治疗后的早期临床反应是利尿。如果开始时有低钠血症，血清钠水平恢复更快。此后，脉搏和脉压增加，食欲改善，便秘消失。之后，运动能力增加，深腱反射延迟消失。声音嘶哑慢慢减轻，皮肤和头发的改变会持续几个月。在以完全替代剂量开始的个体，血清 FT_4 水平在 6 周后恢复正常，血清 TSH 水平恢复正常需稍长时间，也许要 3 个月。

九、预防

碘摄入量与甲减的发生和发展显著相关。我国学者发现碘超足量（尿碘中位数 MUI 201 ~ 300 μg/L）和碘过量（MUI > 300 μg/L）可以导致自身免疫甲状腺炎和甲减的患病率和发病率显著增加，促进甲状腺自身抗体阳性人群发生甲减；碘缺乏地区补碘至碘超足量可以促进亚临床甲减发展为临床甲减。所以，维持碘摄入量在尿碘 100 ~ 200 μg/L 安全范围是防治甲减的基础措施。特别是对于具有遗传背景、甲状腺自身抗体阳性和亚临床甲减等易感人群尤其重要。

第三节　甲状腺相关眼病

甲状腺相关眼病（TAO）是一种由多因素造成的复杂的眼眶疾病，居成年人眼眶疾病的首位，从发现至今已经有 200 余年的历史。本病影响患者的容貌外观，损害视功能，给患者的生活与工作都带来极大的不便和痛苦。近些年来，许多国内外的专家学者对甲状腺相关眼病进行了研究，在发病机制和诊断方法上，取得了一定的进展，但是，甲状腺相关眼病的发病机制到目前为止尚不很明确，普遍认为是遗传因素、免疫学因素及外界环境共同作用的结果。甲状腺相关眼病命名较为混乱，有 Graves 眼病（GO）、甲状腺眼病、内分泌浸润性眼病、内分泌眼病、浸润性突眼等。甲状腺相关眼病（TAO）的命名由 A. PVireetman 提出，TAO 绝大部分由 Graves 病引起，但其他甲状腺疾病如桥本甲状腺炎也可导致 TAO，故 TAO 命名较为合理，渐为广大学者所接受。

一、流行病学

甲状腺相关眼病的发病率研究受诸多因素的影响，包括检测方法的敏感性等。未出现眼征的 Graves 病患者，25% 会出现 TAO，若加上已出现眼征的 GD 患者，比例将上升到 40%。对于大部分的 GD 患者，经过 CT、MRI 或眼内压检测，都会发现亚临床的眼部异常。发展到严重程度的 TAO 患者不超过患者总数的 3% ~ 5%。对于总体人群而言，甲状腺相关眼病的发病率为每年每 10 万人中有 19 人发病，男女发病比例为 3 ∶ 16。近年来，由于一些国家吸烟率下降及医师对甲状腺相关眼病的重视及早期诊断，TAO 发病率略有下降。

TAO 患者的平均年龄较 GD 患者大，为 46.4 岁，而普通 GD 患者的平均年龄为 40 岁。与 Graves 甲亢相同，TAO 好发于女性，甲状腺相关眼病在老年人及男性中更容易发展到严重状态，其原因尚不清楚，可能与吸烟这一危险因素相关。

在种族差异性方面，欧洲人比亚洲人更易患 TAO，其发病率为 42% ∶ 7.7%，原因不明。

在其他方面，若 TAO 患者同时患有 1 型糖尿病，其发展为威胁视力 TAO（DON）的发病率增高，经治疗后视力恢复程度差，且在手术治疗中有更高的出血风险。

TAO 患者合并出现重症肌无力的概率是普通人群的 50 倍，若 TAO 患者眼睑上抬无力严重和（或）出现不典型的眼球运动，需考虑重症肌无力的诊断。

吸烟是 TAO 最重要的一个可改善的危险因素，在一些吸烟率降低的国家，如西欧的一些国家，TAO 的发病率有所下降，而吸烟率上升的国家，如波兰及匈牙利，TAO 的发病率上升。此外，甲亢的治疗方案、TSHR 抗体水平、药物、年龄的增长及压力也是可能的危险因素。

二、病因

甲状腺相关眼病的病因至今不明，诸多研究表明甲状腺相关眼病是一种器官特异性自身免疫性疾病，并与多种致病因素有关。目前研究认为它是一种与丘脑下部—垂体—甲状腺轴相关的眼部病变。本病与遗传有关，也是一种极其复杂的自身免疫性疾病，即 T 淋巴细胞亚群比例失调，致使 B 淋巴细胞增多，免疫球蛋白水平升高，淋巴因子增多，成纤维细胞激活，产生过多细胞外物质和胶原纤维。

1. 遗传因素

甲状腺相关眼病的遗传因素与 Graves 病有密切关系，各方研究也多从 Graves 病着手。在研究 Graves 病的遗传倾向时，常用的有家族聚集性研究和双胞胎研究。

2. 免疫因素

Trokel 认为，Graves 病患者发生双眼眶内炎症可能是一种原因不明的器官特异性自身免疫紊乱。淋巴细胞或免疫球蛋白攻击自身抗原（可能是成纤维细胞或横纹肌的表面膜抗原），也有可能是抗原抗体复合物沉积于眶内软组织，并引起淋巴细胞浸润。按照 Konishi 等的观点，甲状球蛋白、抗甲状球蛋白免疫复合物对眼外肌肌膜的亲和力比对骨骼肌、心肌、肝、肾和脾脏的亲和力强。国内有人对 Graves 眼病眼眶组织病理与 IgA 和 IgE 表达的研究发现，IgA 和 IgE 在 Graves 眼病自身免疫反应中起重要作用，免疫反应引起组织间黏多糖的堆积和眼外肌的破坏。临床上应用皮质类固醇治疗获得良好效果，也可间接说明 Graves 病眼部病变的发病机制。

3. 环境因素

吸烟是 TAO 最重要的一个可改善的危险因素。虽然进行相关研究常有诸多限制和困难，但是仍有强有力的证据证实吸烟与 TAO 发展的因果关系，包括许多大型的病例对照研究。吸烟可促进 TAO 的发生，在 TAO 患者中，吸烟者更易发展到严重状态，且 TAO 的严重程度与每日吸烟的数量多少相关，吸烟能与 IL-1 协同作用刺激眼眶组织的脂肪生成，使眼眶结缔组织容量增加，此外，吸烟使 ^{131}I 治疗后 TAO 进展，还会削弱药物治疗的效果。研究表明，即使总的吸烟量相当，曾吸烟但戒烟者也要比仍在吸烟的患者患病风险低。吸烟的 GD 患者，其发展为 TAO 的风险是不吸烟患者的 5 倍。

4. 危险因素

除了吸烟这一危险因素外，还有下列可能的危险因素：①性别，TAO 好发于女性，但男性更可能进展到严重状态。②甲亢的治疗方案，有研究称放射碘治疗可能加重 TAO 的程度。③TSHR 抗体水平，TAO 的严重性及活动性与 TSHR 抗体水平相关。④遗传、药物、逐渐增长的年龄及压力。

三、病理

大体观察，患者眼外肌肌腹明显增粗，体积可为正常的 8 倍左右，质硬，无弹性，活动度显著下降，可为苍白、粉红、褐色或黯红色，夹杂白色纤维条纹，被动牵拉试验明显受限。内直肌对视神经影响较大，通过对内直肌的厚度、面积、占眼眶断面面积比率的观察，可评估 TAO 患者眶内病变的严重程度，了解眼部病变对治疗方案的敏感度。随着肌肉纤维化，眼球活动受限，眶组织增多导致突眼，突眼加重角膜暴露导致溃疡，眼眶后压力增大，逐渐导致视神经病变以至失明。光镜下，肌纤维横断面肥大的较多，大小不均，呈圆形、梭形或不规则形。部分肌纤维界限不清，细胞可见空泡、变性、坏死。眼眶所有组织有淋巴细胞及浆细胞浸润，可见脂肪细胞浸润及组织增生。成纤维细胞活化后，葡萄糖胺聚糖（GAG）和透明质酸酶增加，GAG 造成组织水肿，眼外肌纤维增粗，可见间质炎性水肿，有淋巴细胞、单核细胞及巨噬细胞浸润。早期眼外肌纤维尚正常，后出现透明变性、GAG 沉积、透明质酸酶增加，肌肉纹理模糊、消失，组织松散。早期以 T 淋巴细胞浸润为主，后期以成纤维细胞增生为主，导致组织增生及纤维化。脂肪组织积存于肌纤维间，呈链状。通常情况下，活动期 TAO 病理表现主要以葡萄糖胺聚糖的聚集和炎症细胞浸润为主，而静止期病理表现主要以组织蜕变和纤维化为主。但是对于每一个 TAO 患者活动期和静止期通常没有明确界限，所以在 TAO 患者病理表现中也会出现肌纤维的充血肿胀和萎缩纤维化共存的现象。

四、临床表现

在临床上，TAO 的发病呈双峰显示。40 岁左右为发病高峰，60 岁左右为次高峰。女性较男性多见，男女发病比例接近 1 ∶ 6，严重病例常发于 50 岁以上和男性人群。

TAO 最常见的首发症状为眼睑退缩，伴或不伴突眼，发生于 70% 以上的患者。在 TAO 早期，40%左右的患者可出现眼部激惹状态，眼部疼痛、畏光、流泪等。复视较少作为首发症状出现，但会逐渐进展，通常在行走、疲劳、长期凝视至极限时出现，可伴有疼痛。与凝视无关的眼眶疼痛较少见，可出现于有严重眼部充血时。约 5% 患者会出现视力问题，如视物模糊，可能是甲状腺视神经病变的先兆。眼球不全脱位发生于 0.1% 的患者，是一个极度危险的信号。

在体征方面，虽然 TAO 患者会出现一系列临床体征，但是很少会在一个患者身上全部表现出来。最常见的体征是上眼睑退缩，下落迟缓，发生于 90% ~ 98% 的 TAO 患者，具有诊断价值。其次是软组织受累的体征，如眼睑充血肿胀、球结膜充血、水肿，泪腺充血、水肿。眼球突出也很常见，常伴随下眼睑退缩。这些患者可能出现眼睑关闭不全，很多患者可出现角膜上皮点状脱落，尤其是本身睑缘缝隙较宽的患者。由于眼外肌受累，大多数患者都会出现眼球多个方向的运动限制。除此之外，还有一些不常见的体征如上角膜缘角膜结膜炎、角膜溃疡、视神经病变等。

1. 眼睑退缩、下落迟缓

上睑退缩、下落迟缓是具有诊断价值的眼征。睑裂宽度与种族遗传等因素有关。在甲状腺相关眼病中，通常为眼睑退缩，即上睑缘升高，若上睑缘或下睑缘达到或超过角膜缘，或当下睑缘在角膜缘下方 1 ~ 2 mm，就可诊断为眼睑退缩。在眼睑退缩中，上睑退缩多见。当眼球向下看时，正常人上睑随之下移；但 TAO 患者向下看时，退缩的上睑不能随眼球下转而下移或下落缓慢称为上睑迟落。

2. 眼球突出

眼球突出也是 TAO 患者常见体征之一，眼球突出度通常用 Hertel 眼球突度计测量。眼球突出度的正常上限在正常人群中也有较大差异，即使观测者用同样的仪器，不同的性别、年龄、种族，其眼球的正常上限都不同。有观察发现女性的突眼度测量值常比男性低，儿童的突眼度比成年人低，亚洲人较白种人低。中国人正常眼球突出度双眼在 12 ~ 14 mm，大于上限或双眼突出度差值超过 2 mm 时应诊断眼球突出。TAO 患者的眼球突出常伴有其他特殊的眼部改变。若为单纯的眼球突出，应考虑其他眼部病变，注意鉴别诊断。对于 TAO 患者，多为双侧眼球突出，可先后发病。早期多为轴性眼球突出，后期由于眼外肌的纤维化、挛缩，出现眼球突出并固定于某一眼位，影响外观。有的患者甲亢控制后，眼球突出更加明显，称为恶性突眼。此类病变发展较快，眼睑和结膜水肿明显，眼球突出加重，角膜暴露，出现溃疡甚至穿孔，若不及时治疗可导致严重后果。

3. 软组织受累

TAO 患者眼眶炎性细胞大量浸润，血管通透性增加，组织间液增多，加上成纤维细胞分泌的 GAGs 增加，吸收大量水分，出现软组织受累，以急性期及浸润性 TAO 为重。软组织受累包括：眼睑充血肿胀，是引起暴露性角膜炎的主要原因；球结膜充血水肿；泪器受累，如泪阜、泪腺的充血水肿；眼眶软组织肿胀等。由于眼部软组织受累，常可引起患者的一系列临床症状，如眼部不适、眼干、胀痛、异物感、畏光、流泪、复视、视力下降等。

4. 眼外肌受累

TAO 通常都会出现眼外肌病变，多条眼外肌受累，但受累程度可不同。受累较多的依次是下直肌、上直肌和内直肌，外直肌受累较少见。当眼外肌纤维化时，患者可出现明显复视。眼球向受累肌肉运动相反的方向转动障碍，如下直肌病变，眼球向上转动受限，这是由于下直肌挛缩所致，而非上直肌麻痹，称为限制性眼外肌病变。眼外肌增厚，患者多主诉复视，以及向增厚肌肉方向运动时眼球有拉力不适感。除了因眼球突出影响患者容貌外，更严重的是复视造成头痛、眼胀、生活学习和工作极端困难，其次是看近物或阅读不能持久，久后患者感到眼痛、头晕，类似青光眼的表现。

5. 角膜受累

TAO 患者眼眶软组织水肿，眼睑闭合不全常可导致角膜炎、角膜溃疡等。若患者继发感染，角膜灰白，炎性浸润、坏死形成溃疡，可伴有前房积脓、化脓性眼内炎。严重时患者失明、眼部剧痛，需摘除眼球。

6. 视神经病变

视神经病变是 TAO 的继发性改变，主要原因是由于眶尖眼外肌肿大对视神经压迫、眶内水肿或眶压增高所致。本病变进展较缓慢，视功能逐渐下降，很少有急性发作者。此时患者视力减退、视野缩小或有病理性暗点；眼底可见视神经盘水肿或苍白，视网膜水肿或渗出，视网膜静脉纡曲扩张。CT 和 MRI 常显示患侧眼外肌明显肥厚，尤其是眶尖部，同时可见视神经增粗、眼上静脉增粗等表现。

五、辅助检查

1. 实验室检查

由于 TAO 患者的病情与甲状腺功能密切相关，通常应检测患者的全套甲状腺功能，包括血清 TSH 测定；血清总 T_3，总 T_4（TT_3，TT_4）和游离 T_3 测定；游离 T_4（FT_3，FT_4）的测定。

除了甲状腺功能的测定外，通常还需进行自身抗体的检查。大约 50% 甲状腺功能正常的 TAO 患者可查出甲状腺刺激抗体。抗甲状腺球蛋白抗体（TgAb）滴度在 TAO 患者为 25%，正常人达 10%，正常老年女性为 10% ~ 20%。甲状腺过氧化物酶抗体（TPOAb）可反映甲状腺自身免疫病变的性质与程度，与 TgAb 相比假阳性率更低，桥本甲状腺炎和 GD 患者中 TPOAb 的阳性率 95% ~ 100% 和 60% ~ 85%。除此之外，还有眼外肌自身抗体，如线粒体琥珀酸脱氢酶黄素蛋白亚基（抗 Fp 亚基）、G_2S 和肌钙蛋白等抗原抗体。白介素 6（IL-6）在活动性 TO 患者血液中水平显著升高，经有效治疗，IL-6 可明显下降，有助于对突眼活动度及治疗反应进行判断。

2. 影像学检查

（1）超声检查：经济有效的筛选方法。

1）A 超：A 超可精确地测量眼肌的厚度，为甲状腺相关性眼病提供定量诊断依据。甲状腺相关性眼病在疾病的活动期各眼外肌肿胀，A 超提示眼肌厚度增加，此时进行药物治疗，可取得较好的疗效。当疾病进入静止期，眼外肌纤维化，A 超提示眼外肌厚度不变或减小，可根据情况选择手术治疗。A 超可反映眼外肌内部反射率，标准的 A 超可定量测量眼外肌和视神经的宽度，也可表现为眶周及视神经鞘膜的实体性增厚，偶见泪腺水肿。与对照相比，TAO 患者的反射率较低，提示水肿。反射率低的患者对免疫抑制治疗的反应更佳，反射率≤40% 者的治疗有效预测值为 73%。但是 A 超很难直观地分析肌肉间的关系和软组织情况，故应结合其他手段综合判断。

2）B 超：B 超可形象和准确地显示病变的位置、形态、边界等，同时，根据回声的特性可以较准确地判断病变的组织结构。对甲状腺相关眼病患者来说，眼外肌增粗临床上只能确诊 12%，但 B 超检出率是 95%。B 超检测眼外肌厚度可重复性好，操作简单，患者容易接受。到目前为止，B 超图像直观，易于理解，对非超声科医师来说，图像简单易懂，增粗的眼外肌清晰可见。对人体无损害，可反复多次检查，有利于随时监测疾病进程，指导临床治疗。B 超的缺点是根据图像进行人工定位测量，缺乏客观的检查标准，存在更多的人为因素，结果准确性和可重复性稍差。

（2）CT 检查：CT 分辨率较高，能清晰地显示眶内软组织和眼眶骨性结构，是 TAO 的一种简单有效的常规检查。常用检查方法有水平扫描、冠状扫描、矢状扫描。TAO 最突出的 CT 特点是单眼或双眼、一条或多条眼外肌呈梭形肿胀，下直肌最易受累，其次为内直肌、上直肌、外直肌，其肌腱正常。Wiersinga 等用 CT 扫描检查 80 例未经任何治疗的 TAO 患者，发现下直肌肥大占 60%，内直肌占 50%，上直肌占 40%，外直肌占 22%。肥大的眼外肌一般边界清楚，主要病变集中于肌肉内。但急性浸润性

TAO 中，肥大眼外肌边缘可不清，部分可为结节样改变。需要注意的是，在水平扫描中，单独的下直肌肥大呈一肿块影，可能将此误认为眶尖肿瘤，此时最好加做 CT 冠状扫描，能较好地显示肥大的下直肌。此外，典型特征还有脂肪水肿、眶隔前突，及肌肉肥大的继发改变如视神经受压、眶骨改变等。应用眼外肌 CT 三维重建技术可直观显示 4 条眼直肌形态，为评价眼外肌受累程度提供客观依据，并可与眶内软组织、眶壁、眶尖及眶周病变进行鉴别诊断。虽然 CT 扫描可清晰显示眼外肌肥大，但不能鉴别早期肌肉水肿或后期纤维化。淋巴瘤或转移癌等可引起眼外肌肥大，类似 TAO，鉴别诊断困难时，可在 CT 检查指导下进行针刺活体组织检查。

（3）MRI 检查：MRI 也是观察眼外肌很有价值的方法。冠状位、斜矢状位及轴位扫描可以观察眼直肌的直径、走行及肌腱情况，且软组织分辨率明显高于 CT。眼眶组织能更清晰地显示，可以选择任意方位扫描。在活动性 TAO 中 T_2 弛豫时间延长，而免疫抑制治疗可缩短该时间。MRI 影像对 TAO 的诊断已不仅仅局限于眼外肌（EOMs）的形态学改变，更多的是研究眼外肌信号的改变。有研究认为 T_2 持续时间与水的含量密切相关，T_2 时间延长表示其含水量高，为急性期；T_2 时间缩短则表明其含水量少，即纤维化期。与 CT 相比，MRI 可评价疾病活动性（T_2 脂肪抑制序列强弱可反映眼肌水肿程度），不能直接反映眶内炎症反应。此外，MRI 可以作为 TAO 球后放射治疗疗效预测的重要手段，信号强度比值越高，疗效越好。

（4）生长抑素受体显像（奥曲肽扫描）检查：是一种评价疾病活动性的新方法，可使炎症活动期眼眶组织细胞显像，有助于评判 TAO 的临床分期。有研究显示，通过 ^{99m}Tc 标记奥曲肽眼眶显像判定 TAO 的活动度，结果显示活动组的 TAO 患者眼眶的奥曲肽摄取比值明显高于非活动组。摄取比值与 CAS 评分值有良好的一致性，活动组的 TAO 患者治疗前后奥曲肽摄取比值有显著差异，也与 CAS 评分变化一致。^{111}铟（^{111}In）标记奥曲肽在活动性眼病患者眶内聚积水平高于非活动期，该方法对治疗效率的阳性预测率为 90%～92%。生长抑素受体显像结果受眶内组织受体亚型及其表达量、循环中生长抑素水平的影响，当病变组织部表达可与生长抑素类似物特异结合的相应受体亚型或表达量很低时，易出现假阴性结果，因此，该昂贵且非特异性的技术对眼病活动性及治疗效果的评判能力有限。

六、诊断

TAO 在内分泌科及眼科都较常见，90% 以上 TAO 患者伴有 GD，根据甲状腺功能亢进病史及眼部的临床表现，一般较易诊断。甲亢的典型症状有怕热、心悸、手颤、情绪激动、体重下降、胫前水肿等。眼部典型特征有上睑退缩、下落迟缓、眼睑肿胀、疼痛、单眼或双眼突出，眼球活动受限及复视等。不典型的病例需通过相应的实验室检查、影像学检查及其他检查进行判断。

1. Bartley 的 TAO 诊断标准

若患者出现眼睑退缩，只要合并以下体征或检查证据之一，即可做出 TAO 诊断。①甲状腺功能异常，患者血清中 TT_3、TT_4、FT_3、FT_4 水平升高，TSH 水平下降。②眼球突出，眼球突出度 ≥20 mm，双眼球凸度相差 >2 mm。③眼外肌受累，眼球活动受限，CT 发现眼外肌增大。④视神经功能障碍，包括视力下降、瞳孔对光反射、色觉、视野异常，无法用其他病变解释。若缺乏眼睑退缩，要诊断 TAO，患者除需具备甲状腺功能异常外，还应有以下体征之一，眼球突出、眼外肌受累或视神经功能障碍，并排除其他眼病引起的类似体征。

2. 欧洲 Graves 眼病协作组（EUGOGO）诊断标准

（1）急性 TAO 的诊断标准：①无法解释的视力减退；单眼或双眼视物颜色强度或亮度改变；突发眼球"脱出"（眼球半脱位）病史。②体征：明显角膜浑浊；视神经盘水肿。

（2）非急性 Graves 眼病的诊断标准：①近 1～2 个月出现畏光；严重的眼部异物感或沙砾感，经人工泪液治疗无好转；近 1～2 个月感到眼部或眼部后方疼痛；近 1～2 个月眼部或眼睑的外型出现变化；近 1～2 个月出现复视。②体征有眼睑挛缩，眼睑结膜异常水肿或充血，因复视而引起异常头位。

3. 美国甲状腺学会（ATf）的 TAO 眼病分级标准

见表7-2。

表7-2　TAO 分级标准（ATA）

分级	定义	英文缩写
0	无症状或体征	N（no signs or symptoms）
1	只有体征而无症状	O（only signs）
2	软组织受累（有症状及体征）	S（soft-tissue involvement）
	0无；a轻度；b中度；c重度	
3	眼球突出＞正常上限3 mm，有或无症状	P（proptosis）
	0无；a＞正常上限3~4 mm；b＞正常上限5~7 mm；c＞正常上限8 mm	
4	眼外肌受累（常伴有复视及其他症状及体征）	E（extraocular muscle involvement）
	0无；a各方向极度注视时运动受限；b运动明显受限；c单眼或双眼固定	
5	角膜受累	C（corneal involvement）
	0无；a角膜点染；b角膜溃疡；c角膜云翳、坏死、穿孔	
6	视力变化（视神经受损）	S（sight loss）
	0无；a视力为0.63~0.5；b视力为0.4~0.1；c视力＜0.1至无光感	

七、鉴别诊断

1. 眼眶炎性假瘤

也称为非特异性眼眶炎症综合征，发病原因尚不明，无眼部原因，也未发现相关全身疾病，可为急性、亚急性、慢性非感染性炎症。非特异性炎症可弥漫浸润眶内组织，或侵犯某些特异组织，如眼外肌、泪腺等。临床上一般起病突然，男女发病率无差异。可表现为眼睑红肿，有时伴疼痛，球结膜充血，眼球突出或运动受限。CT可见眶内软组织影，可累及眼外肌，肌腹及肌腱不规则扩大，泪腺可受累肿大。病理学改变分为淋巴细胞为主型、混合细胞型、硬化型（大量结缔组织增生，少数炎性细胞浸润）。

2. 眼眶肌炎

眼眶肌炎是眼外肌的特发性炎症，广义上也属于肌炎性假瘤。与甲状腺相关眼病不同的是，眼眶肌炎的疼痛较严重，通常是就医的主要原因。其发病见于所有年龄的人群，通常在数日内发病，上睑抬举无力较常见，上睑退缩少见。影像学检查方面，有时可见双眼受累，较少出现多块眼肌受累，但肌腱通常受累。

3. 眶脑膜瘤

脑膜瘤常起源于视神经蛛网膜细胞、骨膜的异位脑膜瘤或蝶骨嵴脑膜瘤，本病常见于中年妇女，临床表现为眼睑肿胀、眼球突出、视力下降，患者常有一定程度的上睑抬举无力，而不是上睑退缩。诊断方面CT较MRI更具优势。CT可见视神经肿胀呈弥漫性，或在眶内呈球状肿块，可见钙化影，若视神经周围肿瘤发生钙化，可出现"双轨"征。

4. 颈动脉—海绵窦瘘（CCF）

本病多突然起病，且较严重，常因患者有头部外伤史，因颈动脉血高流量及高压力流入海绵窦以致发病。患者常出现严重眼痛及头痛，视力下降，眼睑肿胀，球结膜充血水肿，眼球突出，运动受限。眼眶可扪及搏动，听到杂音。CT可见多个眼外肌肿大，内直肌多受累，其次为外直肌及上直肌。肿大的眼外肌多呈纺锤形或圆柱形，边界多清晰，肌肉附着处多不受累。

5. 眼眶转移性肿瘤

常指远处恶性肿瘤转移到眼眶，其中乳腺癌、肺癌、前列腺癌较常见。肿瘤转移，眼内转移较眼眶转移多见，比例大致为1.4：1，常见部位依次为眶外侧、上方、内侧、下方。肿瘤转移至眼眶多侵犯骨质。其临床特点：病程较短，眼球突出和运动受限最常见，运动受限程度超过眼球突出程度。出现复视或眼部疼痛，最早的症状常为疼痛和麻木。CT 扫描多见单个眼外肌肌腹扩大，纺锤状或结节状，肌腱通常不受累，内直肌或外直肌受累多见，偶有相邻两肌肉或软组织受累，可见骨质破坏。

八、治疗

甲状腺相关眼病是一种多因素疾病，其治疗强调综合管理。甲状腺相关眼病的治疗目的，一是阻止疾病的继续进展，二是改善症状及体征，避免出现或加重角膜及视神经病变，尽可能保护和恢复视力，改善容貌。根据对甲状腺相关眼病的自然病程进展的研究，约 60% TAO 患者的症状都较轻微，部分病情较重的患者，在病情进展到一定程度，也可处于稳定或缓解的阶段。临床观察发现，TAO 病程多为1.5~3 年，发病至患病 6 个月左右为进展期，以后逐步稳定。因此，并不是所有患者都需要针对眼病进行特殊治疗。

对于 TAO 的治疗原则，目前仍未形成一致的看法，按照甲状腺相关眼病病情的评估，常将 TAO 分为轻度、中重度及威胁视力 TAO（DON）。威胁视力 TAO 是指患者甲状腺功能异常伴视神经病变和（或）角膜脱落。对于不同的级别有不同的治疗方法。轻度 TAO 通常只需密切观察随访。TAO 是一种自限性疾病，轻度 TAO 使用糖皮质激素，风险常大于疗效，且轻度 TAO 是稳定的，一般不发展为中度和重度 TAO。对于轻度 TAO 患者，眼部的局部治疗通常有效，甲亢缓解后轻度 TAO 也会随之缓解。多数轻度 TAO 患者对自己的生活质量尚属满意，若由于眼睑退缩，组织水肿、突眼等症状对其社会心理功能及生活质量不满，在权衡利弊后，也可进行相关的治疗。对于中重度甲状腺相关眼病的患者，除了患者无症状或不愿接受治疗的，通常都需要积极治疗。中重度患者常采用免疫抑制治疗，也可采用放射治疗；非活动性的中重度 TAO 患者可考虑康复手术治疗。对于威胁视力的 TAO（DON）患者，常用系统性的激素治疗和（或）手术治疗，眼眶减压术可快速缓解威胁视力 TAO（DON）患者的症状，挽救患者眼球及视力。

1. 基本治疗

（1）戒烟：吸烟是甲状腺相关眼病的重要危险因素之一。吸烟可促进 TAO 的发生，烟草中成分复杂，其中尼古丁可刺激交感神经兴奋，从而促进甲状腺素的释放；硫氰酸盐有抗甲状腺素的作用，苯丙蒽可加速甲状腺素的分解。烟雾中的一氧化碳对细胞的氧化损伤，会加重组织缺氧。在 TAO 患者中，吸烟者病情更易发展，其严重程度与吸烟的数量多少相关，此外，吸烟还会削弱激素治疗及放射治疗的敏感性。因此，每个 TAO 患者都应被告知吸烟的危险性。对于所有的 TAO 患者或 GD 患者，都应严禁吸烟（包括二手烟）。

（2）甲亢的控制：因为甲亢或甲减都可以促进 TAO 进展，所以对于 TAO 患者，甲状腺功能应当维持在正常范围之内，其甲亢应得到良好的控制。甲亢未控制时，一方面 TSHR 抗体增加，刺激成纤维细胞增生肥大，导致眶内炎性细胞浸润，组织水肿，眶内容物增加，眼球外突。另一方面，甲亢使得交感神经过度兴奋，可引起眼外肌运动不协调，引起相应眼征。甲亢应逐步控制，使 TRAb 逐渐减少，眼部的免疫反应逐渐稳定或减轻，交感神经兴奋性恢复正常，从而使 TAO 稳定或减轻。但是，同时要注意的是，甲亢的控制不可过快。甲亢控制过快，会使 TSH 水平迅速增加，不利于眼病的改善。

（3）一般支持治疗：支持治疗包括注意用眼卫生，让眼睛多休息，具体的对症治疗参见后述。

2. 免疫调节治疗

（1）皮质类固醇治疗：目前，治疗 TAO 最常用的免疫抑制药物是皮质类固醇。用药方法有口服、球后注射及静脉用药 3 种。其机制主要是：①免疫抑制作用。②非特异抗感染作用，干扰 T/B 淋巴细胞，减少炎症局部中性粒细胞、单核细胞、巨噬细胞的聚集，抑制免疫活性细胞、细胞介质释放。③抑制成纤维细胞分泌 GAG，抑制 GAG 合成。如无禁忌证，处于临床活动期的中重度患者及威胁视力的TAO 患者均可使用。虽然激素可使患者急性眼部症状及生活质量获得显著改善，但对突眼度的改善作用有限。

全身激素治疗可用于以下 5 类甲状腺相关眼病患者：①激素治疗对存在急性炎性疾病的患者有很好的疗效。②发展至甲状腺视神经病变并伴轻微视觉损失的患者（视力≥20/80）。③近期（<6 个月）

伴有明显软组织炎症的甲状腺相关眼病患者。④极少数患者尽管经过眶内放射治疗和眼眶减压手术后，还需继续激素治疗或加其他免疫调节药治疗，以保持疗效或防止疾病复发或恶化。⑤所有准备做眼眶减压手术者术前或术中要使用全身激素治疗。

总之，全身激素治疗对于病程短、伴显著眼部软组织炎症者效果较好，慢性病程 1 年以上，没有或轻度炎症，斜视或眼球突出稳定及其后遗症通常不用全身激素治疗。

口服治疗：2008 年 EUGOGO 共识推荐的起始剂量通常为泼尼松 80~100 mg/d 或 1 mg/（kg·d），一些开放性试验或随机实验研究，比较了口服皮质类固醇与其他治疗方法，显示 33%~63% TAO 患者有较好的疗效，主要是对软组织改变、近期受累的眼肌及 DON 疗效较好。减量过快可能导致眼病复发。长期的治疗应注意其不良反应。目前，口服泼尼松的推荐起始剂量为 1 mg/（kg·d），随后可根据眼病的临床评估结果逐渐减量，平均每周减少 5~10 mg，最小维持量维持数月。在减量期间或停药后出现复发者需延长维持治疗时间。如需对活动期患者行放射性碘治疗，则应预防性使用糖皮质激素。在碘治疗后 1~3 d 口服泼尼松 0.3~0.5 mg/（kg·d），随后逐渐减量，2 个月后停药。

静脉治疗：静脉注射皮质类固醇，其疗效优于口服激素用药。有效率分别为 80% 和 50%。目前尚无证据证明某种静脉用药方案优于其他静脉用药方案。静脉用药方案，以下几种较为常用。

1）对于中重度 TAO 患者，甲泼尼龙静脉滴注 500 mg，每周 1 次，共 6 周；以后改为 250 mg，每周 1 次，共 6 周。总剂量 4.5 g。

2）对于中重度 TAO 患者，甲泼尼龙静脉滴注 500 mg，连用 3 d，每隔 4 周 1 次，共 4 次（12 周）。

3）甲泼尼龙 500~1 000 mg 加入生理盐水静脉滴注冲击治疗，隔日 1 次，连用 3 次。总剂量不超过 4.5~6.0 g。

4）对于重度 TAO 患者，甲泼尼龙静脉滴注 15 mg/kg，连用 2 d，每隔 2 周 1 次，共 4 次；以后改为 7.5 mg/kg，连用 2 d，每隔 2 周 1 次，共 4 次。总疗程 14 周。合并眼眶局部放射治疗，总放射量 20 Gy，分 10 次进行，疗程 2 周。

5）对于重度 TAO 患者，甲泼尼龙静脉滴注 1 000 mg，连用 3 d，每周 1 次，共 2 次；以后改为泼尼松口服 40 mg，连用 2 周；然后每 4 周逐渐递减 10 mg 至 20 mg；再每周逐渐递减 2.5 mg。

以上方案中，由于第 1 种方案总的用药剂量较少，不良反应小，治疗方式方便，且其疗效并不逊于其他剂量较大的静脉用药方案，故近期受到较多关注。但其长期疗效及复发率等数据还需进一步收集。

球后注射或结膜下注射：有学者认为，为减少皮质类固醇所致全身不良反应，可采用球后注射法治疗活动期眼病。局部注射治疗效果弱于口服治疗。目前尚无确切证据证明其是否会损伤眼球。

治疗有效通常定义为，在 12 周内出现下列 3 项或 3 项以上改变：①突眼度下降 >2 mm。②眼睑宽度下降 >2 mm。③眼压下降 >3 mm。④眼直肌总宽度下降 >3 mm。⑤凝视初始时无复视或复视等级降低。⑥视力增加。对于部分甲状腺相关眼病患者，疾病有可能复发。不同的治疗方案，患者的复发率也不同。到目前为止，对于激素治疗停用的时机仍无定论。

长期使用皮质类固醇，其可能的不良反应有：出现 Cushing 面容，糖尿病，抑郁，慢性病复发，感染，高血压，低钾血症，骨质疏松，体重增加，胃溃疡，多毛，白内障等，严重者发生股骨头坏死、肝细胞坏死，因此使用前应取得患者的知情同意。

（2）其他免疫抑制药治疗。

1）环孢素：为避免复发及减少皮质类固醇的使用剂量，非激素免疫抑制药开始被应用于眼病治疗。其中，环孢素是目前被认为较有效的药物之一。它可通过抑制 T 淋巴细胞活性、抑制单核细胞与巨噬细胞的抗原表达、诱导 T 辅助细胞活性、抑制细胞因子的产生而影响体液免疫与细胞免疫。对缩小肿大的眼外肌、减轻突眼、改善视力、使眼球总积分下降有一定疗效，目前对其治疗 TAO 的总效果仍有争议。有研究认为，环孢素与糖皮质激素联用效果优于单用任何一种药物，特别是对单用激素抵抗以及病变持续活动、需要长期干预的患者，单用任何一种药效果均较差，宜联合用药。

2）丙种球蛋白：Kahaly 报道，40 例重度活动性 TAO 患者被随机分为泼尼松（19 例，100 mg/d）和静注丙种球蛋白（21 例，每 3 周连续 2 d 予以 1 g/kg）两组，维持治疗 18 周。结果显示，两组缓解率均为 63%，静注丙种球蛋白组患者的甲状腺相关自身抗体下降水平较显著，但有患者出现发热（1 例）和头痛（1 例）两种不良反应。

3）生长抑素类似物：生长抑素可抑制许多细胞因子的生长，包括肿瘤细胞。它对甲状腺疾病患者可抑制 TRH、TSH、T_3、T_4 的分泌，也可抑制甲状腺的生长。奥曲肽为长效生长抑素类似物，有结果表明，其作用较糖皮质激素降低 TAO 积分更明显，并且减轻组织炎症和改善眼肌运动障碍，减少葡萄糖胺（GAG）的生成。但近期的随机对照研究不支持生长抑素类似物用于治疗 TAO。大剂量奥曲肽也可导致头痛、乏力、水肿、高血糖等反应。有学者提出，使用可结合所有生长抑素类似物受体亚型的生长抑素类似物可能会有一定疗效。

4）其他药物：虽有报道显示，霉酚酸酯、雷公藤、甲氨蝶呤等免疫抑制药对 TAO 也有一定疗效，但尚待大规模临床试验证实。

目前上述药物仅推荐作为皮质类固醇的辅助治疗，而不推荐单独使用。

（3）血浆置换疗法：血浆置换疗法适用于严重急性进展期的患者，通过血浆置换可清除或减少与本病相关的抗原、抗原抗体复合物以及某些细胞因子，还能影响血浆黏滞性及血浆内的组成成分。但目前对其确切疗效仍难以肯定，临床上常需配合使用糖皮质激素或免疫抑制药（硫唑嘌呤或环磷酰胺）。一般 5~8 d 行血浆置换 4 次，置换出血浆共 10 L，代之以稳定的血浆蛋白溶液。在末次置换后，加用泼尼松 40 mg/d 和硫唑嘌呤 100 mg/d，三四周后逐渐减至维持量，总疗程 3 个月。近年来应用血浆置换治疗 TAO 也有报道，但相关报道不多。

3. 放射治疗

对 TAO 患者的放射治疗（简称放疗），通常有单纯眶部放疗及眶部放疗联合皮质类固醇治疗两种，对于中重度 TAO 患者适用。威胁视力 TAO（DON）患者并不推荐使用放疗。眶部放疗的机制是射线照射眶内组织，杀伤眶部浸润的淋巴细胞及炎性细胞，从而抑制细胞因子释放，使眼眶成纤维细胞增殖及 GAGs 形成减少。对于 TAO 患者的眶部放疗，累计剂量通常为 20 Gy，分成 10 次剂量在 2 周内完成，是最常使用的方法；也可以每日 2 Gy 在 20 周内完成，有效且易于耐受。

（1）单纯眶部放疗：临床数据及经验均支持小剂量、长程眶部放疗，但仅适用于≥35 岁患者。一项研究中，TAO 患者随机分为口服泼尼松（3 个月）+0 Gy 放射治疗和口服安慰剂 + 眶部放疗（总剂量 20 Gy）两组，缓解率分别为 50% 和 46%（$P > 0.05$）；但口服泼尼松治疗起效快，且缓解软组织症状效果较好，而放疗则可较好地改善眼肌活动度。关于放射剂量，一项研究将 TAO 患者分为每周 1 Gy、维持 20 周，每日 1 Gy、治疗 >2 周和每日 2 Gy、维持 2 周三组，结果显示三组的缓解率分别为 67%、59% 和 59%。长期随访研究显示，眶部放疗较安全，未见相关肿瘤发生，但存在引起糖尿病患者视网膜病变的风险，在糖尿病合并严重高血压者中尤其如此。

（2）皮质类固醇联合眶部放疗：大量研究显示，口服皮质类固醇联合眶部放疗较任何一种单一治疗更有效且更持久。联合治疗可以有效地利用激素的快速起效特征和放疗的持久作用。此外，激素可预防放疗引起的一过性炎症加重效应，而放疗则可降低激素停用后的复发率。因此，对严重病例如选用保守疗法而不是眼减压手术，建议采用联合治疗策略。目前尚缺乏眶部放疗联合静脉皮质类固醇与单用静脉皮质类固醇疗效比较的研究。

4. 眼科治疗

无论甲状腺相关眼病患者病情严重程度如何，眼科药物治疗都是必不可少的。

（1）对于患者的眼部症状，如异物感、流泪等，可用人工泪液，如 0.5%~1% 的甲基纤维素滴眼剂。畏光者可配戴太阳镜，单侧眼罩可减轻复视。

（2）若患者有眼部充血水肿、角膜上皮脱落、荧光素染色阳性，可用抗菌消炎滴眼液或眼膏，通常白天用眼液 3 次，夜晚睡前用眼膏，如 0.4% 阿米卡星滴眼液、红霉素眼膏等，眼睑闭合不全者需加盖眼罩，以防止发生结膜炎、角膜炎。也可与糖皮质激素滴眼液交替使用。

（3）改变患者睡眠时的体位，床头抬高，仰卧位，以减轻眼睑及眶周软组织肿胀。也可服利尿药，但对其效果尚有争议。

（4）眼睑退缩：对甲状腺相关眼病患者一般使用5%硫酸胍乙啶眼液，每天3次，可使眼睑退缩减轻或消失，该药为去甲肾上腺素能神经阻滞药，通过耗竭交感神经末梢存储的去甲肾上腺素来治疗TAO的眼睑挛缩症状。不良反应有结膜充血、瞳孔缩小。

（5）眼压升高：一部分TAO患者可能出现眼压升高，需定期观察随访，常用降眼压药有噻吗洛尔、毛果芸香碱眼液等。

（6）肉毒杆菌毒素：可选择性作用于周围胆碱能神经末梢，抑制乙酰胆碱的释放，使肌肉麻痹，起去除神经支配的作用。治疗上睑退缩时，退缩的程度不同，药量也不同。

5. 外科治疗

对于甲状腺相关眼病的外科手术治疗，其目的通常是改善患者眼部症状、保护视力及改善容貌。常用的治疗TAO的手术有眼睑退缩矫正术、眼肌手术及眼眶减压术。

甲状腺相关眼病的显著特征之一就是眼睑退缩，尤其是上睑退缩。眼睑退缩矫正术的最常见指征就是上睑退缩，伴有上睑闭合不全并影响容貌。当眼睑显著退缩>1 mm且两侧不对称时推荐手术。眼眶间脂肪增加也可作为手术指征。行眼睑退缩矫正术需注意辨别是真性眼睑退缩还是由下直肌纤维变形致的假性退缩。

当眼外肌受累导致眼球运动受限甚至出现复视时，可以考虑行眼肌手术。TAO患者眼外肌受累时，还可因为斜视而出现异常的头部姿势，这也是手术指征之一。为了改善患者容貌，眼肌手术也可考虑。

眼眶减压术是TAO患者治疗常用的手术之一。保守的眼眶减压术只切除脂肪组织，若效果不佳，可采用切除部分骨性眼眶，有不同的进入术式如经眶式、经窦式、经颅式等。其手术指征是：眼球前突导致的角膜炎或角膜溃疡；眼外肌肥大及脂肪增加压迫视神经导致的视神经病变、视野缺损、视力下降等；患者难以接受外貌改变时；严重的浸润性突眼。

第四节　甲状腺激素抵抗综合征

甲状腺激素抵抗综合征（SRTH）又称甲状腺激素不应症或甲状腺激素不敏感综合征（THIS），由Refetoff在1967年首次报道。本病是常染色体显性遗传病，以家族性发病为多见，也有少数为散发病例，约占1/3，大多在儿童和青少年发病，年龄最小的为新生儿，男女均可患病。临床表现为血清游离T_4（FT_4）和游离T_3（FT_3）持续升高，同时促甲状腺激素（TSH）水平正常，患者没有药物、非甲状腺疾病和甲状腺激素转运异常的影响。最特异的表现是给予患者超生理剂量甲状腺激素后不能使升高的TSH下降到正常水平，同时也没有外周组织对过量甲状腺激素的反应。其病因包括甲状腺激素受体突变、甲状腺激素和受体结合障碍或甲状腺激素受体结合后作用异常等，从而导致组织器官对甲状腺激素反应减低，引起代谢和甲状腺功能异常等表现。全身除了睾丸、淋巴器官外，其他器官、组织和细胞都有甲状腺激素受体。临床上多见的是部分抵抗，完全性抵抗很少见，而各个器官、组织对甲状腺激素抵抗程度不同，患者的代偿能力不同，所以临床有不同的表现和实验室特征。甲状腺激素抵抗有几种情况，最常见的为垂体抵抗和全身抵抗，临床可表现为甲状腺功能亢进、甲状腺功能正常或甲状腺功能减低。如果垂体和周围组织对甲状腺激素的抵抗是相似的，患者表现为甲状腺功能正常；如果垂体抵抗低于周围抵抗，患者表现为甲减；如果垂体抵抗高于周围抵抗，患者表现为甲亢。由于本综合征的临床表现变化多端，可呈甲亢、甲减或非毒性甲状腺肿，因此常被误诊而采取如甲状腺切除、核素治疗或抗甲状腺药物治疗等不适当的治疗措施。要减少误诊，关键在于提高对本综合征的认识和警惕性。

一、流行病学

SRTH至今国内外已报道500余例，由于甲状腺激素抵抗常常是先天性疾病，在出生时就可以有临床表现和实验室检查异常，常规筛查新生儿甲状腺功能，可以发现这种疾病。关于SRTH确切的发病率尚不清楚。虽然甲状腺疾病女性多于男性，但SRTH在男女性发病率上基本相等。本病多见于白种人、黑种人和亚洲人种，不同民族也有不同的发病率。由于 SRTH 多数是基因突变引起，和遗传有关，家族性发病占 75%～85%，散发病例占 15%～25%。后天获得性 SRTH 是极罕见的，有些学者对一些后天获得性 SRTH 报道提出质疑。从遗传特征来说，SRTH 属于常染色体显性遗传，文献中只有一个家庭病例报道是隐性遗传。如果患者合并两个基因突变，则病情是严重的抵抗，也有报道同卵双生子同时患SRTH。

二、病因

甲状腺激素是一种重要的内分泌激素，由甲状腺滤泡上皮细胞合成，包括甲状腺素（T_4）和三碘甲状腺原氨酸（T_3），它广泛作用于机体的器官和组织，对促进人体的生长、发育、代谢和组织分化等有重要作用。甲状腺激素的释放和合成受下丘脑分泌的促甲状腺激素释放激素（TRH）和腺垂体释放的 TSH 的调节，下丘脑通过 TRH 刺激垂体 TSH 的分泌，TSH 使甲状腺激素合成和释放增多。而 FT_3 与 FT_4 在血中浓度的升降，对下丘脑 TRH 分泌细胞和垂体 TSH 分泌细胞的活性具有反馈调节作用。当血中游离甲状腺激素增多，即可与下丘脑和垂体靶细胞胞核特异性受体结合，通过影响相应的基因而产生抑制性蛋白，使 TSH 的合成与释放减少。在垂体，T_3 的负反馈作用较强，而 T_4 大部分需经Ⅱ型 5′-脱碘酶的作用转化为 T_3 才能起作用。当甲状腺激素对下丘脑、垂体的负反馈作用障碍时，可出现 TSH 的不适当分泌。甲状腺分泌甲状腺激素 T_4 和 T_3，T_4 活性较低，大多在外周组织中经 5′-脱碘酶作用转化为高活性的 T_3。甲状腺激素的主要生理作用是通过 T_3 与靶细胞核内的 T_3 受体（TR）结合后引起一系列反应而体现的。因此，甲状腺激素受体是否正常直接影响甲状腺激素的作用。

SRTH 的确切病因尚不清楚，其病因主要包括受体缺陷和受体后因素，此外，下丘脑、垂体水平Ⅱ型 5′-脱碘酶缺乏或活性降低，抗 T_3/T_4 自身抗体增多也可能为影响因素。绝大多数是由于甲状腺激素受体基因发生突变，最常见的是甲状腺激素受体基因核苷酸发生变化或者缺失，使甲状腺激素受体的氨基酸顺序发生变化，导致受体结构和功能的变化，对甲状腺激素发生抵抗或不敏感。其次为甲状腺激素受体数目减少，导致甲状腺激素作用减弱，还有甲状腺激素受体后作用发生障碍，也可引起 SRTH。

三、发病机制

当靶细胞的 $T_3R\beta_2$ 特异性受体发生突变或下丘脑、垂体水平Ⅱ型 5′-脱碘酶缺乏或活性降低，可导致甲状腺激素对下丘脑、垂体的负反馈调节异常，出现 TSH 的持续分泌增加，TSH 刺激甲状腺肿大和甲状腺激素合成、释放增多，从而建立新的平衡，造成 SRTH 特征性的临床表现和生化异常。

至于 SRTH 表现为 GRTH 或 PRTH 的原因，可能与甲状腺激素受体在不同组织中的分布不同，组织对激素的抵抗程度不一有关。哪个器官对甲状腺激素敏感，哪个器官的临床表现就突出，如果心脏对甲状腺激素抵抗较轻，患者就表现为心动过速。正常受体与突变受体在一定组织中的比例不同也可能产生不同的抵抗类型。突变受体的显性抑制效应的程度不同，也可能产生不同的抵抗，这主要取决于突变受体应答元件的本质和结构。此外，可能还存在一些因子调节突变受体的表现型表达。在 SRTH 个体的新生儿期，TSH 较高，这有可能影响下丘脑—垂体—甲状腺轴的成熟，导致甲状腺功能减退。有学者发现，不同家系中或一个家系中不同个体有相同的突变点，但临床表现和实验室检查却不同，甚至一个人不同时间的临床表现和实验室结果也不一样，即不同时间表现不同的组织抵抗，这说明其他因子或因素在此疾病中发挥一定作用，也提示 PRTH 和 GRTH 是一种单基因病的不同临床表现谱。例如，心脏富含 $T_3R\alpha$，由于 T_3R 不敏感综合征患者的 $T_3R\alpha$ 正常，但血清 FT_3 升高，加上特定组织中的辅抑制子/辅激活子的活性存在差异，所以同样的突变在同一个家庭中被诊断为部分性 TH 不敏感，而在另一个家庭中却表现为全身性 TH 不敏感，甚至两种类型可同时出现在同一家族中。

四、病理

镜下染色体没有发现异常，异常发生在分子 DNA 水平，是一种典型的受体病。关于 SRTH 患者的病理改变资料很少。一例患者肌肉活检的电镜下发现线粒体肿胀，和甲亢相似，用甲苯胺蓝染色皮肤成纤维细胞，光镜下发现中至重度异染粒。在甲减黏液性水肿皮肤也有这种细胞外异染物质沉积，在SRTH中这种表现可能是皮肤组织甲状腺激素作用降低引起。甲状腺激素治疗并不能使SRTH患者成纤维细胞的异染粒消失，从活检或外科手术取得患者的甲状腺组织，见到滤泡上皮有不同程度的增生，大小不等，有些患者呈现腺瘤样甲状腺肿，或者胶质样甲状腺肿，或者正常的甲状腺组织。对选择性垂体抵抗患者也发现有 $T_3R\beta_2$ 基因突变，这种基因只分布在垂体和一些神经组织中，所以临床仅仅表现垂体抵抗；另一种原因是垂体组织中使 T_4 脱碘生成 T_3 的特异性Ⅱ型 5'-脱碘酶有缺陷，表现为垂体组织抵抗。

五、分类

根据 T_3R 缺陷的严重程度可分为完全性和部分性两种，绝大多数为部分性。根据有无家族发病倾向可分为家族性和散发性。根据对TH不敏感的组织可分为全身型、垂体型和周围型。临床上以全身型居多，单纯周围型少见。

根据临床特点，结合对TH不敏感的组织分布，可将TH不敏感综合征分为以下几种类型：①选择性垂体不敏感型伴临床甲亢，又可分为自主性非肿瘤性垂体TSH分泌过多和TSH对TRH和 T_3 有部分反应。②垂体和周围组织联合不敏感型，又可分为临床甲减型和代偿型（临床甲状腺功能正常）。③选择性周围组织不敏感型。

六、临床表现

由于不敏感的组织细胞不同、缺陷的严重程度不同，使本病的临床表现有高度的特异性。不同家系、同一家系不同患者和不同的发病年龄可以出现不同的临床表现。它是一种常染色体遗传性疾病，以家族性发病多见，散发病例很少，从婴幼儿到成年人均可发病，多发生于青少年及儿童，男女发病比例为 1.2：1，从无任何症状到症状极为严重。其临床基本特征为甲状腺肿大，血中 T_3、T_4 水平升高，TSH升高或正常，临床表现为甲状腺功能正常或减退，甚至甲亢，可伴有儿童智力障碍、生长发育迟缓等症状。Linde等根据该综合征的临床特点及对甲状腺激素不敏感的组织分布，将其分为3种类型：全身性甲状腺激素抵抗综合征、选择性垂体不敏感型、选择性周围不敏感型。

1. 全身性甲状腺激素抵抗综合征（GRTH）

由于垂体及外周组织对甲状腺激素都存在抵抗，正常范围的甲状腺激素不能达到抑制垂体TSH分泌及外周组织对它的需求，垂体TSH分泌增加以刺激甲状腺激素分泌，直至能够抑制垂体TSH分泌为止。这样甲状腺激素增高，TSH处于正常范围或轻度增高，外周组织出现甲状腺功能异常的表现，大多数患者常无临床表现，多于偶然检查中发现。如抵抗程度较重，即使血中甲状腺激素升高，也会出现甲减症状。共同的临床表现有：①甲状腺弥漫性肿大。②聋哑，骨发育延迟和X线骨骼摄片有点彩骨髓。③临床上无甲亢，但血清蛋白结合碘明显升高，TSH正常或升高。T_3R 基因有严重缺失（T_3 与DNA结合区的编码基因完全缺失），从而导致 $T_3R\beta$ 基因完全缺如，垂体和周围靶细胞对 T_3 均不敏感，但临床表现却极不一致，从无症状到严重甲减。个别患者随着年龄的增长，正常的 $T_3R\beta$ 表达有增加，身高可进一步增长。有的患者还有智力低下，主要表现为发音障碍，言辞智商比工作智商低。此外，此型患者还可有其他躯体畸形，如翼状肩、脊柱畸形、鸡胸、鸟脸、舟状头、公牛眼、第4掌骨变短、先天性鱼鳞癣、Besiner痒疹、眼球震颤等。一般完全性全身性TH不敏感或由于 T_3R 基因严重缺失而导致 T_3R 功能完全丧失者，临床表现多较严重；而部分性全身TH不敏感或 $T_3R\beta$ 基因点突变者的临床表现较轻。本型又可分为甲状腺功能代偿性正常型及甲状腺功能减退型。

（1）甲状腺功能代偿性正常型：多为家族性发病，少数为散发者，本型发病多较轻微。家系调查多为非近亲婚配，属常染色体显性遗传。本型患者的垂体及周围组织对甲状腺激素抵抗或不敏感程度较轻，甲状腺功能状态被高 T_3、T_4 代偿，可维持正常的状态。无甲亢临床表现，智力正常，无耳聋，无骨骺愈合发育延迟，但可有不同程度的甲状腺肿及骨化中心延迟表现，其血中甲状腺激素浓度（T_3、

T_4、FT_3、FT_4）均有升高，TSH 值升高或正常 TSH 不受高 T_3 及 T_4 的抑制。

（2）甲状腺功能减退型：本型特点为血中甲状腺激素水平升高而临床表现为甲减，多属常染色体隐性遗传。本型可表现为智力差，发育落后，可有骨成熟落后表现，有点彩样骨骼，骨龄落后，还可有翼状肩胛、脊柱畸形、鸡胸、鸟样颜面、舟状颅及第 4 掌骨变短等异常表现。有些患者尚可发生先天性聋哑、少动、缄默及眼球震颤等异常，可有甲状腺肿，血中 T_3、T_4、FT_3 及 FF_4 水平升高，TSH 分泌不受 T_3 抑制，TSH 对 TRH 反应增强。

2. 选择性垂体不敏感型甲状腺激素抵抗综合征（PRTH）

垂体对 TH 作用不敏感意味着垂体对甲状腺激素不反应，正常范围的 TH 对垂体释放 TSH 的负反馈作用减弱或消失，TSH 过度释放，导致甲状腺增生肿大，TH 合成增加，而血 TH 升高又不能抑制垂体 TSH 释放，TSH 增高刺激甲状腺分泌甲状腺激素，其余外周组织均不受累，可对甲状腺激素反应正常，因此引起甲亢，故本型患者又称非肿瘤性垂体 TSH 分泌过多症。临床上与垂体 TSH 瘤酷似，而又无垂体分泌 TSH 瘤的存在。患者有甲状腺毒症的临床表现，甲亢的病情由轻至中度，无突眼、黏液性水肿等，男女发病比例为 1：2。本型又可分为以下 2 型。

（1）自主型：本型 TSH 升高，垂体 TSH 对 TRH 无明显反应，高水平的 T_3、T_4 仅轻微抑制 TSH 分泌，地塞米松也只轻微降低 TSH 分泌，故称自主型，但无垂体瘤存在。患者有甲状腺肿及甲亢临床表现，但无神经性耳聋，骨骺可愈合延迟，可无身材矮小、智力差、计算力差及其他骨发育异常。

（2）部分型：临床表现可同自主型，但又不及自主型明显，可有甲亢且 TSH 升高，垂体 TSH 对 TRH、T_3 有反应性，但其反应性又可部分被 T_3 及 T_4 所抑制。本型还可有胱氨酸尿症。

3. 选择性周围不敏感型甲状腺激素抵抗综合征（Per-RTH）

外周靶细胞对 TH 不敏感型极为少见。此型患者只有外周靶细胞对 TH 的作用不敏感而垂体 TSH 细胞对 TH 的反应正常。多数患者有家族史，对甲状腺激素反应正常，临床表现为甲状腺肿大（多发性结节性甲状腺肿），无聋哑及骨骼变化，血 TH 增高，但临床却为甲减表现，如易倦乏力、头发干枯和脱落、怕冷、脉缓、智力发育延迟或精神障碍等。临床表现不一，从全身性 TH 不敏感（如点彩骨髓、骨龄延迟和智力发育延迟等）到只有甲状腺肿大不等，这是因为 T_3R 缺陷致垂体分泌 TSH 增多，使血中 TH 增高而得到代偿，且这种代偿随年龄的增长日臻完善，故年幼时出现的甲减随年龄增长而减轻，甚至完全消失。

本型患者临床最具特征的表现是：使用很大药理剂量的 TH（T_4 或 T_3）后，尽管血 T_3 和 T_4 已明显升高，但临床上却无甲亢表现。有人报道本型患者每日服 1 000 μg T_4 或 375 μg T_3，也不能使患者的脉率、基本代谢、尿肌酸和羟脯氨酸水平增加；但也有患者每日口服 150 μg 即可使临床甲减表现得到纠正。

七、辅助检查

用分子生物学方法克隆出核 T_3 受体（TRs），此后有关 TRs 的研究迅速进展，并对发病机制作出进一步解释。本病与 TRs 缺陷有关，其缺陷表现形式有多样，并推测本病可能存在着两种 TRs，其中异常的受体可抑制核 T_3 受体复合物与染色质 DNA 的合成。患者淋巴细胞结合甲状腺激素的 Ta 值正常但结合容量下降，提示家族性生化缺陷可能是 TRs 蛋白的缺乏。有些患者不存在淋巴细胞或成纤维细胞 TRs 的异常，但不排除本病患者的其他靶腺组织如垂体、肝、肾、心脏、皮肤等有 TRs 的缺陷。还有可能是缺陷不在受体水平，而是在受体后水平。目前研究已进入基因水平，其发病机制与分子缺陷和突变本质有关，如全身性甲状腺激素抵抗综合征发病较多，此型患者的受体基因改变出现在 TRβ 上。尚未发现 TRα 基因异常说明一条等位基因的点突变就可引起本病。目前认为本病多因 TRs 基因表达的多方面失调所致，它是发生在受体分子水平上，并且是一种典型的受体疾病。因此，实验室检查对本病的诊断相当重要，并要求有分子生物学实验室条件。

1. 共同的检查

（1）放免检测甲状腺功能，T_3、T_4、FT_3、FT_4、TSH、TBG、TRH 兴奋试验等。

（2）血清蛋白结合碘（PBI）值升高，基础代谢率（BMR）正常，过氯酸盐试验阴性，^{131}I 吸碘率正常或升高。

（3）血中长效甲状腺刺激素（LATS）阴性，TG（－）、TM（－）。

（4）染色体检测可发现异常。

（5）DNA、核 T_3 受体（TRs）、TRβ、TRα 检测：TRβ 基因发生点突变，碱基替换多出现在 TRβ 的 T_3 结合区的中部及羟基端即外显子 6、7、8 上，导致受体与 T_3 亲和力下降。少数患者属常染色体隐性遗传，基因分析发现 TRβ 基因大片缺失，出现在受体 DNA 结合区及 T_3 结合区上，患者均为纯合子，而仅有一条 TRβ 等位基因缺失的杂合子家族成员不发病。

2. 各亚型的实验室检查

（1）垂体细胞不敏感型。

1）血 TSH 明显升高，有的患者能被 T_3 完全抑制，有的患者不能被 T_3 完全抑制，但可被大剂量地塞米松（2 mg，每 6 h 一次，连续服 2 d）抑制，且升高了的血 TH 也降至正常。

2）TRH 兴奋试验：大多数患者有正常的垂体—甲状腺轴，故 TRH 刺激试验多为正常反应。

3）胰高血糖素试验：静脉注射胰高血糖素 1 μg，注射前 15 min 和注射后 15 min、30 min、40 min、60 min 采血测血中环磷腺苷（cAMP）。本型患者有 cAMP 升高反应，提示周围靶细胞对 TH 有反应。检查外周靶细胞对 TH 敏感性方法可参考周围型 TH 不敏感型。

4）血催乳素（PRL）：本型或全身型患者基础血 PRL 可升高，也可正常。对 TRH 反应正常或呈过度反应，且 T_3 抑制试验不能使之恢复正常。而溴隐亭不仅可使 PRL 基础水平和对 TRH 的反应恢复正常，而且可使升高了的 TSH 也恢复正常。

（2）周围组织细胞不敏感型。

1）血清 TH 和 TSH，血清总 T_3、T_4 和游离 T_3、T_4 升高，TSH 多在正常范围，对 TRH 有正常反应，也可被 T_3 抑制。

2）TH 的外周作用：TH 对全身各种器官、组织和细胞的功能均有调节作用，因此评定 TH 外周作用有许多指标，包括 Qkd 间期（即从心电图 Q 波起点到测血压时听到 Kodotkoff 声音止的时间距离）。根据尿肌酸和羟脯氨酸排量、性激素结合球蛋白水平，以及红细胞 6-磷酸葡萄糖脱氢酶、Na^+-K^+-ATP 酶、血管紧张素 I（AT-I）转化酶活性与血 T_3 不相称，即可评定外周靶细胞对 TH 作用的敏感性及其程度。

（3）全身性不敏感型：实验室检查结果取决于垂体和外周靶细胞对 TH 不敏感的相对严重性和代偿程度，垂体和外周细胞不敏感型中所见的异常实验室结果均可出现。有的患者基础血清 TSH 正常，但对升高了的血 T_3 和 T_4 而言是相对升高的。以上实验室检查只是证明垂体或外周靶细胞对 TH 不敏感，进一步检查包括 T_3R 的数目和亲和力及 T_3R 基因缺陷的确定。

3. X 线骨骼检查

多有骨骼发育延迟、点彩状骨骺和其他骨骼畸形。

4. 甲状腺 B 超检查

了解甲状腺肿大程度，有无结节等。

5. 其他检查

如尿胱氨酸测定，5′-脱碘酶、蛋白结合碘等生化检测。

八、诊断

1. 早期诊断线索

由于本综合征的临床表现变化多端，可呈甲亢、甲减或非毒性甲状腺肿，因此常被误诊而采取不适当的治疗措施。要减少误诊，关键在于提高对本综合征的认识和警惕性。

在临床上，凡遇有下列情况之一者，均应考虑到本综合征的可能性：①甲状腺肿大，多为 I 度或 II 度肿大，临床无甲状腺功能异常表现而血清总 T_3、T_4 和游离 T_3、T_4 多次明显升高。②甲状腺肿大，临床表现为甲减，血清总 T_3、T_4 和游离 T_3、T_4 升高。③甲状腺肿大，临床表现为甲亢，但血清 TH 与血浆 TSH 两者同时升高而可排除垂体肿瘤。④甲减患者即使使用较大药理剂量的 TH 制剂仍不显效。⑤甲亢患者采用多种治疗方法而易复发，且可排除垂体 TSH 肿瘤。⑥家族中有本综合征患者，TSH 水平升高或正常、智力低下，骨骼成熟延缓，点彩状骨骼，先天性聋哑，过氯酸盐试验阴性及 TG 及 TM 阴性等。凡遇上述情况之一的患者，均应进一步做其他实验室检查。

2. 诊断依据

本综合征具有 3 种类型，其临床表现各不相同，但也具有如下共同的表现：①甲状腺弥漫性肿大。②血清 TH 明显升高。③临床表现与实验室检查结果之间不相称。④T_3R 数目和（或）亲和力异常。三型之间的鉴别，见表 7-3。

表 7-3 甲状腺激素抵抗综合征的分型及特点

对比项目	全身型	垂体型	外周型
受累组织	全身组织器官	垂体	外周组织
临床特点			
症状	通常无症状	甲亢	甲减
甲状腺肿大	有	有	无或轻度
生化特点			
TH	升高	升高	正常
血清 TSH	正常或升高	正常或升高	正常
TRH 兴奋试验	正常或升高	升高	正常
发病机制	$T_3R\beta$ 异常	$T_3R\beta_2$ 异常	$T_3R\alpha_2$ 异常

3. 病因诊断

（1）T_3R 基因突变分析：如经过上述检查已基本确立本综合征的诊断，应对患者的 T_3R 基因进行突变分析（尤其是外显子 5～10 片段），以确诊突变的部位和性质。应用变性高压液相法可确定突变部位，如为阳性，可进一步做基因测序。

（2）鉴定 T_3 的组织反应性：当诊断仍不明确或未发现受体基因突变时，应进一步测定 T_3 对外周组织的生物反应。Refetoff 等曾提出一种评价外周组织对 T_3 反应性的实验方法。在本实验中，逐渐增加 T_3 的剂量（由 50 μg/d 增至 100 μg/d 和 200 μg/d），每一剂量持续 3 d，在每一剂量应用 3 d 后，进行不同 T_3 依赖性的外周组织的反应性来明确诊断。正常人皮肤成纤维细胞 T_3R 结合 T_3 容量为 4.44～7.79（平均 5.65 fmol/10^6 细胞）；离解常数为 0.77～1.25（平均 1.11×10^{-10} M）；淋巴细胞结合常数（K_a）为 6.1×10^{-9} M，最大容量为 14.4×10^{-5}/100 μg DNA。

九、鉴别诊断

鉴别诊断应排除 Graves 病、结节性甲状腺肿伴甲亢、遗传性和获得性甲状腺结合球蛋白增多症、垂体瘤、TSH 分泌异常综合征、克汀病或某些 Pendred 综合征等。另外，还必须明确无 T_4 向 T_3 转化障碍，因为一些非甲状腺疾病病态综合征患者的 T_4 向 T_3 转换减少，使血清 TT_4 或者 FT_4 升高，但 T_3 是低的，一些药物也会产生这种情况。也有报道家族性遗传性血清白蛋白和 T_4 结合升高，导致 T_4 升高但 T_3 正常。罕见的还有内源性产生的血清 T_4 或 T_3 抗体干扰 T_4 或 T_3 测定，引起 T_4 或 T_3 假性升高。

1. 一般的甲状腺疾病

详细的病史询问可排除胺碘酮、含碘 X 线造影剂等导致的"碘甲亢"。家族性高血清蛋白血症者的血清 TT_4 升高，但 FT_4 正常。另外，如血清中存在抗 T_3 和抗 T_4 的自身抗体或抗 TSH 抗体可引起假性高 T_3 或高 T_4 血症。当怀疑存在这种情况时，可将血清做等倍的序贯性稀释，如得到的 T_3（T_4）与稀释倍数呈直线下降关系，可排除之。与甲亢鉴别可根据基础 TSH 升高和 TRH 兴奋试验有正常或过度反应，其他原因引起的甲亢则相反；与其他原因引起的甲减鉴别可根据血清 TT_3 和 TT_4，本综合征明显升高，其他原因引起的甲减则明显降低。

（1）甲亢：一般甲亢时 T_3、T_4、FT_3、FT_4、rT_3 均升高，而 TSH 常降低，而甲状腺激素抵抗综合征患者的 TSH 值多明显升高。

（2）遗传性或获得性甲状腺结合蛋白增多症：甲状腺结合蛋白有甲状腺结合球蛋白（TBG）、甲状腺结合前白蛋白（TBPA）及白蛋白，其中以 TBG 结合最多，TBG 水平升高，多有 T_3、T_4 升高，而 FT_3、FT_4 值正常。

（3）甲状腺肿—耳聋综合征：本病具有三大特征，即家族性甲状腺肿、先天性神经性耳聋及高氯酸盐释放试验阳性，属常染色体隐性遗传性疾病，主要缺陷是甲状腺中过氧化酶缺乏和减少，造成甲状腺激素合成不足，发生代偿性甲状腺肿，甲状腺功能可为正常，其吸^{131}I 试验可有中度亢进表现，与甲状腺激素抵抗综合征有区别，可以鉴别诊断。

（4）克汀病（呆小病）：呆小病是由于先天因素，使甲状腺激素合成不足，导致小儿代谢低下、生长发育迟缓、智力发育障碍。小儿出生前后发病可致中枢神经系统不可逆损害，终身智力低下。与地方性甲状腺肿和缺碘有关，地方性甲状腺肿发病越多、病情越重，呆小病发病也越多。这与甲状腺激素抵抗综合征较少见、无流行等可以鉴别诊断。

2. TSH 瘤

血清 FT_3 和 FT_4 升高，且血 TSH 不被抑制即提示 TH 不敏感综合征的可能，但必须首先排除 TSH 瘤和引起血 T_3、T_4 升高的其他原因。本综合征垂体型与垂体 TSH 瘤均有血清 TT_3、TT_4 和 TSH 同步升高，故两者易于混淆。TRH 兴奋试验和地塞米松抑制试验有助于两者的鉴别，PRTH 者对 TRH 有过度 TSH 升高反应且可被地塞米松抑制。此外还可测定血清 TSH 的 α 亚基，本综合征不增高，垂体 TSH 瘤者则明显升高，且 TSHα 亚基/TSH ＞1。CT 或 MRI 对鉴别诊断也有帮助。TSH 瘤可发现垂体增大或者肿瘤，而本综合征患者垂体影像表现多为正常（表7-4）。

表7-4　PRTH 与垂体 TSH 瘤的鉴别

鉴别项目	PRTH	垂体 TSH 瘤
临床表现	甲亢	甲亢
甲状腺激素	升高	升高
TSH	正常或升高	正常或升高
TSH 对 TRH 反应	升高	无反应或降低
TSHα 亚单位	正常	升高
TSHα 亚单位/TSH	正常	升高
垂体影像	正常	垂体增大或垂体瘤

3. 其他原因引起的高 TH 血症

全身型和周围型只有血清 TH 升高而 TSH 正常，应与其他原因所致的高甲状腺素血症进行鉴别（表7-5）。

表7-5　全身型及周围型 SRTH 与其他高甲状腺素血症的鉴别（N＝正常）

高甲状腺素血症	甲状腺肿	FT_4	TT_4	FT_3	TT_3	TR_3U	FT_4I	TSH	rT_3	TRH 兴奋试验
全身型及周围型 SRTH	有	↑	↑	↑	↑或N	N	↑	↑或N	↑或N	↑或N
家族性清蛋白异常升高 TH 血症	无	N	↑	N	↑或N	↑	N	N	N	N
TH 结合球蛋白增高症	无	N	↑	N	↑	↓或N	↑	N	N	N
TH 结合前清蛋白亲和力增高	无	N	↑	N	N	N	N	N	N	N
TH（T_4）自身抗体	无	N	↑	N	N	N	N	N	N	N

4. 5′-脱碘酶缺陷症

全身型和周围型患者对大剂量 TH 常无反应，5′-脱碘酶缺陷者，由于 T_4 不能转变成 T_3，故也存在 T_4 剂量与反应脱节，应进行鉴别。前者只有 TT_4 增高，TT_3 降低或为正常低值，反 T_3（rT_3）和 3′，5′-二碘酪氨酸（3′，5′-T_2）明显升高，甲状腺摄^{131}I 率增高，TSH 对 TRH 有过分反应。

甲状腺激素抵抗综合征与其他疾病的鉴别诊断主要靠分子生物学技术，从分子生物学水平上证实甲状腺激素受体、受体后及其基因结构异常与缺陷，证实它是一种典型的受体病最为重要。如果用分子生物学方法证明甲状腺激素受体基因有突变或甲状腺激素受体亲和力下降，则更有利于本病的诊断。分子生物学方法发现甲状腺激素受体突变有利于产前诊断和家庭咨询。

十、治疗

根据患者疾病的严重程度和不同类型作出治疗决策，且应维持终身。轻型无症状者可不予治疗。未来可采用基因治疗，目前常用方法如下。

1. 三碘甲状腺乙酸（TRIAC）

对有甲亢表现的选择性垂体不敏感型患者首选 TRIAC。TRIAC 是不伴代谢活性的甲状腺激素代谢产物，且对 TSH 有强烈抑制作用。TRIAC 在体内降解快，不良反应小，可有效降低 TSH 和甲状腺激素水平，使肿大的甲状腺缩小，改善甲亢症状。

2. 抗甲状腺药物

已知本病并不是由于甲状腺激素水平升高所致，而是受体（核 T_3 受体）对甲状腺激素不敏感，血中甲状腺激素水平升高并具有代偿意义。使用抗甲状腺药物人为地降低血中 T_3、T_4 水平可能加重甲减表现，促进甲状腺肿加重，并促进 TSH 分泌增多与垂体分泌 TSH 细胞增生与肥大，尤其是儿童甲减对生长发育不利，所以不主张采用抗甲状腺药物治疗。只有对部分靶器官不反应型患者可在观察下试用抗甲状腺药物治疗，如疗效不佳，及时停用。

3. 甲状腺激素

可根据病情与类型应用及调整，全身性甲状腺激素不应症患者一般不需甲状腺素治疗，甲减型可采用左甲状腺激素（L-T_4）及碘塞罗宁（L-T_3）治疗，尤其是对婴幼儿及青少年有益，可促进生长发育，缩小甲状腺肿及减少 TSH 分泌。一般采用 L-T_4 片，每日 2 次，每次 100～200 μg。不论何种类型的 TH 抵抗综合征均可采用 L-T_3 治疗。选择性垂体不敏感型尽管血 TT_3 和 TT_4 升高，但用 T_3 治疗不仅不使患者的甲亢加重，相反由于血 T_3 更加升高，反馈抑制垂体 TSH 分泌，可使血清 TSH 逐渐降低到正常，血清 TH 也随之降低，甲状腺缩小，甲亢症状得到改善或消失。但 L-T_4 治疗无效，因此有人提出此型患者可能 T_4 转变为 T_3 有缺陷，但未得到证实。最近报道，D-T_4 可收到与 L-T_3 类似的治疗效果，但机制未明。

4. 糖皮质激素

糖皮质激素可减少 TSH 对 TRH 的兴奋反应，但甲状腺激素抵抗综合征患者是否有反应尚无统一意见。有人采用地塞米松，每日 4 次，每次 2～3 mg，联合溴隐亭等治疗，发现疗效甚好，但由于地塞米松不良反应较大，不宜长期应用。

5. 多巴胺激动药

溴隐亭治疗选择性垂体不敏感型者，可使血 TSH 降低，从小剂量开始，逐渐加量，使血清 TSH 和 TH 恢复正常，甲亢症状随之消失。长期疗效如何，尚待进一步观察。Bajorunas 等报道应用溴隐亭治疗一例男性成人甲状腺激素抵抗综合征，开始剂量为每日 2.5 mg，渐增至每日 10 mg，疗程 16 个月，于用药 7 个月时其 TSH 水平下降，TSH 及 PRL 对 TRH 的反应值下降，T_4 及 T_3 水平升高，继续用药后其 T_4 及 T_3 水平下降，吸碘率也下降，甲状腺缩小，但停用溴隐亭后 4 个月又复发。也可试用其他种类的多巴胺能激动药，但疗效也有待观察肯定。

6. 生长抑素

可选用本药抑制 TSH 和甲状腺激素水平，改善患者症状，但价格昂贵，不良反应较大。

7. 基因治疗

明确发病机制后，可开展基因治疗。

十一、预后

甲状腺激素抵抗综合征是遗传性受体疾病，目前尚无特效治疗方法，由于其临床分类不同，治疗反应多不一致。大多数临床学家普遍认为垂体性甲状腺激素不应症的疗效较好而部分靶组织对甲状腺激素不应症的治疗较困难，且本病早期诊断多有困难，故对新生儿有家族史者应进行全面检查，尤其是对智力低下、聋哑和体型异常的患者更应注意。

第五节　亚急性甲状腺炎

亚急性甲状腺炎（SAT）是多种原因导致的甲状腺炎性疾病。据病因不同，本病分为广义与狭义两类，广义 SAT 泛指病毒感染、自身免疫、药物、理化因子等破坏甲状腺滤泡所致的甲状腺炎，包括亚急性淋巴细胞性甲状腺炎（无痛性甲状腺炎，发生于产后者称产后甲状腺炎）、干扰素相关甲状腺炎等；狭义亚急性甲状腺炎只与病毒感染相关，是最常见的甲状腺疼痛疾病。本节主要介绍后者。

SAT 常在上呼吸道感染之后发生。有地域及季节发病趋势。以短暂疼痛的破坏性甲状腺组织损伤伴全身炎症反应为特征，典型病例经历 3 个阶段：自限性非高功能甲状腺毒症→功能正常→一过性功能减退，之后绝大多数恢复正常甲状腺功能，很少数患者遗留永久性功能减退。甲状腺毒症阶段与高甲状腺激素血症相伴随的是低碘摄取率及红细胞沉降率显著异常。在疾病不同阶段给予相应对症治疗，早期症状严重者，糖皮质激素可获卓越效果。

文献报道本病占甲状腺疾病的 0.5% ~ 6.2%。发病率 4.9/（10 万人·年）。女性是男性的 3 ~ 11倍。30 ~ 50 岁为初发本病的高峰年龄。

一、病因

本病炎症机制尚未阐明，一般认为与病毒感染有关，由于病毒直接攻击甲状腺或由病毒感染触发，引起甲状腺组织反应从而导致破坏病变。对白细胞相关抗原（HLA）的研究表明，本病患者具有多种病毒易感基因组而存在患病倾向。

1. 感染

（1）病毒感染：麻疹、柯萨奇、EB、腺病毒、艾柯、流感、流行性腮腺炎、风疹病毒以及肠病毒、反转录病毒、细胞巨化病毒等一种或多种病毒同时感染后可继发本病。偶有报道流感疫苗注射后发病。

以往报道，患者甲状腺滤泡上皮分离到病毒样颗粒、甲状腺组织活检标本中培养出病毒以及患者血中高滴度病毒抗体的检出均提示本病与病毒感染有关。

在病毒感染暴发期间本病聚集发病的报道以及 6 ~ 9 个月肠病毒流行季节本病多发的特点也从流行病学角度对病毒感染的假设予以支持。

但是也有学者根据甲状腺组织切片中很少找到病毒包涵体或培养出病毒，从而推测甲状腺本身的病变可能不是病毒直接侵袭所致。

（2）非病毒感染：如 Q 热或疟疾之后发生本病也有报道。

2. 遗传

Nyulassy 等首先报道患本病的捷克斯洛伐克裔 HLA-B35 频率增加。以后的研究进一步证实本病的确具有 HLA 易感组型，但存在地理分布与种族差异。已证明多个民族的本病患者均与 HLA-B35 强烈相关，占 64% ~ 87%，欧洲及北美甚至有高达 90% 的报道。HLA-B35 阳性是这些地区和民族 SAT 发病的强有力预测指标。日本患者中 71% 携带 HLA-B35，16% 与 HLA-B67 有一定相关性。而荷兰一组患者中仅1/11 例携带 HLA-B35，5/11 例存在 HLA-B15/62。HLA 组型不同，临床表现及发病季节有所差异。

孪生子先后患病的报道并非罕见，甚至有黎巴嫩 3 兄妹（均携带 HLA-B35）18 个月内相继患病的报道。

3. 自身免疫

本病活动阶段，血中可测得多种抗甲状腺自身抗体如甲状腺过氧化酶抗体（TPO-Ab）、甲状腺球蛋白抗体（TgAb）、TSH 受体抗体［TRAb，甲状腺结合抑制免疫球蛋白（TBⅡ）］、甲状腺刺激抗体（TSAb）以及抗甲状腺抗原的致敏 T 淋巴细胞等。然而这些抗体多数仅呈低滴度存在，可能继发于甲状腺滤泡破坏后的抗原释放。目前认为这些抗原的释放并不足以使适量 T 淋巴细胞致敏，因此难以构成致病因素。即这些自身免疫现象在本病的存在是非特异的、短暂的，常发生于疾病活动阶段，是对炎症期间受损甲状腺抗原释放的反应，而非特异的原发性甲状腺自身免疫疾病。有些患者病后长期保留甲状腺自身免疫证据，少数患者于本病前后发生甲状腺自身免疫疾患。其机制尚未十分明了。

4. 其他

（1）细胞因子：多种生长因子对 SAT 的临床过程可能存在影响。

（2）凋亡：本病发生发展过程中存在细胞凋亡现象。

二、病理

甲状腺组织病理改变不均一，光镜下滤泡完整性丧失。受累区域滤泡上皮细胞显著、广泛破坏，单核/巨噬细胞、组织细胞浸润。胶质部分或完全消失。典型病变为多核巨细胞包绕以胶质为核心（胶质吞噬）的滤泡损害，进一步形成肉芽肿。间质存在炎性反应。随着时间的推移，呈现不同程度纤维化及滤泡区域再生。电镜可见基底膜褶皱、断裂。疾病过后，组织学可完全恢复正常，或残留少量纤维化。在同一标本中，有时可同时存在不同阶段病理表现。

细胞病理学特征：多种炎性细胞浸润，嗜中性粒细胞、淋巴细胞、组织细胞（单核及双核）、单核/巨噬细胞、离散或成簇状滤泡细胞及多核巨细胞混合存在。上皮样细胞多成片出现。恢复阶段往往难以获得满意的细胞学标本。

动态超声定位细胞学显示，嗜中性粒细胞、巨噬细胞于 1 个月消失。之后以退行性滤泡细胞簇及淋巴细胞为主。2～3 个月后淋巴细胞也可消失，恢复期出现受累区域纤维化。

随着疾病好转，上述病理变化可完全恢复。

三、临床表现

多在病毒感染后 1～3 周发病。有关季节发病趋势的报道不完全一致，存在地域差别，并受病毒流行趋势的影响。我国有学者报道春季及秋末患病率较高。最近日本大系列的研究显示夏季至早春高发。

起病形式及严重性不一。

1. 上呼吸道感染前驱症状

肌肉疼痛、疲倦、咽痛；发热（占 2/3）：体温一般轻中度升高，少数达 40 ℃，第 3～第 4 日出现高峰，1 周左右消退。本病可以是不明原因发热的原因之一。

2. 甲状腺区域疼痛

为本病特征。可逐渐出现或突然发生，因转颈或吞咽等动作而加重，常放射到同侧耳、咽喉、下颌角、颏、头枕部、胸背部等处；可先累及一叶后扩大或转移至另一叶；疼痛程度多较剧烈，有时难以忍受，少数为隐痛，易误诊为咽喉炎或颞动脉炎；可伴声音嘶哑甚至声带麻痹，吞咽困难。不典型或程度较轻病例甲状腺无疼痛，仅有耳鸣、耳痛、失声，或首先表现为孤立无痛的硬性结节即所谓"寂静"型，易误诊为其他类型甲状腺疾病，经手术病理或细胞学检查确诊为本病。近年有学者提出将"无痛性巨细胞甲状腺炎"作为一种临床亚型。

3. 甲状腺肿大、结节

弥漫或不对称轻中度甲状腺肿较多见，可以一叶为著，伴或不伴结节；质地硬；典型病例触痛明显，同样可先累及一叶后扩大或转移至另一叶；局部皮肤较温暖，有时轻度发红；病情缓解后可完全消退，也可遗留轻度甲状腺肿或较小结节。

少数结节性甲状腺肿、甲状腺腺瘤或慢性淋巴细胞性甲状腺炎患者可伴发本病，合并存在时，先有的甲状腺病史往往超过 3 年，治疗后 SAT 缓解，原有病变持续存在。

4. 与甲状腺功能变化相关的临床表现

（1）甲状腺毒症期（3~6 周或以上）：在发病最初几周，50%~60% 患者出现一过性甲状腺毒症，为腺体破坏，甲状腺激素释放入血所致。临床表现如体重减轻、焦虑、震颤、怕热、心动过速等与一般甲状腺功能亢进症相似，但容易被甲状腺疼痛或触痛所掩盖。高碘摄入地区更多经历这一阶段。偶有出现严重并发症如周期性麻痹的报道。

（2）甲状腺功能"正常"期（或过渡期）：临床出现短时间无症状的功能正常期。

（3）甲状腺功能减退期（数周至数月）：随着甲状腺滤泡上皮细胞破坏加重，储存激素殆尽，在消耗的甲状腺激素尚未补足之前，约 25% 的患者进入功能减退阶段，可出现水肿、怕冷、便秘等典型症状。在碘摄入相对较低地区，短暂甲状腺功能减退的发生率较高。多数患者甲状腺滤泡上皮细胞短期内可以修复、再生，并恢复正常甲状腺功能。整个病程 4~6 个月或以上。个别病例反复加重，有达 2 年之久的报道。永久性功能减退者一般报道不足 10%。美国明尼苏达州一项 28 年随访研究显示，15% 的患者需长期甲状腺激素替代治疗。

携带 HLA-B35 抗原与携带 HLA-B67 者临床表现不完全相同，前者典型甲状腺功能衍变过程仅占 25%（常无甲减阶段），可全年发病；而后者 67% 呈典型临床经过，近 90% 夏秋季发病。

四、辅助检查

1. 红细胞沉降率（ESR）检测

病程早期常明显异常，>50 mm/第 1 小时对本病是有力的支持，并提示疾病活动；复发病例异常程度显著低于初次发病者。ESR 正常不能除外本病。

2. 甲状腺功能检测

（1）甲状腺毒症期：血清 T_4 相对于 T_3 不成比例升高（T_3/T_4 比值常 <20），受正常甲状腺内 T_4/T_3 比例的影响，也与急性期 T_4 脱碘向 T_3 转变受抑制有关。TSH 降低，TSH 对 TRH 给药无反应。甲状腺碘摄取率（RAIU）明显降低，24 h 常 <10%，甚至 <2%，因滤泡细胞破坏所致。复发病例 RAIU 明显高于初发者。个别患者碘摄取率正常。

（2）疾病活动期过后，储存于甲状腺的激素经过数周耗竭已无力以高浓度释放入血，呈现甲状腺功能"正常"阶段：T_3、T_4 正常或轻度增高，TSH 轻度降低，甲状腺碘摄取率仍偏低。

（3）甲状腺功能减退期：T_3、T_4 降低、TSH 升高，TSH 对 TRH 反应过度；RAIU 可能在一段时间内高于正常，由于甲状腺激素的储备功能已充分恢复。

在甲状腺毒症向甲减转变过程中，可能检测到 TSH 与 FT_4 同时降低的情况，易误诊为中枢性甲减。

3. 甲状腺超声检查

灵敏度较高，但特异性较差。甲状腺体积增加。受累区域显示回声减低，典型者呈局灶、多灶或弥漫性低回声，当病情进展时低回声区进一步扩展。病初因甲状腺滤泡水肿、破坏，超声检查可见片状规则低回声区，边界模糊不清，后方回声稍增强，回声减低部位多有明显压痛。恢复期由于淋巴细胞、浆细胞浸润及一定程度纤维化性增生，可见甲状腺内不均匀回声增强并伴有小片状低回声区或伴轻微血供增加的等回声区。超声多普勒图像（CDFI）显示异常回声周边血流信号较丰富，而内部血流信号较少，不同于肿瘤的异常回声区内部血流信号丰富，边缘血流缺乏。甲状腺上动脉流速增高不明显。

4. 甲状腺核素扫描（^{99m}Tc 或 ^{123}I）检查

早期甲状腺无摄取或摄取低下对诊断有帮助；或可呈冷结节；随病情缓解摄取功能逐渐恢复。

5. 甲状腺细针抽吸细胞学检查（FNAC）

早期典型细胞学涂片可见多核巨细胞，片状上皮样细胞，不同程度炎性细胞；晚期往往见不到典型表现；纤维化明显时也可出现"干抽"现象。合并其他类型甲状腺病变时 FNAC 诊断意义更大。本项检查不作为常规诊断项目。

6. 血清甲状腺球蛋白（Tg）检查

病变导致甲状腺滤泡细胞破坏及甲状腺球蛋白水解，致使血清 Tg 水平明显升高，与甲状腺破坏程度一致，且恢复很慢。Tg 不作为诊断必备指标。

7. 其他检查

早期白细胞可增高。TgAb、TPOAb 阴性或水平很低。疾病早期，肝脏功能异常并不少见。免疫球蛋白、CRP、血清唾液酸均可升高，随治疗好转可逐渐恢复正常。以上均不作为本病的诊断指标。

五、诊断

依据典型病史、症状、体征和实验室检查，诊断多无困难，但不典型病例常易误诊。

1. 诊断标准

（1）甲状腺肿大、疼痛、触痛、质地硬，常伴上呼吸道感染症状和体征（发热、乏力、食欲缺乏、颈淋巴结肿大等）。

（2）红细胞沉降率异常。

（3）甲状腺碘摄取率受抑制。

（4）一过性甲状腺毒症。

（5）血清 TgAb/TPOAb 阴性或低滴度升高。

（6）FNAC 或活组织检查显示多核巨细胞或肉芽肿改变。符合上述 4 条即可诊断 SAT。

对于临床表现不典型者，应施行 FNAC 明确诊断，尤其病变局限于单个结节或单个侧叶者。

2. 甲状腺炎诊断流程

见图 7-1。

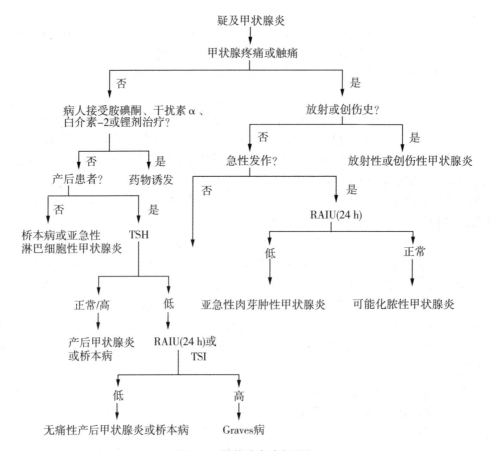

图 7-1 甲状腺炎诊断流程

六、鉴别诊断

1. 急性化脓性甲状腺炎

全身及甲状腺局部炎症反应更明显。常有邻近部位或其他器官感染（如肺、尿道等）及全身菌血症证据。高热，甲状腺红、肿、热、痛，脓肿形成。白细胞计数常升高很多，RAIU 正常，同位素扫描提示脓肿区放射性摄取降低。甲状腺功能正常。

2. 甲状腺结节合并出血

结节性甲状腺肿在多结节基础上发生单结节出血时易于鉴别。单发结节如孤立腺瘤或囊肿出血，往往病史较长，在此基础上单侧腺体突然明显增大，可伴有颈部疼痛，无发热等全身症状，红细胞沉降率一般正常，甲状腺功能正常，超声检查或 FNAC 可确诊。

3. 桥本病急性发作期

少数患者可伴甲状腺疼痛或触痛，但多不剧烈，甲状腺多呈弥漫性肿大，疼痛常累及整个腺体。活动期 ESR 可轻度异常，并可出现短暂甲状腺毒症及碘摄取率降低；但无全身症状，不发热，病程较长。TgAb、TPOAb 增高。两病合并存在时 FNAC 可明确诊断。

4. 无痛性甲状腺炎

临床经过、RAIU 及甲状腺功能演变过程类似本病，但无甲状腺疼痛及发热等全身症状，ESR 可轻度异常，TgAb、TPOAb 阳性。组织及细胞学显示轻中度淋巴细胞浸润，无多核巨细胞。

5. 甲状腺播散浸润癌

有些快速增长的甲状腺癌（多为未分化癌）可伴有疼痛，但是有周围组织浸润证据，对糖皮质激素反应不佳。有文献报道甲状腺播散浸润癌临床及实验室检查酷似本病，称为"恶性假甲状腺炎"。局部区域淋巴结肿大及病理检查发现肿瘤细胞有助于鉴别诊断。

临床上还有一些甲状腺疼痛疾病及疼痛性非甲状腺颈前肿块的病因 见表 7-6、表 7-7。

表 7-6 甲状腺疼痛的病因

亚急性肉芽肿性甲状腺炎
急性化脓性甲状腺炎
细菌性
结核性
寄生虫性
甲状腺囊肿急性出血
甲状腺良性或恶性结节合并急性出血
快速生长的甲状腺癌
疼痛的慢性淋巴细胞性甲状腺炎
放射性甲状腺炎
癔症球

表 7-7 疼痛性非甲状腺颈前肿块

甲状腺舌骨囊肿
鳃裂囊肿感染
囊性水囊瘤感染
颈淋巴结炎
前颈部蜂窝织炎

本病误诊率之高不容忽视。国内报道首次误诊率就高达 79.1%，其中 40% 以上误诊为上呼吸道感染。手术误诊率 34.7%，多数无典型临床表现，特别是作为鉴别诊断标志的发热、颈部疼痛、甲状腺

功能衍变过程等情况缺如，而更多表现的是不同质地、不同大小、不同影像学描述的甲状腺结节或甲状腺肿，说明该病临床表现的多样化。

国内多组误诊病例报道除上呼吸道感染外，其他被误诊的疾病包括牙髓炎、淋巴结炎、发热原因待查、传染性单核细胞增多症、伤寒、结核、心绞痛、甲亢、甲减、甲状腺腺瘤、甲状腺癌、结节性甲状腺肿等。当然也需注意本病与其他甲状腺疾病可能合并存在，特别是少数患者术后病理证实甲状腺乳头状癌合并亚急性甲状腺炎。也有淋巴瘤或未分化癌误诊为 SAT 的病例报道。

对不典型病例，只要考虑到本病，进行相应常规检查，必要时行 FNAC 甚至超声引导下活组织检查，可以提高诊断率，降低误诊率，特别应避免不必要的手术治疗。

七、治疗

由于本病无甲状腺激素过量生成，故不使用抗甲状腺药物治疗。有些轻型或复发患者可以不需药物治疗。

1. 镇痛及非甾体抗炎药

适用于多数轻型或复发患者缓解症状。环氧酶-2 抑制药（如塞莱昔布）胃肠反应较少发生，但近年来有关该类药物心血管事件增多的报道提示我们，对有心血管倾向者慎用。

（1）阿司匹林：1~3 g/d，分次口服。

（2）吲哚美辛：75~150 mg/d，分次口服。

2. 肾上腺皮质激素

通过抑制细胞介导的迟发超敏反应而抑制炎症过程。可在给药后数小时明显缓解疼痛及甲状腺肿胀症状，用于症状严重者。本药不影响病程。泼尼松 20~40 mg/d，分次服用。症状完全缓解并持续 1~2 周后可逐渐减量，以后根据症状、体征及红细胞沉降率的变化缓慢减少剂量，总疗程6~8周或以上。过快减量、过早停药可使病情反复，应注意避免。RAIU 持续低水平预示炎症继续，复发危险性较高，应继续应用糖皮质激素。停药后如有复发（10%~20%），仍可酌情使用糖皮质激素，同样可获得较好的治疗效果。

文献报道霍奇金淋巴瘤误诊为 SAT 的患者应用糖皮质激素后疼痛症状也可得到缓解，因此需提高警惕。

3. β 肾上腺素能受体阻滞药

在甲状腺毒症阶段可减轻症状。

4. 甲状腺制剂

甲状腺激素用于甲状腺功能减退明显、持续时间久者。有学者认为甲状腺功能减退时给予甲状腺制剂可预防由 TSH 升高所致的病情再度加重。但由于 TSH 降低不利于甲状腺细胞恢复，故宜短期、小量使用。永久性甲状腺功能减退症需长期替代治疗。

八、预后

本病可自发缓解，也可复发，复发率1.6%~4%，年复发率2.3%。研究显示，复发者病情较初次发作轻，治疗时间短。红细胞沉降率恢复正常特别是甲状腺碘摄取率恢复正常可作为评价复发可能性的指标。

有关糖皮质激素治疗与长期甲减之间是否存在联系，在几项较大系列随访研究中结果不完全一致。病变甲状腺低回声区范围及恢复程度可能与预后相关。

由于少数患者缓解后发现乳头状甲状腺癌，故有学者建议，对缓解后超声检查仍存在持续低回声的 1 cm 以上病灶进行定期监测，以早期发现不良病变。

第六节 慢性淋巴细胞性甲状腺炎

慢性淋巴细胞性甲状腺炎（CLT）又称桥本甲状腺炎（HT），或桥本病，由旅居德国柏林的日本外科医生 Hakaru Hashimoto 于 1912 年首先报道，当时的资料是基于对 4 名患者的术后检查。业已证实，CLT 是一类常见的自身免疫性甲状腺疾病（AITDs），也是原发性甲状腺功能减退症最主要的原因。其发病与遗传、碘代谢紊乱等导致的免疫功能异常密切相关，其病理特征是甲状腺内大量淋巴细胞、浆细胞浸润以及甲状腺组织纤维化。本病的临床表现多种多样，典型的临床表现是，甲状腺呈弥漫性质韧无痛的轻中度肿大，而颈部局部压迫和全身症状并不明显，甲状腺功能可以正常或减退，但血液循环中往往出现甲状腺自身抗体，包括甲状腺球蛋白抗体（TGAb）、甲状腺过氧化酶抗体（TPOAb）和甲状腺刺激阻断抗体（TSBAb）等。本病患者常有自身免疫性疾病家族史，在先天性染色体异常性疾病如特纳综合征、先天性曲细精管发育不良（Klein-felter 综合征）等患者中，CLT 的发病率显著增高。

一、流行病学

HT 是导致甲减的最常见病因，每年大约有 5% 患有 HT 的甲状腺功能正常的患者发展为甲状腺功能减退症。本病主要发生在女性，女性发病率是男性的 10～20 倍，各年龄段均可发病，但以 30～50 岁多见。产后妇女更易发生。

不仅如此，HT 也是儿童散发性甲状腺肿大的最常见原因。美国调查了 5 000 名 11～18 岁的青少年，发现 HT 的患病率为 3%。另有文献显示，美国和日本中小学生中约有 1.5% 患有本病，说明 HT 不是中老年人特有的疾病。

我国在此领域尚缺乏确切的研究数据，但有资料表明，HT 可占所有甲状腺疾病的 20%～25%。

二、病因

HT 是由遗传和环境因素共同作用而引起的器官特异性自身免疫性甲状腺疾病，其发病机制尚未彻底阐明。目前认为其属于多基因遗传病，其关键因素是自身免疫，可与其他自身免疫性疾病如恶性贫血、干燥综合征、慢性活动性肝炎、系统性红斑狼疮等并存。

1. 遗传因素

家族性聚集现象及单卵双胞胎疾病共显率明显高于双卵双胞胎，提示遗传因素在 HT 致病作用中起重要作用。大量研究发现，HT 存在许多易感基因和某些保护基因。

HT 的遗传易感性与 HLA 复合体某些等位基因密切相关，尤其是 HLA-Ⅱ类抗原具有多态性的某些等位基因。HLA 基因部分决定遗传易感性，但这种作用不强，且此种因素与不同的群体（人种、地区）之间存在一定关系。现已发现，HT 分别与 HLA-DR3（匈牙利，英国）、HLA-DR4（荷兰）、DRw53 和 DRw9（日本）、Bw46 和 DR9（中国），以及 DQA1 * 0301、DQ * 0201 和 DRw53（黄种人）等基因位点相关联。国内学者证实，HLA-DR9、DRB1 * 0301、DQA1 * 0301、DQA1 * 0501 可能是 HT 发病的易感基因；DQA1 * 0201、DQB1 * 0602 可能是其保护性基因。另外，细胞毒性 T 淋巴细胞相关抗原 4（CTLA-4）、维生素 D 受体（VDR）基因等基因可能也与 HT 的发病有关。

2. 环境因素

高碘摄入是 HT 发病的一个重要因素。适碘和高碘地区 HT 的发病率高于低碘地区，摄碘量低的国家 HT 也较少见。Bagchi 研究证明，高碘首先导致甲状腺上皮细胞损伤，以后再导致免疫性损伤而诱发 HT。高碘可引起甲状腺内碘有机化障碍，形成过量自由基使甲状腺细胞破坏。摄碘量过多可使隐性 HT 转变为显性 HT，并可促进 IIT 甲减的发生，故安全剂量范围内供碘是目前值得重视的问题。研究发现，易感 HLA 等位基因和碘摄入量增多对 HT 的发生发展可能有正协同作用，即表达 HT 易感等位基因者，在碘的摄入量正常或稍增加时，可能诱发 Graves 病或 HT 发病。另外，肠道病原中的 Yersinla 细菌的小肠结肠感染、应激、情绪、吸烟可能与本病的发生也有关系。

3. 自身免疫因素

特异的甲状腺抑制 T 细胞功能异常是本病的基本病因，而且 HT 与 Graves 病有共同的免疫学异常特征。实验证实，在异常遗传背景下，环境因素能增强甲状腺滤泡、淋巴细胞等免疫细胞的活性，激活各种细胞因子（CK）有关 DNA 结合蛋白，导致 CK 基因表达，促使甲状腺成为自毁性靶器官。通过 CK

与免疫细胞共同作用导致 HT 与 GD 的发生。甲状腺内缘何发生自身免疫反应，其确切机制尚不明，但免疫反应所致组织损伤的机制可能与下列因素有关：①以 Fas 为介导的细胞凋亡。②细胞损伤性 T 细胞的攻击。③抗体依赖性细胞介导的细胞毒作用（ADCC）。

三、病理

甲状腺的大体检查多呈弥漫性肿大，质地坚韧或呈橡皮样，表面呈结节状，边缘清，包膜完整，无粘连。镜检可见病变甲状腺组织中淋巴细胞和浆细胞呈弥散性浸润。腺体破坏后，一方面代偿地形成新的滤泡，另一方面破坏的腺体又释放抗原，进一步刺激免疫反应，促进淋巴细胞增殖，因而，在甲状腺内形成具有生发中心的淋巴滤泡。甲状腺上皮细胞出现不同阶段的形态学变化，早期有部分滤泡增生，滤泡腔内胶质多；随着病变的进展，滤泡变小和萎缩，腔内胶质减少，上皮细胞肿胀增大，胞浆呈明显的嗜酸染色反应，称为 Askanazy 细胞或 Hurthle 细胞；进而细胞失去正常形态，滤泡结构破坏，间质有纤维组织增生，并形成间隔，但包膜常无病变累及。

四、分类

传统观点认为，慢性淋巴细胞性甲状腺炎包括桥本甲状腺炎和萎缩性甲状腺炎（AT）两个临床类型。两者有相同的甲状腺自身抗体和甲状腺功能变化，但前者甲状腺肿大，而后者甲状腺萎缩，有人认为，AT 是 HT 的终末期，也有认为是两种独立的疾病，临床上以 HT 最常见。本病的发病近年有明显上升趋势，且可合并甲状腺癌或恶性淋巴瘤，临床上必须引起重视。也有学者指出，无痛性甲状腺炎和产后甲状腺炎（PPT）也属于 CLT 的范畴。

五、临床表现

HT 为甲状腺炎中最常见的临床类型，90% 以上发生于女性。不少本病患者临床症状缺如，体检时的异常发现也不多。

HT 起病隐匿，进展缓慢，早期的临床表现常不典型。临床上可表现为：①无症状性甲状腺肿大。甲状腺呈弥漫性、分叶状或结节性肿大，质韧硬，与周围组织无粘连。常有咽部不适或轻度咽下困难，有时有颈部压迫感。偶有局部疼痛与触痛。②甲状腺功能亢进。可兼有 HT 和 Graves 病的组织学及临床症状与体征，血中存在高滴度甲状腺刺激抗体（TSAb），部分患者有胫前黏液性水肿及突眼。功能亢进症状与 Graves 病类似，自觉症状可较单纯 Graves 病时轻，需正规抗甲状腺治疗，但治疗中易发生甲状腺功能低下；部分患者呈一过性甲状腺功能亢进，为滤泡破坏，甲状腺激素释放入血所致。短期功能亢进过后出现持久功能低下或功能正常；部分患者开始无甲状腺功能亢进，仅有典型的桥本病的病理学改变或伴功能低下，经甲状腺激素治疗后或未经治疗，若干时间后出现明显突眼及甲状腺功能亢进；有的患者先发生典型的 Graves 病，治疗中或治疗停止后一段时间出现典型的 HT 伴或不伴功能低下。③甲状腺功能低下。80% 的患者甲状腺功能可保持正常相当一段时间，中晚期则由于免疫反应对甲状腺组织的持久破坏出现功能低下，逐渐出现怕冷、心动过缓、便秘甚至黏液性水肿等典型症状及体征。

1. HT 的典型临床表现

一般而言，当患者出现甲状腺肿时，平均病程已达 2~4 年。最常见症状为全身乏力，常有咽部不适感，10%~20% 的患者有颈部局部压迫感或甲状腺区隐痛，偶尔有轻压痛。甲状腺多为双侧弥漫性肿大，峡部及锥状叶常同时增大，一般呈对称型，也可单侧性肿大。肿大可轻至重度，多数中度肿大，但很少出现压迫颈部所致的呼吸和吞咽困难。触诊甲状腺质地坚韧，韧如橡皮样，表面可光滑或呈细沙砾状，也可呈大小不等的结节状，一般与周围组织无粘连，吞咽运动时可上下移动。质地坚韧的甲状腺中度肿大是 HT 最常见、最突出的首发临床表现。甲状腺功能一般正常，有 1/4 患者表现为甲状腺功能轻度亢进或降低，这些患者早期往往有轻度甲亢，如病程迁延，数年后可出现甲减。表现为 HT 样甲状腺肿伴甲亢者，称为桥本甲状腺毒症。少数病例也可伴甲状腺相关眼病。

本病进展为甲减的速度与下列因素相关：①女性比男性进展快，女性进展速度是男性的 5 倍。②45

岁以后进展快。③最初甲状腺抗体滴度高预示进展快。④最初 TSH 升高者进展快。另外，亚临床型甲减的 HT，如 TSH > 20 mU/L，每年有 25% 进展到临床甲减，而 TSH 轻度升高者可以恢复正常。

2. HT 的特殊临床表现

值得注意的是，HT 的临床表现往往并不典型，或与其他甲状腺疾病或自身免疫性疾病合并存在，其特殊典型表现如下。

（1）桥本甲亢：是指 HT 临床上有甲亢表现，即 Graves 病和 HT 合并存在，也可相互转化，患者可有典型甲亢的临床表现和实验室检查结果。也可因存在 TSAb，刺激尚未受到自身免疫炎症破坏的腺体组织，使甲状腺激素增加。但由于腺体组织的不断被破坏，或由于 TSH 阻断性抗体的影响，最终甲状腺功能是减低的。

（2）桥本假性甲亢或桥本一过性甲亢：可能与炎症破坏了正常甲状腺滤泡上皮，使原贮存的甲状腺激素漏入血循环有关。甲亢症状可短期内消失，不需抗甲状腺药物（ATD）治疗，或对症给小量普萘洛尔（心得安）即可。

（3）儿童型：约占儿童甲状腺肿的 40% 以上，多见于 9～13 岁，5 岁以下罕见。往往甲状腺功能正常。同成年人相比，儿童 HT 甲状腺质韧硬如橡皮者较成年人为少，伴结节较少；TPOAb 和 TGAb 滴度较成年人为低，TPOAb 及 TGAb 阴性病例较成年人多见；病理类型以淋巴细胞型多见；易误诊为非毒性或青春期甲状腺肿。往往无全身及其他局部症状，出现甲减的患者可影响生长发育。

（4）伴发甲状腺肿瘤：常表现为孤立性结节，质硬，TPOAb 和 TGAb 滴度较高，病理学显示结节部分为甲状腺瘤或甲状腺癌，周围部分为 HT。HT 合并甲状腺髓样癌的文献报道很少。因此，在下列情况应想到 HT 合并癌或淋巴瘤的可能，需做穿刺或手术活检：①甲状腺疼痛明显，甲状腺激素治疗和一般对症处理无效。②甲状腺激素治疗后甲状腺不见缩小反而增大。③甲状腺肿大伴邻近淋巴肿大或有压迫症状。④腺内有冷结节，不对称，质硬，单个。

（5）伴发其他自身免疫性疾病：HT 伴发 Addison 病、1 型糖尿病、性腺功能减退症，也可伴发恶性贫血、特发性甲状旁腺功能减低、重症肌无力、系统性红斑狼疮、干燥综合征、类风湿关节炎等自身免疫性疾病。

（6）桥本脑病：又称自身免疫性甲状腺炎相关的糖皮质激素敏感性脑病。本病严重而罕见，其病因尚有争议，但肯定与自身免疫有关，其最具特征性改变是高滴度抗甲状腺抗体，特别是 TPOAb。同时有神经精神症状，例如，伴有局部症状的卒中样发、震颤、肌震挛、癫痫发作、锥体外系症状以及小脑失调、神经痛或脱髓鞘性周围神经病；或出现进行性痴呆及精神症状，包括意识障碍（发生频率最多），如意识模糊、精神症状、幻觉、幻听、躁动；智能障碍，如智能低、认知差、记忆力差、定向力异常、进行性痴呆。糖皮质激素对本病具有良好的治疗效果。

临床表现为：①血管炎型。以脑卒中样发作、反复出现为特征。②弥漫性进展型。可出现意识障碍、精神错乱、嗜睡或昏迷。脑脊液检查异常，表现为蛋白含量升高，单核细胞增多。甲状腺激素水平一般正常或偏低。脑电图可出现异常。

（7）桥本伴突眼：HT 伴突眼者较少见，一般以浸润性突眼为主，可伴有甲状腺肿。甲状腺功能大多正常，TGAb、TPOAb 阳性，部分患者可测到 TSAb。

六、辅助检查

1. 甲状腺激素谱测定

多数 HT 患者甲状腺功能正常，约 20% 患者有甲减表现，有甲亢表现者不到 5%。本病为慢性进行性，最终随甲状腺破坏而出现甲减。

2. 自身抗体测定

（1）抗甲状腺抗体：抗甲状腺抗体测定对诊断本病有特殊意义。大多数患者血中 TGAb 及 TPOAb 滴度明显升高，可持续较长时间，甚至可达数年或十多年。目前认为，诊断桥本甲状腺炎，血清 TPOAb 测定优于 TGAb 测定，如进行两种抗体联合测定，其诊断价值增高。

（2）TSH 结合抑制性免疫球蛋白（TBII）或甲状腺刺激抑制性抗体（TSBAb）：这两类抗体在 10% 或 20% 的 HT 患者血液循环中存在。

3. 甲状腺超声检查

甲状腺弥漫性肿或结节性肿，回声不均匀，常见低回声，表现为各种由小（增生）到大（甲状腺肿）的颗粒状物或散在的结节状物，腺体表面不规则。

4. 甲状腺核素扫描检查

常显示甲状腺增大但摄碘减少，核素分布不均，为不规则的稀疏与浓集区，边界不清，具有"破布丁"样特征。如有较大结节可呈冷结节表现。但甲状腺显像在本病中并无特异性。

5. 甲状腺细针穿刺细胞学检查（FNAC）

FNAC 方法简便，有助于在术前作出确定诊断，避免误诊手术，在国外已广泛开展，是甲状腺疾病确诊率最高的诊断方法。国外资料显示与术后病检符合率达 95% 以上，并可取代核素扫描，做首选检查方法。国内此项检查开展尚不普遍，主要用于临床上可疑的患者和并发肿瘤者。桥本甲状腺炎镜下由上皮细胞和炎性细胞构成。炎性细胞主要为淋巴细胞、浆细胞等。滤泡细胞团片状排列，有较大的多形性。滤泡细胞嗜酸性变（Hurthle 细胞）为本病滤泡细胞较特征性的改变，滤泡细胞胞浆较宽，HE 染色呈鲜艳的红色，背景有较多淋巴细胞。纤维化病变明显时也可呈干抽，有时需要反复多次穿刺。

FNAC 诊断 HT 的标准：①滤泡上皮细胞多形性。②腺上皮细胞间有丰富或中度淋巴细胞浸润，以成熟淋巴细胞为主，少量未成熟细胞。③有的有嗜酸性滤泡细胞、浆细胞和网状细胞等。

6. 其他检查

（1）甲状腺[131]I 摄取率：可正常、低于正常或高于正常，多数患者在正常水平。因此，本检查对 HT 无特异性。

（2）过氯酸钾排泌试验：60% 患者为阳性，提示碘的有机化障碍。

七、诊断

典型的慢性淋巴细胞性甲状腺炎病例诊断并不困难，但临床不典型病例容易漏诊或误诊。

Fisher 提出 5 项指标诊断方案，即：①甲状腺弥漫性肿大，质坚韧，表面不平或有结节。②TGAb 或 TPOAb 阳性。③TSH 升高。④甲状腺扫描有不规则浓聚或稀疏。⑤过氯酸钾排泌试验阳性。5 项中有 2 项者可拟诊为 HT，有 4 项者可确诊。

自 20 世纪 20 年代以来，相继提出数种 HT 诊断条件或标准，如 Fisher 标准、森田陆标准、Peter 标准等，以及国内白耀教授提出的 4 条诊断条件，内容均大同小异。相同的两条主要是弥漫性坚硬的甲状腺肿大和自身抗体阳性，借此 70%~80% 可获确诊；典型者也无需做 FNAC。值得注意的是，约10% 的 HT 患者血清 TGAb 或 TPOAb 可呈阴性，而 1%~10% 的正常人可呈阳性；部分 Graves 病患者也呈阳性。所以，自身抗体对诊断 HT 只有相对专一性，应警惕假阳性和假阴性的可能。其他血清免疫学研究成果如白介素 4（IL-4）等尚未能在临床上普及，诊断中应灵活应用。

临床上，可综合以下几条特征确立 HT 的诊断：①甲状腺肿大、质韧，有时峡部大或不对称，或伴结节均应疑为本病。②凡患者具有典型的临床表现，只要血中 TGAb 或 TPOAb 阳性，就可诊断。③临床表现不典型者，需要有高滴度的抗甲状腺抗体测定结果才能诊断，即两种抗体用放免法测定时，连续 2 次结果大于或等于 60% 以上。④同时有甲亢表现者，上述高滴度的抗体持续存在 6 个月以上。⑤必要时考虑作 FNAC 或手术活检，甲状腺穿刺活检方法简便，有确诊价值。⑥超声检查对诊断本病有一定意义。

桥本脑病是与桥本甲状腺炎相关的以神经系统症状为主要表现的疾病，呈急性或亚急性起病，出现癫痫发作、震颤、肌阵挛、共济失调、精神病等表现，有复发及缓解交替过程。桥本脑病患者有高滴度的抗甲状腺抗体，甲状腺功能正常或异常，脑脊液蛋白质含量升高，脑电图呈弥漫性慢波，大部分影像学检查无异常，少数出现白质 T_2 加权像弥漫性信号增强。有人提出本病的诊断标准如下：

（1）不能解释的复发性肌痉挛发作、全身癫痫样发作、局灶性神经功能缺失或精神异常。

（2）伴有以下 5 项中的 3 项以上：①脑电图异常。②甲状腺自身抗体阳性。③脑脊液蛋白含量和（或）寡克隆带增高。④对糖皮质激素反应良好。⑤脑部 MRI 异常。

八、鉴别诊断

1. Riedel 甲状腺炎

又称慢性侵袭性甲状腺炎，1896 年由 Riedel 首先报道 2 例而命名，因病变甲状腺质地坚硬如木，故又称为木样甲状腺炎。本病罕见，见于 30 ~ 60 岁中老年女性，男女发病比例为 1 : 3。病因不清。呈良性过程，进展缓慢，病程数月到数年，可自行停止发展。甲状腺不同程度肿大，可为正常轮廓，累及一叶或整个腺体，质坚如石，不痛，与皮肤粘连，不随吞咽活动，周围淋巴结不肿大。甲状腺结构破坏，被大量纤维组织取代，病变常超出甲状腺，侵袭周围组织，如肌肉、血管、神经甚至气管，产生邻近器官的压迫症状，如吞咽困难、呼吸困难、声嘶、喉鸣等。压迫症状与甲状腺肿大程度不成正比。本病常伴有其他部位纤维化，如纵隔、腹膜后、泪腺、胆囊等纤维化。白细胞计数、ESR、T_3、T_4、TSH 和 ^{131}I 摄取率大多正常。抗甲状腺抗体阴性或滴度很低。甲状腺扫描未受累部分正常，受累部位无核素分布。当病变侵犯甲状腺两叶，甲状腺组织完全被纤维组织取代后，可发生甲减。本病确诊依赖甲状腺活检。

2. Graves 病

HT 与 Graves 病关系密切，两者均有甲状腺自身抗体存在，甚至有人认为，两者是同一种疾病的不同表现。HT 以产生 TGAb 和 TPOAb 为主，而 Graves 病以产生 TSH 受体抗体为主。Graves 病通常肿大的甲状腺质地较软，抗甲状腺抗体滴度较低。两者区别常较困难，必要时需靠 FNAC 或手术活检进行鉴别。

3. 甲状腺癌

文献报道 HT 合并甲状腺癌的发生率为 11.5% ~ 17.7%，高于一般甲状腺疾病合并甲状腺癌的比率，因此，对 HT 患者需长期随访，如 HT 患者出现甲状腺明显疼痛，增长快，扫描呈冷结节，颈部淋巴结肿大，甲状腺激素治疗无效时应做病理细胞学检查。

4. 甲状腺恶性淋巴瘤

文献报道 HT 并发恶性淋巴瘤的发生率为 16% ~ 50%。也有人认为，重度慢性淋巴细胞性甲状腺炎可向恶性淋巴瘤转变。但多数甲状腺恶性淋巴瘤的肿块增大迅速，颈淋巴结肿大，很快出现压迫症状，甲状腺扫描为冷结节，两者鉴别并不困难。然而，HT 合并恶性淋巴瘤，尤其是无肿块的甲状腺恶性淋巴瘤的区别较难，需做病理学检查。

5. 无痛性甲状腺炎

特征为伴自发缓解性甲亢，甲状腺大小正常或轻度肿大，可有结节，甲状腺无压痛，血清 T_3、T_4 均升高，而甲状腺 ^{131}I 吸收率常明显下降，ESR 正常或轻度升高，50% 患者 TGAb、TPOAb 滴度低或中度升高，病理检查为弥漫性或局灶性淋巴细胞性甲状腺炎改变，但组织纤维化及 Hiirthle 细胞却很少见，无肉芽肿变表现。本病为良性自限性疾病，一般 2 ~ 8 个月病情自行缓解。

九、治疗

1. 治疗原则与目的

目前，HT 尚无根治的方法，治疗的主要目的是纠正继发的甲状腺功能异常和缩小显著肿大的甲状腺。

一般而言，轻度弥漫性甲状腺肿又无明显压迫症状，不伴有甲状腺功能异常者无需特殊治疗，可随诊观察。对甲状腺肿大明显并伴有压迫症状者，采用 L-T_4 制剂治疗可减轻甲状腺肿；如有甲减者，则需采用甲状腺激素替代治疗。一般对 HT 不宜手术治疗，不适当的切除将促使甲状腺功能减退提前发生。但为明确诊断（恶性）或减轻压迫症状，部分患者需采用手术治疗，如施行甲状腺峡部、部分或次全切除术。若 HT 合并甲状腺癌或恶性淋巴瘤则行根治性手术。

2. 内科治疗

尽管本病为器官特异性的自身免疫性疾病，因为用药后的不良反应以及停药后易再发等原因，一般不用糖皮质激素治疗。当亚急性起病，甲状腺疼痛、肿大明显时，可加用泼尼松（强的松）20 ~ 30 mg/d，好转后逐渐减量，用药 1 ~ 2 个月。

（1）HT 合并甲减：患者需要长期以甲状腺片或 L-T$_4$ 替代治疗。一般从小剂量开始，干甲状腺片 40 ~ 60 mg/d，或 L-T$_4$ 50 ~ 100 μg/d，逐渐增量分别至 120 ~ 180 mg/d 或 100 ~ 200 μg/d，直到腺体开始缩小，TSH 水平降至正常。临床上，要因人而异逐渐调整到维持量。老年人或有缺血性心脏病者，L-T$_4$ 从 12.5 ~ 25 μg/d 较小剂量用起，增加剂量应缓慢，间隔 4 周，以便 TSH 在变动剂量后能达到一个稳定浓度。对于年龄小于 50 岁，而又没有心血管疾病风险的患者，开始即可以使用全部替代剂量 1.6 ~ 1.8 μg/（kg·d）。妊娠期患者应增加 L-T$_4$ 剂量 25% ~ 50%。季节一般不影响甲状腺激素的给药量。儿童甲减者，L-T$_4$ 的起始剂量较大，0 ~ 6 个月：8 ~ 10 μg/（kg·d）（25 ~ 50 μg/d）；6 ~ 12 个月：6 ~ 8 μg/（kg·d）（50 ~ 75 μg/d）；1 ~ 5 岁：5 ~ 6 μg/（kg·d）（75 ~ 100 μg/d）；6 ~ 12 岁：4 ~ 5 μg/（kg·d）（100 ~ 150 μg/d）。甲状腺激素以空腹或睡前服用具有更高的生物利用度，要避免与钙剂、铁剂等同时服用。

（2）HT 伴亚临床型甲减：治疗同上，剂量宜小，甲状腺功能恢复后 L-T$_4$ 减量或停用。不过，在替代治疗前，需要在 2 周至 3 个月内复查 TSH，只有 2 次 TSH 均升高，方可考虑给予甲状腺激素制剂。对于 TSH 轻度升高者，需权衡利弊，根据患者的年龄与心血管疾病的风险，确定是否给予替代治疗。

（3）桥本甲亢：应按 Graves 病治疗，可以给予硫脲类或咪唑类药物，一般剂量宜小，避免出现甲减；通常不选用 ^{131}I 治疗及手术治疗；对于症状明显者，可同时给予 β 受体阻滞药（普萘洛尔）等来控制。一过性甲亢者，甲亢为症状性，只给予 β 受体阻滞药对症处理即可。

（4）甲状腺功能正常的 HT：一般不需特殊治疗，在确认碘营养状态后，采用适碘饮食，避免高碘食物和药物（包括中药）摄入。对于甲状腺明显肿大，尤其是有明显压迫症状者，可以给予甲状腺激素制剂，或短期使用糖皮质激素。

（5）桥本脑病：在抗癫痫、维持水电解质平衡、营养支持等一般治疗的基础上，需要给予类固醇激素（口服或静脉）。急性或亚急性发作时，可大剂量冲击（口服泼尼松 50 ~ 150 mg/d 或静脉甲泼尼龙 1 g/d，连用 3 ~ 7 d 后逐渐减量至维持量或停用）。也可应用其他免疫抑制药（如环磷酰胺、硫唑嘌呤等），或尝试免疫球蛋白、血浆交换疗法等。

3. 手术治疗

HT 的手术治疗仍颇有争议，多数人认为没有必要，手术将毁损甲状腺，导致甲状腺功能减退。但有人则认为，一叶切除可降低免疫负荷以增强内科治疗效果，并可取得病理诊断，发现并发癌，因此，手术治疗不能一概排斥，关键是严格正确掌握手术适应证。一般认为，出现下列状况可以考虑手术疗法：①甲状腺肿大，有明显的压迫症状，尤其是药物治疗不能改善者。②并发甲状腺肿瘤，临床上高度怀疑或 FNAC 提示有癌变者。③甲状腺疼痛较剧，又不能耐受甲状腺素治疗者。④并发 Graves 病反复发作，或有进展性 Graves 病症状者。

单纯 HT 患者的甲状腺切除量应适中，以缓解症状为准，尽量多保留些甲状腺组织。术后应加强随访，定期测定 T$_3$、T$_4$、TSH，多需服用甲状腺激素以预防和治疗可能发生的甲状腺功能减退。

4. 中医治疗

中医中药在 HT 治疗方面积累了丰富的临床经验，有一定的实用价值。近年来，由于中医药对 HT 的良好疗效，也促进了医药界对 HT 的中药实验研究，使中药治疗 HT 的机制进一步明确。华川等通过实验性自身免疫性甲状腺炎小鼠的研究发现以麻黄、鹿角片、桃仁、防己等组成的"温瘿消"方剂，能明显降低小鼠血清中 TGAb、TPOAb 水平，提示此方具有抑制体液免疫系统产生自身抗体的作用。

十、预后

根据病情需要，给予充分的甲状腺激素替代治疗，HT 的预后较好。本病病程缓慢，有发展为甲减的趋势。患者如有血清学证据，而甲状腺功能正常时，应注意定期随访复查，及时发现是否存在甲减。另外，HT 患者可合并甲状腺癌，故需长期随诊。

业已证实，HT 并非完全不可逆转，部分患者可自行缓解，有不少患者肿大的甲状腺可以缩小或消失，原来查到的甲状腺结节随诊中消失或缩小，硬韧的甲状腺可能变软，不必终身替代治疗。影响预后的因素有以下几种。

1. 年龄因素

有学者认为，年轻 HT 患者甲状腺功能及免疫紊乱易于恢复，可能与机体良好的自我调节有关。

2. 遗传因素

有家族史的 HT 患者，经过一段时间的替代治疗后，其甲状腺功能较无阳性家族史者易于恢复正常，且可保持长期缓解，说明 HT 阳性家族史可能是患者不需终身替代治疗的一项参考指标。

3. 碘摄入量

饮食中的含碘量及有无应用含碘药物也是影响 HT 预后的一个重要因素。高碘饮食，尤其是在富碘地区，可促进 HT 的发生与发展。含碘药物如胺碘酮诱发 HT 甲减的报道也屡见不鲜。因此，HT 患者应严格控制碘的摄入量，既可使部分患者的甲状腺功能恢复正常，又可使甲状腺炎得到明显改善。所以，控制碘的摄入可以改善 HT 的预后。

4. 甲状腺摄碘率

甲状腺摄碘率对判断 HT 的预后很有意义。高摄碘率的 HT，组织学上提示为局灶性甲状腺炎，甲状腺内存在大量有功能的甲状腺滤泡，易于恢复正常甲状腺功能。而 HT 伴严重不可逆甲减者，甲状腺摄碘率低，这类患者往往需要长期应用甲状腺激素替代治疗。

5. 甲状腺肿大程度

一般而言，甲状腺肿大越明显，对替代治疗的效果越好，甲状腺功能越易于恢复正常，停药后保持长期缓解的可能愈大。而伴甲状腺萎缩的 HT，常伴有 TSBAb，预后相对较差。

6. 甲状腺抗体

TSH 受体抗体在 HT 发病机制中起重要作用。其两种亚型 TSAb 和 TSBAb 的相互消长决定着 HT 的甲状腺功能状态，TSBAb 阳性的患者，其甲状腺功能较难恢复；TSBAb 阴性则有利于疾病的缓解。另一方面，当患者体内同时存在 TSAb 和 TSBAb 时，若 TSAb 滴度升高而 TSBAb 滴度下降，则患者 HT 甲减可向甲亢转化。因此，动态观察 TSAb 和 TSBAb，有助于预测 HT 的甲状腺功能，对其预后判断具有重要价值。

7. TSH

观察 HT 患者血清 TSH 水平有助于了解 HT 预后。研究发现 TSH 明显升高的 HT 甲减患者，经甲状腺激素替代治疗后，甲状腺功能易于恢复正常，且可长期维持。而 TSH 升高不明显者，HT 甲减长期缓解的可能性较小。因此，TSH 水平是判断 HT 预后的良好指标。

桥本脑病患者少数可自然缓解，类固醇治疗后几日或几周内迅速好转，约 55% 的患者停用类固醇后可复发，再用类固醇症状又可缓解。极少数病例可以死亡。

第七节　甲状腺肿

甲状腺肿是指良性甲状腺上皮细胞增生形成的甲状腺肿大。

单纯性甲状腺肿，又称非毒性甲状腺肿，是指非炎症和非肿瘤原因，不伴有临床甲状腺功能异常的甲状腺肿。单纯性甲状腺肿患者约占人群的 5%，本病散发，女性发病率是男性的 3~5 倍。

如果一个地区儿童中单纯性甲状腺肿的患病率超过 10%，称为地方性甲状腺肿。其余均为散发性甲状腺肿，后者更为常见。严重者可发生甲减。

一、流行病学

甲状腺肿的患病率在不同地区可有明显差异。国内最近一项大型（3 385 例）的流行病学研究显示长期轻度碘缺乏地区、碘缺乏基础上补碘至碘超足量、长期碘过量地区 5 年弥漫型甲状腺肿的累积发病率分别为 7.1%、4.4% 和 6.9%，结节型甲状腺肿的累积发病率分别为 5.0%、2.4% 和 0.8%，碘缺乏和碘过量均可使甲状腺肿的发病率增加。碘缺乏社区结节型甲状腺肿高发，弥漫型甲状腺肿是碘过量社区甲状腺肿发生的主要形式。甲状腺自身免疫与甲状腺肿的发生和维持相关，这种相关性在历史上为碘缺乏之后过度补碘的社区更明显。

二、病因

1. 内源性病因

（1）先天性遗传性甲状腺激素合成缺陷：包括甲状腺内的碘转运障碍、过氧化物酶活性缺乏、碘化酪氨酸耦联障碍、异常甲状腺球蛋白形成、甲状腺球蛋白水解障碍、脱碘酶缺乏等。上述障碍导致甲状腺激素合成减少，TSH 分泌反馈性增加，导致甲状腺肿，严重者可以出现甲状腺功能减退症。在新生儿中有 1/3 500 患有先天性甲状腺功能减退，其中 10%~15% 是由于遗传性甲状腺激素合成缺陷引起的。在大多数情况下，这种缺陷表现为常染色体隐性遗传。甲状腺肿型甲状腺功能减退被认为是基因异常的纯合子，而甲状腺功能正常、甲状腺轻微肿大的个体被推测是杂合子。非毒性甲状腺肿在女性中的发病率显著高于男性，而这些遗传缺陷所致的甲状腺肿相反，女性仅略常见于男性。尽管这些患者在出生时可能就存在甲状腺肿，但是通常都是在几年后才显现出来。最初的甲状腺肿大是弥漫性增生性甲状腺肿，最终会形成结节。一般来说，缺陷越严重，甲状腺肿大出现越早，肿大越明显，越早发生甲状腺功能减退。甲状腺激素合成障碍合并感觉神经性耳聋者被称为甲状腺肿大—耳聋综合征。基因缺陷造成甲状腺球蛋白合成异常很少见，仅在先天性甲状腺功能减退症的少数家系中确认。碘化酪氨酸 Dehallb 基因功能异常造成的碘化酪氨酸脱碘酶缺陷患者由于甲状腺内脱碘酶缺陷导致从碘循环中获碘不足，使甲状腺对碘的摄取和释放加剧，可导致甲减和甲状腺肿。碘的转运缺陷很少见，主要表现为甲状腺、唾液腺和胃黏膜的碘转运缺陷，这种缺陷是由于钠—碘共转运体（NIS）基因突变，可致甲状腺肿。

（2）自身免疫及炎症反应：Graves 病患者表现为弥漫性甲状腺肿伴甲亢，桥本甲状腺炎患者在甲状腺肿的基础上可表现为甲状腺功能正常、甲亢或甲减。此类自身免疫甲状腺病患者中可存在一种"甲状腺生长免疫球蛋白（TGIs）"，类似 TSH 作用，可刺激甲状腺增生肿大。也有报道指出，结节性甲状腺肿中少数伴慢性淋巴细胞性甲状腺炎。

2. 环境因素

（1）碘：碘是甲状腺合成甲状腺激素的重要原料之一，碘缺乏时合成甲状腺激素不足，反馈引起垂体分泌过量的 TSH，刺激甲状腺增生肥大。甲状腺在长期 TSH 刺激下出现增生或萎缩、出血、纤维化和钙化，也可出现自主性功能增高和毒性结节性甲状腺肿。

地方性甲状腺肿的最常见原因是碘缺乏病（IDD），多见于环境碘缺乏地区，如山区和远离海洋地区，其影响着全世界超过 2 000 万的人口并且具有重要的公共卫生学意义。碘缺乏可引起地方性甲状腺肿，有以下 3 个证据：土壤或水中的碘含量与甲状腺肿发病率成负相关；患者体内的碘代谢发生异常；预防性补碘后发病率有所降低。碘缺乏地区还被发现存在家族聚集性的甲状腺肿，通常为常染色体显性遗传病，提示遗传因素也可能影响到对碘缺乏的易感性。地方性甲状腺肿患者的甲状腺摄碘率与尿碘排泄量成反比。中度碘缺乏地区，血清 T_4 浓度通常在正常范围的低值；而重度碘缺乏地区会进一步降低。然而这些地区的大多数患者却不表现为甲状腺功能低下，因为在 T_4 缺乏时 T_3 合成会增加，同时甲状腺内脱碘酶 1 和脱碘酶 2 的活性也会增加。典型的患者 TSH 水平处于正常范围的高值。地方性甲状腺肿的发病率及其严重性以及甲状腺肿患者的代谢状态主要取决于碘缺乏的程度。许多地区实行食盐加碘后，地方性甲状腺肿的发病率明显降低。但值得注意的是，缺碘时口服碘治疗对长期的地方性甲状腺肿几乎没有效果，它只可以使碘缺乏引起的早期甲状腺增生恢复。动物实验已表明缺碘所致甲状腺肿在补碘后也不能完全恢复正常，发现其可能与缺碘后补碘所引起氧化应激反应加重及炎症细胞因子产生增多有关。而且碘缺乏可能并不是地方性甲状腺肿唯一的致病原因。有些严重甲状腺肿流行区，水、土、粮食及蔬菜中碘含量并不低；有的病区通过食盐加碘防治后患病率虽显著降低，但最后仍有 10% 左右不能完全消除。这部分患者中不少是弥漫型甲状腺肿轻度患者，提示还有其他致甲状腺肿物质的存在，后者目前已知约有上千种。

世界卫生组织（WHO）推荐的成年人每日碘摄入量为 150 μg。尿碘是监测碘营养水平的公认指标，尿碘中位数（MUI）100～200 μg/L 是最适当的碘营养状态。一般用学龄儿童的尿碘值反映地区的碘营养状态：MUI < 80～100 μg/L 为轻度碘缺乏，MUI < 50～80 μg/L 为中度碘缺乏，MUI < 50 μg/L 为重度碘缺乏。甲状腺肿的患病率和甲状腺体积随着碘缺乏程度的加重而增加，补充碘剂后，甲状腺肿的患病率显著下降。部分轻度碘缺乏地区的人群在机体碘需要量增加的情况下可出现代偿性甲状腺肿，如妊娠期、哺乳期、青春期等。碘与甲状腺肿的患病率呈现一条 U 字形曲线，即碘缺乏时，甲状腺肿的患病率增加，称为"低碘性—甲状腺肿"。随着摄碘量的增加，甲状腺肿的患病率逐渐下降，达到 5% 以下（即 U 的底端）。如果碘摄入量再继续增加，甲状腺肿的患病率则回升，部分学者称这类甲状腺肿为"高碘性甲状腺肿"。

大剂量的碘可以快速抑制碘有机化，但如长期不断给予补碘，正常人可以很快适应碘的这种抑制效应（分别称为急性 Wolff-Chaikoff 效应和逃逸现象）。碘致甲状腺肿是源于这种对碘有机化更为强烈的抑制作用和逃逸现象失效，导致甲状腺激素合成减少和 TSH 水平增加，碘转运加强，从而使甲状腺内碘的浓度不断增加，形成一个恶性循环。这种疾病通常表现为甲状腺肿大，伴或不伴有甲状腺功能减退。但是在少数情况下，也可以引起甲状腺功能减退，却不伴有甲状腺肿大。一般这种甲状腺质地较韧，呈弥漫性肿大，并且肿大比较明显。组织病理学表现为过度增生。血 FT_4 浓度降低，TSH 水平增高，24 h 尿碘排泄和血清中无机碘浓度增加。当碘撤除后这种疾病可以复原。也可以给予甲状腺激素来缓解严重症状。根据文献报道，只有少部分人长期接受碘会发展为甲状腺肿。

碘致甲状腺肿的易感人群包括桥本病和 GD 患者以及甲状腺囊性纤维化患者。他们大部分过氯酸盐实验呈阳性，提示甲状腺存在碘有机化障碍，有的患者血 TSH 浓度特别高，而有的还在正常范围内，但也发展为甲状腺肿大。

碘造影剂、胺碘酮和聚乙烯吡咯碘酮都是常见的碘来源。长期应用这些含有机碘或是无机碘的药物，可引起甲状腺肿或甲状腺功能减退。一次给予放射性造影剂后，碘会在之后很长一段时间内慢慢释放，可引起碘诱导的甲状腺肿大。患者在服用胺碘酮期间也可以见到碘诱导的甲状腺肿大。患有慢性呼吸系统疾病的患者通常会服用祛痰药碘化钾，这些患者中也可出现碘致甲状腺肿。有报道，在怀孕期间服用大量碘的孕妇，其后代通常会发生甲状腺肿和甲状腺功能减退，并且通常都死于新生儿窒息。在这种情况下，母亲通常并没有甲状腺肿大。因此，妊娠的妇女不应长期（> 10 d）摄入大剂量（1 mg/d）碘，特别是接近分娩期。母亲使用胺碘酮治疗可以引起高达 20% 的新生儿发生甲状腺功能紊乱。关于碘致新生儿甲状腺肿的原因还不清楚，可能胎儿的甲状腺对碘比较敏感，或者是因为胎盘将碘浓缩好几倍，或者是两者共同作用引起的。碘也能从乳汁泌出，当母体碘剂过多可出现哺乳期婴儿甲状腺肿。一般停服碘剂后数周至数月甲状腺肿可恢复正常。不伴有甲减的碘致甲状腺肿也可以呈地方性发生，如大量食用海藻的日本北海道地区。

（2）食物：自然界的一些天然食物成分中含可致甲状腺肿物质，包括卷心菜、芜菁、甘蓝、大头菜、核桃、油菜、芥末以及一些非人类食用而是作为动物饲料的各种植物。这些植物很可能使体内产生大量的硫氰酸，特别是卷心菜，能抑制甲状腺过氧化物酶活性，抑制甲状腺内碘的转运，加剧碘缺乏状态，促进甲状腺肿发生。世界上许多地区都是以木薯作为主食，木薯中含有生氰糖苷，进入体内也可转化为硫氰酸，在地方性碘缺乏地区食用木薯可以加重甲状腺肿的形成。大豆中含有大豆异黄酮等活性成分，其中染料木素和大豆苷元是两种主要的异黄酮物质。研究曾发现，大豆及其活性成分大豆异黄酮可抑制甲状腺过氧化物酶活性、促进甲状腺肿大，还可由于抑制 II 型或 III 型脱碘酶活性而降低或提高血清甲状腺素水平，特别是碘缺乏时。有潜在自身免疫性甲状腺疾病的患者吸烟也可以增加甲状腺肿及甲减的危险性，尽管机制还不清楚。香烟烟雾中的某些成分，如硫氰酸盐、羟基吡啶和苯并芘衍生物，可能与其相关。烟雾中的这些成分也可能干扰甲状腺激素的作用。脱离抗甲状腺肿物质后，甲状腺肿大和甲状腺功能减退通常都会消退。从药理学角度讲，如果需要不断服用致甲状腺肿物质的话，给予甲状腺激素替代治疗也会使甲状腺肿复原。

（3）环境因素：许多化学合成的污染物，参与了甲状腺肿性甲状腺功能减退症的形成，包括对羟基苯丙酮、橙皮碱、多氯联苯、间苯二酚衍生物、抗真菌化合物和无机阴离子（如氟化物、高氯酸盐、硝酸盐）等，它们可影响甲状腺过氧化物酶、脱碘酶活性以及抑制甲状腺对碘的摄取能力，而阻断甲状腺激素合成，引起甲状腺肿。此外，钴、钼缺乏及锰、钙增多等因素也可使甲状腺肿大。

（4）药物因素：摄入一些可以阻断甲状腺激素合成或释放的药物，可以引起甲状腺肿伴或不伴有甲状腺功能减退。除了治疗甲亢的药物之外，还包括一些治疗甲状腺疾病之外的药物，其可抑制甲状腺激素合成或释放，造成甲状腺肿大。锂剂通常被用来治疗双相躁狂抑郁型精神病，服用锂剂的患者可发生甲状腺肿大，伴或不伴有甲状腺功能减退。与碘相似，锂可以抑制甲状腺激素释放，高浓度时还可以抑制碘有机化。在抑制有机化过程中，碘和锂两者有协同作用，并且相当强烈。其他药物偶尔也可以引起甲状腺肿性甲状腺功能减退包括对氨基水杨酸、苯基丁胺酮、氨鲁米特和乙硫异烟胺。

三、病理

甲状腺呈弥漫性或结节性肿大，重量 60 ~ 1 000 g，切面可见结节、纤维化、出血和钙化。病变初期，整个腺体滤泡增生，血管丰富；随着病变进展，滤泡的面积发生变化，一部分滤泡退化，另外一部分滤泡增大并且富含胶质，这些滤泡之间被纤维组织间隔。

四、临床表现

临床上一般无明显症状。在还未发生甲减时，甲状腺肿主要影响外观。当甲状腺肿变为结节性时，可因结节内出血引起急性疼痛及肿胀，类似亚急性甲状腺炎及甲状腺瘤的症状。甲状腺常呈现轻中度肿大，表面平滑，质地较软，随着腺体肿大加重，可压迫邻近组织结构，如气管、食管还有喉返神经，可出现咳嗽、行动性气促、严重呼吸困难、吞咽困难、声音嘶哑、痉挛性咳嗽或失声等。甲状腺肿可使大血管受压，颈静脉受压多见，此时面颈部瘀血。胸骨后甲状腺肿或腺体肿大伸至胸骨后往往压迫大静脉干，可使头部、颈部和上肢静脉回流受阻，引起颜面水肿、颈静脉曲张、胸部皮肤和上臂水肿及明显的静脉曲张。当颈部交感神经受压时，出现同侧瞳孔扩大，如严重受压迫而麻痹时则眼球下陷、上睑下垂、瞳孔缩小。

在严重的地方性甲状腺肿地区，可出现具有明显智力障碍的呆小病患者。其双亲通常都有甲状腺肿，并且除了早期有散发性克汀病的特点外，这种病通常还有聋哑症、痉挛状态、运动功能障碍及磁共振可见的基底神经节异常。

五、诊断

确定甲状腺肿的方法通常靠望诊和触诊。甲状腺肿可以分为 3 度：外观没有肿大，但是触诊能及者为 I 度；既能看到，又能触及，但是肿大没有超过胸锁乳突肌外缘者为 II 度；肿大超过胸锁乳突肌外缘者为 III 度。B 超是确定甲状腺肿的主要检查方法。血清 TT_4、TT_3 正常，TT_4/TT_3 的比值常增高，血清甲状腺球蛋白（Tg）水平增高，增高的程度与甲状腺肿的体积呈正相关。血清 TSH 水平一般正常。早期的自身免疫甲状腺炎主要表现为甲状腺肿，长时期可以没有甲状腺功能的改变，或表现为亚临床甲减和（或）血清甲状腺自身抗体阳性。

六、治疗

一般不需要治疗，尤其是甲状腺肿轻微，没有临床症状并且甲状腺功能正常者，可随诊观察。对甲状腺肿大明显者可以试用左甲状腺素（$L-T_4$），但是治疗效果不显著。$L-T_4$ 治疗中必须监测血清 TSH 水平，血清 TSH 减低或者处于正常下限时不能应用；甲状腺核素扫描证实有自主功能区域存在者，也不能应用 $L-T_4$ 治疗；给予 $L-T_4$ 时应当从小剂量开始，以避免诱发和加重冠心病。甲状腺激素通常对长期的甲状腺肿或者已明确的智力及骨骼改变是没有作用的，但是如果已经发生甲减应该给予甲状腺激素替代治疗，这点对于妊娠期妇女是最重要的。对甲状腺肿明显、有压迫症状或增长过快者应采取手术治疗。

七、预防

1996 年起，我国立法推行普遍食盐碘化（USI）防治碘缺乏病。许多地区实行食盐加碘后，地方性甲状腺肿的发病率明显降低。2001 年，世界卫生组织（WHO）等国际权威组织提出碘摄入量应当使尿碘中位数（MUI）控制在 100 ~ 200 μg/L，甲状腺肿患病率控制在 5% 以下。WHO 提出：碘过量（MUI > 300 μg）可以导致自身免疫性甲状腺炎和甲状腺功能亢进症的患病率增加。2002 年我国修改国家标准，将食盐加碘浓度从原来的不低于 40 mg/kg 修改为（35 ± 15）mg/kg。食盐加碘应当根据地区的自然碘环境有区别地推行，并要定期监测居民的尿碘水平，碘充足和碘过量地区应当使用无碘食盐，具有甲状腺疾病遗传背景或潜在甲状腺疾病的个体不宜食用碘盐。

第八节 甲状腺结节

甲状腺结节是指局部甲状腺细胞生长异常导致甲状腺内出现一个或多个组织结构异常的团块。不同检查手段提示甲状腺结节征象不同。甲状腺查体时甲状腺结节表现为视诊或触诊发现的甲状腺肿块。B 超检查甲状腺结节表现为局灶性回声异常的区域。

一、流行病学

甲状腺结节发现率受检查方法的影响。触诊发现一般人群中甲状腺结节的患病率为 3% ~ 7%，高清晰甲状腺 B 超检查发现甲状腺结节的患病率高达 20% ~ 70%。甲状腺结节中良性居多，恶变比例很少，只占其中的 5% 左右。

二、病因

甲状腺结节病因有多种，可分为良性和恶性两大类。

1. 增生性结节性甲状腺肿

各种原因，包括碘过高或过低、食用致甲状腺肿的物质、服用致甲状腺肿药物或甲状腺素合成酶缺陷等，导致甲状腺滤泡上皮细胞增生，形成结节。

2. 肿瘤性结节

甲状腺良性腺瘤，甲状腺乳头状癌，滤泡细胞癌，Hurthle 细胞癌，甲状腺髓样癌，未分化癌，淋巴瘤等甲状腺滤泡细胞和非滤泡细胞肿瘤、恶性肿瘤以及转移癌。

3. 囊肿

结节性甲状腺肿，腺瘤退行性变和陈旧性出血导致囊肿形成。部分甲状腺癌，特别是乳头状癌也可发生囊性变。少数囊肿为先天的甲状舌骨囊肿和第四鳃裂残余所致。

4. 炎症性结节

急性化脓性甲状腺炎、亚急性甲状腺炎、慢性淋巴细胞性甲状腺炎均可以结节形式出现。极少数情况下甲状腺结节为结核或梅毒所致。

三、辅助检查

1. 甲状腺功能检查

所有甲状腺结节患者都应进行血清 TSH 和甲状腺激素水平测定。绝大多数甲状腺恶性肿瘤患者甲状腺功能处于正常状态。TSH 被抑制的甲状腺结节提示结节可能为功能自主性结节，需要进行甲状腺核素显像确诊。

2. 甲状腺自身抗体检查

血清 TPOAb 和 TGAb 水平检测对诊断桥本甲状腺炎很有帮助，尤其是对血清 TSH 水平增高者。85% 以上桥本甲状腺炎患者，血清抗甲状腺抗体水平升高。但确诊桥本甲状腺炎仍不能完全除外甲状腺恶性肿瘤。部分桥本甲状腺炎可合并甲状腺乳头状癌或甲状腺淋巴瘤。

3. 甲状腺球蛋白（Tg）水平测定

多种甲状腺疾病可导致血清 Tg 水平升高，血清 Tg 测定对鉴别甲状腺结节的性质意义不大。不用于术前结节性质判断，但可用于甲状腺分化癌术后随诊监测肿瘤的复发和转移。

4. 血清降钙素水平测定

甲状腺结节患者，血清降钙素水平明显升高时，可诊断甲状腺髓样癌。有甲状腺髓样癌家族史或多发性内分泌腺瘤家族史者，应检测基础或刺激状态下血清降钙素水平。目前研究结果不推荐对每位甲状腺结节患者都进行血清降钙素测定。

5. 甲状腺超声检查

高清晰甲状腺超声检查是评价甲状腺结节大小和数目较敏感的方法。它不仅可用于结节性质的判别，也可用于超声引导下甲状腺穿刺定位、治疗和随诊。所有怀疑有甲状腺结节或已有甲状腺结节患者都须行甲状腺超声检查。检查报告应包括结节的位置、形态、大小、数目、结节边缘状态、内部结构、回声形式、血流状况和颈部淋巴结情况。

高清晰甲状腺超声检查提示结节恶性病变的超声特征有：①微小钙化。②结节边缘不规则。③结节内血流紊乱。三者提示结节恶性病变的特异性高，均达 80% 以上，但敏感性较低，为 29% ~77.5%。因此，任何单独一项特征均不足以诊断恶性病变。但是如果同时存在 2 种以上特征，或低回声结节合并上述 1 项特征时，诊断恶性病变的敏感性提高到 87% ~93%。

除此之外，低回声结节侵犯甲状腺包膜外或甲状腺周围的肌肉或累及喉返神经，或颈部淋巴结肿大，伴淋巴结内结构消失、囊性变，出现微小钙化以及紊乱血流信号时均提示结节为恶性。结节的良、恶性与结节的大小无关，直径 <1.0 cm 的结节中，恶性并不少见；与结节是否可触及无关；与结节单发或多发无关；与结节是否合并囊性变无关。

6. 甲状腺核素显像检查

甲状腺核素显像是目前唯一能够评价甲状腺结节功能状态的影像学检查方法。依据结节对放射性核素摄取能力将结节分为"热结节""温结节""冷结节"。"热结节"几乎均为良性，没有恶性病变。"冷结节"中恶性率为 5% ~8%。因此，甲状腺核素显像只对热结节有诊断意义，而对判断甲状腺结节的良、恶性帮助甚少。适用甲状腺结节合并甲亢和亚临床甲亢的患者。

7. 甲状腺磁共振 MRI 和计算机断层扫描（CT）检查

MRI 或 CT 对帮助发现甲状腺结节、判断结节的性质不如甲状腺超声，且价格昂贵，故不推荐常规使用，但发现和评价胸骨后甲状腺肿有独特的诊断价值。

8. 甲状腺细针吸取细胞学活检（FNAC）

FNAC 是鉴别结节良恶性最可靠、最有价值的诊断方法。文献报道其敏感性达 83%，特异性达 92%，准确性达 95%。怀疑结节恶性变者、甲状腺癌准备行甲状腺手术或采用非手术方式治疗者均应进行 FNAC。手术前明确癌肿的细胞学类型，有助于确定手术方案。

FNAC 可能因为不能获得满意标本而失败。其原因有：操作技术不够熟练；细胞病理学家经验不足；标本中细胞数目过少或是没有细胞；标本被稀释或为囊性液体。

FNAC 结果有：①良性病变。②恶性病变。③交界性病变。④不能诊断。只要标本满意，FNAC 活检就可对桥本甲状腺炎、胶质性结节（结节性甲状腺肿）、亚急性甲状腺炎、乳头状癌、滤泡细胞新生物、髓样癌、未分化癌、恶性淋巴瘤、转移癌等甲状腺疾病做出诊断。但 FNAC 不能区分滤泡细胞癌或滤泡细胞腺瘤。

四、诊断

绝大多数甲状腺结节患者没有临床症状，常常是通过体格检查或自身触摸或影像学检查发现甲状腺结节的。诊断的核心是明确结节的良、恶性。流行病学研究显示肿瘤良、恶性与结节的大小、结节的多少无关。结节病因诊断过程，无论是症状、体征，还是实验室和辅助检查都将围绕着良、恶性鉴别核心进行。

详细的病史采集和全面的体格检查是评估甲状腺结节性质的基础。病史采集中应重点关注患者的年龄、性别、有无头颈部放射线暴露史，结节的大小及变化和增长的速度，有无颈痛、声音嘶哑、呼吸困难等局部症状，有无甲亢、甲减的症状，有无甲状腺肿瘤、甲状腺髓样癌或多发性内分泌腺瘤（MEN_2型）、家族性多发性息肉病、Cowden 病和 Gardner 综合征等家族性疾病史。体格检查中应重点关注结节的数目、大小、质地、活动度，有无压痛，有无局部淋巴结肿大等。提示甲状腺恶性病变可能的临床证据，见表7-8。

表7-8 提示甲状腺恶性病变可能的临床证据

1. 儿童期有颈部放射线暴露史
2. 有甲状腺髓样癌或 MEN_2 家族史
3. 年龄 <20 岁或 >70 岁
4. 男性
5. 结节增大
6. 伴持续性声音嘶哑、发音困难、吞咽困难和呼吸困难
7. 质硬、形状不规则、固定的结节
8. 伴颈部淋巴结肿大

五、治疗

治疗方法的选择依甲状腺超声特征和 FNAC 结果而定。

1. 恶性结节的处理

绝大多数甲状腺恶性肿瘤需首选手术治疗。甲状腺未分化癌由于恶性度极高，诊断时即已有远处转移存在，单纯手术难于达到治疗目的，故应选用综合治疗的方法。甲状腺淋巴瘤对化学治疗和放射治疗敏感，故一旦确诊，应采用化学治疗或放射治疗的方法。

2. 良性结节的处理

绝大多数甲状腺良性结节患者，不需要治疗，只需定期随诊。必要时可做甲状腺超声检查和重复甲状腺 FNA。

（1）L-T_4 抑制治疗：甲状腺良性结节患者是否需要采用 L-T_4 抑制治疗一直有争议。治疗的目的是使已有的结节缩小，防止新结节的产生。但研究发现只有 20% 的患者 L-T_4 治疗后甲状腺结节较前缩小，同时发现停药后缩小的甲状腺结节可以重新变大。同时，由于长期 L-T_4 治疗可导致多种不良反应，如绝经后妇女骨密度显著降低、心房纤颤发生的危险性明显增加。因此，目前认为 L-T_4 治疗只对少数甲状腺良性结节患者有效，且需要长期用药，不适宜广泛推广使用，特别不适宜用于血清 TSH 水平 <1mU/mL 和年龄 >60 岁的男性患者、绝经后妇女、合并心血管疾病者。如果 L-T_4 治疗后甲状腺结节不缩小，或结节反而增大者，需要重新进行 FNA。

（2）手术治疗：甲状腺结节患者出现局部压迫症状，或伴有甲状腺功能亢进，或出现结节进行性增大或 FNA 提示交界性病变时，可行外科手术治疗。

（3）超声引导下经皮乙醇注射（PEI）治疗：PEI 是一种微创性治疗甲状腺结节的方法，主要用于治疗甲状腺囊肿或结节合并囊性变。有效性达 95% 以上，但复发率较高。大的或多发囊肿可能需要多次治疗方能取得较好的效果。PEI 治疗单发、实性结节缩小率低，复发率高，目前不推荐使用。

PEI 治疗前一定要除外恶性变的可能，同时治疗前应详细了解结节的位置、大小、形态、边缘和血流状态。操作过程中应始终监测穿刺针尖的位置，确保针尖位于结节内部。同时应注意患者的反应，一旦患者出现严重疼痛、咳嗽或发音变化等表现，应立即停止操作。

(4) ^{131}I 治疗: ^{131}I 治疗目的是除去功能自主性结节, 恢复正常的甲状腺功能状态, 有效性高达 80% ~90% 。少数患者治疗后可发现甲状腺功能减退, 极少数患者治疗后发生 Graves 病。用于自主性高功能腺瘤和毒性结节性甲状腺肿且体积 < 100 mL 或者不适宜手术治疗或手术治疗复发者。本法不适用于有巨大的甲状腺结节者, 禁用于妊娠期和哺乳期妇女。

3. 可疑恶性和诊断不明的甲状腺结节的处理

甲状腺囊性或实性结节, 经 FNAC 检查不能明确诊断者, 应重复 FNAC 检查, 这样可使其中的 30% ~50% 患者明确诊断。如果重复 FNAC 检查仍不能确诊, 尤其是对那些结节较大、固定者, 需要手术治疗。

4. 儿童和妊娠时甲状腺结节的处理

妊娠期间发现的甲状腺结节与非妊娠期间甲状腺结节的处理相同, 但妊娠期间禁止甲状腺核素显像检查和放射性碘治疗。FNAC 可在妊娠期进行, 也可推迟在产后进行。如果结节是恶性的, 在妊娠的 3~6 个月做手术较为安全, 否则, 手术则应选择在产后进行。

儿童甲状腺结节相对少见, 恶性率高于成年人, 癌肿占 15% 。因此, 对儿童甲状腺结节患者同样应行 FNAC 检查。当细胞学检查提示结节为恶性病变或可疑恶性病变时, 应采取手术治疗。

第八章

代谢性骨病

第一节 维生素 D 缺乏性佝偻病与骨质软化症

维生素 D 缺乏性佝偻病和骨质软化症均是以骨基质矿化障碍为主的代谢性骨病。发病缓慢，表现为骨组织矿物质缺乏，未钙化骨基质的骨组织过多集聚。病变发生在生长中的骨骼，称为佝偻病，多发生于 3 个月至 2 岁的婴幼儿。如果发生在骨生长停止的成年人则称为骨质软化症。

一、病因

1. 日光照射不足

日光中的紫外线照射皮肤可以合成维生素 D_3。7-脱氢胆固醇在紫外线的作用下形成维生素 D_3 原，然后在体温作用下维生素 D_3 原转变为维生素 D_3。维生素 D_3 在肝脏形成 25-(OH) D，在肾脏进一步形成 1，25-$(OH)_2D_3$。如日照不足，尤其在冬季，需定期通过膳食补充。此外空气污染也可阻碍日光中的紫外线。人们日常所穿的衣服、住在高楼林立的地区、生活在室内、使用人工合成的太阳屏阻碍紫外线、居住在日光不足的地区等都影响皮肤合成足够量的维生素 D。对于婴儿及儿童来说，日光浴是机体合成维生素 D_3 的重要途径。

2. 维生素 D 摄入不足

动物性食品是天然维生素 D 的主要来源，海水鱼如鲱鱼、沙丁鱼，动物肝脏，鱼肝油等都是维生素 D 的良好来源。从鸡蛋、牛肉、黄油和植物油中也可获得少量的维生素 D，而植物性食物中含维生素 D 较少。天然食物中所含的维生素 D 不能满足婴幼儿的需要，仍需多晒太阳。老年人维生素 D 缺乏也很常见，可能与日照不足和饮食习惯相关。

3. 钙、磷、镁供给不足或钙磷比例不当

钙、磷、镁都是重要的骨矿物质，其中钙、磷尤为重要，若钙、磷不足则骨基质钙化不足，发生佝偻病或骨质软化病。维生素 D 缺乏可使肠道对于钙、磷吸收减少，从而发生钙与磷不足。对营养不良性佝偻病或者骨质软化症来说，维生素 D 缺乏是最主要的原因，其次是缺钙、缺磷。镁也是骨矿物质的重要成分，若镁不足则甲状旁腺分泌甲状旁腺激素（PTH）不足，且 PTH 在周围组织作用欠佳，发生低钙血症，间接影响骨代谢。另外食物中钙、磷比例不当也可影响钙、磷的吸收。人乳中钙、磷含量虽低，但比例（2∶1）适宜，容易被吸收，而牛乳钙、磷含量较高，但钙、磷比例（1.2∶1）不当，钙的吸收率较低。

4. 需要量增多，未及时补充

据报道显示佝偻病早产儿因生长速度快和体内储钙不足而易患佝偻病；婴儿生长发育快对维生素 D 和钙的需要量增多，故易引起佝偻病；2 岁后因生长速度减慢且户外活动增多，佝偻病的发病率逐渐减少。妊娠期和哺乳期妇女往往由于维生素 D 需要量增加而未予及时补充从而导致胎儿或婴幼儿出现佝偻病。

5. 疾病和药物影响

血液中的 25-(OH) D 从肝脏排出后有 85% 被肠回吸收，这一肝肠循环在肝胆或胃肠道疾病时会影响维生素 D、钙、磷的吸收和利用，从而使机体出现维生素 D 缺乏。例如，胃切除后，肠吸收不良综合征，各种原因造成的慢性腹泻，均可引起维生素 D、钙、磷和镁吸收障碍。小儿胆汁淤积、先天性胆道狭窄或闭锁、脂肪泻、胰腺炎、难治性腹泻等疾病也可影响维生素 D、钙、磷的吸收而使婴幼儿罹患佝偻病。长期使用苯妥英钠、苯巴比妥钠等药物，可加速维生素 D 的分解和代谢而引起佝偻病。

二、病理

维生素 D 缺乏时，由于骨膜内化骨及软骨化骨的钙化过程发生障碍，因此长骨和扁骨均同样受累。

1. 四肢长管状骨

骺板软骨、干骺端及骨干均可不同程度受累。骺板软骨是骨生长最活跃的部位，正常时软骨内化骨必须通过软骨细胞增生区内软骨细胞和基质不断退化和钙化，以及不断被破骨细胞清除、吸收，同时血管和骨母细胞侵入形成类骨组织，进而钙化成骨组织。佝偻病时，软骨细胞增生区钙化、吸收受阻，软骨组织大量堆积并突向干骺端侧，呈半岛样或舌状生长。同时软骨区内所形成的类骨组织也不能钙化或钙化明显不足，从而构成软骨组织和干骺端类骨组织相互混杂的中间带，致使在正常状态下本应呈一条整齐而狭窄的骨骺线显著增宽，而且变得参差不齐，在 X 线片上构成骺板软骨带明显增宽，钙化带模糊不清呈毛刷状。此外干骺端下的骨膜内化骨也有钙化障碍及类骨组织堆积，使干骺端膨大增宽，X 线片上呈杯口状改变。骨干的骨膜内化骨同样也有钙化障碍，因此骨皮质表面和骨皮质的近髓腔侧，都有大量类骨组织堆积，使骨髓腔变窄，长骨横径增加。由于骨质缺钙，类骨组织缺乏承受力，在重力作用下长骨骨干可变弯曲，尤以胫骨和股骨最易变形，形成膝内翻或膝外翻，即 X 形腿或 O 形腿。骨骺线不整齐、变宽，软骨呈舌状向骨干伸展。

2. 颅骨及肋骨

在婴幼儿颅骨的病变很明显，在佝偻病的早期即可出现。颅骨骨缝及囟门闭合常延迟或不完全，因此头常较大，囟门部呈结缔组织性膜样结构。此外，由于额骨前面的两个骨化中心和顶骨的两个骨化中心都在膜内骨化过程中发生钙化障碍，因此类骨组织在颅骨的四角堆积并向表面隆起，形成方形颅。颅骨由于骨化停止，严重者骨质菲薄，按压时凹陷，并有如乒乓球样的弹性感。肋骨和肋软骨结合处的改变与长骨骺板及干骺端的改变相似，由于软骨及骨样组织的堆积，致使肋骨和肋软骨的结合部呈结节状隆起。因多个肋骨同时受累，故结节状隆起排列成行，形似串珠，称为佝偻病串珠，常是佝偻病的较早期表现之一。此外，肋骨因含钙量少，缺乏韧性，同时由于膈在呼吸时的长期牵拉，在胸壁前部左右两侧各形成横行的沟形凹陷，称为亨利沟。又因在呼吸时，肋骨受肋间肌的牵拉而下陷，使胸骨相对向前突出，形成鸡胸畸形。肋骨和肋软骨结合部呈结节状隆起，排列成行，形似串珠。除上述常见的佝偻病改变外，还有两种较少见的佝偻病，即先天性或胎儿性佝偻病，在婴儿出生时已有佝偻病表现，主要是由于母亲在怀孕时有严重的维生素 D 缺乏所致。另一种是所谓的晚期佝偻病，多见于北方地区，发病多在 10 岁以后的儿童，故其改变介于婴幼儿佝偻病和骨软化症之间。因此时颅骨的骨化已基本完成，而肋骨生长较慢，故方形颅和肋骨串珠等均不显著。骨骼生长较慢，严重时可形成侏儒畸形。

3. 骨软化症

骨软化症发生于成年人，其改变与佝偻病相似。因成年人的骨发育已停止，故其改变限于膜性化骨的钙化障碍，致过量的类骨组织堆积在骨的表面，骨质变软，同时因为承重力减弱而导致各种畸形，常见的有骨盆畸形、脊柱侧突及长骨弯曲等。骨盆畸形表现为骨盆的前后径及左右径均变短，耻骨联合处变尖而向前突出，呈鸟喙状，称为喙状骨盆。

三、临床表现

多见于冬、春季。佝偻病多发生于生长发育期的儿童，骨质软化症多发生于成年人。

1. 佝偻病表现

主要是神经精神症状、骨骼变化和发育不良 3 个方面。

（1）神经精神症状：包括不活泼，食欲减退，容易激动，睡眠不安和夜间常惊醒吵闹。多汗，尤其是头部出汗，神情呆滞，条件反射建立较慢，部分患者有手足搐搦和口唇或手足麻木，血钙下降明显时可出现喉痉挛、窒息和全身性惊厥。有些患者可表现神经、肌肉兴奋性增高，表现为面神经叩击征（Chovstek 征）阳性、腓反射（Trousseau 征）阳性。

（2）骨骼变化：表现为颅骨骨质软化、骨骼疼痛，各种特征性的骨畸形、骨折、骨骺增大。

（3）发育不良：表现为生长迟缓、身材矮小和畸形，严重者不能站立和行走。佝偻病轻型以神经精神症状为主，及时治疗可避免骨骼变化。中度患儿头、胸、四肢骨骼有畸形，全身症状轻。重度患儿骨骼畸形明显，全身症状显著。

2. 骨质软化症表现

见于妊娠妇女、多产妇、体弱多病老人。表现为骨痛部位不固定，活动后加重，可有骨压痛，但无红肿。坐位起立吃力、上楼困难，重者不能行走，或走路呈"鸭步""企鹅步"，蹒跚而两边摆动。伴肌无力、肌萎缩、骨折及假性骨折。妊娠、多产妇、体弱多病老人如果有日照少、营养不良的因素，并且发生骨痛、骨压痛及行动困难都应考虑骨软化症，应做进一步的检查确诊。

3. 主要体征

为骨畸形，发生部位以头部、胸部、骨盆和四肢多见。儿童典型体征为枕秃、方颅、鸡胸、串珠肋、亨利沟、腕部增大呈手镯样、O 形腿或 X 形腿。骨质软化症患者可有脊柱侧弯、驼背、身高变矮等畸形。

四、辅助检查

1. X 线片

（1）佝偻病：主要表现为骨干和骨骺普遍性骨质疏松、皮质变薄，伴病理性骨折、骨骺骨化中心小、边缘模糊、骨骺生长板增厚，干骺边缘模糊呈毛刷状，可出现杯口状凹陷。长骨呈弯曲畸形，常伴膝内翻或膝外翻。

（2）骨质软化症：表现为全身普遍性骨密度降低、畸形（椎体双凹变形、妇女骨盆呈三角形等）和假性骨折（Looser 线），其中以特征性骨畸形和 Looser 线的诊断意义较大，部分病例有指骨骨膜下吸收等继发性甲状旁腺功能亢进表现。

2. 骨密度测量

可发现普遍性骨密度降低，以密质骨更为明显。

3. 骨代谢生化指标测定

（1）血清钙水平：明显降低，同时血磷水平也可能降低，血清钙、磷乘积低于正常。并可伴继发性甲状旁腺功能亢进，因此血甲状旁腺素（PTH）水平增高。

（2）血清 25-（OH）D_3 和 1，25-（OH）$_2D_3$ 水平：在佝偻病活动早期就明显降低，为可靠的早期诊断指标。

（3）血清碱性磷酸酶水平：显著升高。

五、诊断

主要根据病史、症状、体征、生化检查和 X 线影像学做全面综合考虑。因为任何一种表现或检查结果都无特异性，但综合资料与检查可以确诊。

1. 佝偻病

X 线检查是佝偻病的主要影像学诊断方法。由于骨基质矿化的缺陷，骨骼钙化不足、硬度不足，不能正常地承受体重而变弯。软骨因不能及时钙化而生长过度，骨前质体积增大。临床见局部疼痛和特征性的骨畸形，如 O 形腿或 X 形腿，肋骨"串珠"，前额隆起，胸骨下凹。X 线片见钙化带毛糙，干骺端增宽呈杯口畸形，骨干末端与相邻骨骺骨化中心之间距离增宽，骨干缩短。骨皮质变薄。长骨变曲或有病理性骨折。早期佝偻病有 2 个定性诊断征象，一是干骺端"边角"突出征，表现为干骺端两侧边缘在先期钙化带外缘有类似"角"状结构自先期钙化带向外侧及骺侧端呈弯角状突出，其密度与先期钙化带密度一致。这是由于骺板软骨肥大细胞基质不能钙化，而新生软骨细胞又继续生长堆积，将干骺端的骨皮质推向外方所致。另一征象是干骺端先期钙化带内出现骨小梁结构。这是由于钙盐不能在先期钙化带平面正常沉积，其下方骨小梁塑形又在继续进行，致先期钙化带也出现骨小梁。

2. 骨软化症

发生于成年人骨样组织钙化不足，故骨硬度不足，易弯曲变形。X 线片见脊柱弯曲，脊椎双凹，椎间盘增宽。骨盆入口呈三角形或心形。两侧髋臼、坐骨和耻骨向内凹陷。四肢骨可以似佝偻病。假骨折（Looser 带）呈垂直于骨表面的骨折样透亮线，是重要特征。骨质软化症的诊断还可结合其他临床资料，如患者有营养不良的因素和病史，特别是缺少日光照射、进食不足或慢性消化系统疾病的存在。

六、鉴别诊断

1. 软骨营养不良

是一种遗传性软骨发育障碍，出生时即可见四肢短、头大、前额突出、腰椎前突、臀部后凸。根据特殊的体态（短肢型矮小）及骨骼 X 线做出诊断。

2. 低血磷抗维生素 D 佝偻病

多为 X 性连锁遗传，也可为常染色体显性或隐性遗传，也有散发病例。为肾小管重吸收磷的原发性缺陷所致。佝偻病的症状多发生于 1 岁以后，因而 2～3 岁后仍有活动性佝偻病表现；血钙多正常，血磷明显降低，尿磷增加。对用一般治疗剂量维生素 D 治疗佝偻病无效时应与本病鉴别。

3. 远端肾小管性酸中毒

为肾远曲小管泌氢不足，从尿中丢失大量钠、钾、钙，继发甲状旁腺功能亢进，骨质脱钙，出现佝偻病体征。患儿骨骼畸形显著，身材矮小，有代谢性酸中毒，多尿，碱性尿，除低血钙、低血磷之外，血钾也低，血氨增高，常伴有低钾血症症状。

4. 维生素 D 依赖性佝偻病

为常染色体隐性遗传，可分为两型：Ⅰ型为肾脏 1α-羟化酶缺陷，使 25-(OH) D_3 转变为 1，25-(OH)$_2$$D_3$ 发生障碍，血中 25-(OH) D_3 浓度正常；Ⅱ型为靶器官受体缺陷，血中 1，25-(OH)$_2$$D_3$ 浓度增高。两型临床均有严重的佝偻病体征，低钙血症、低磷血症，碱性磷酸酶明显升高及继发性甲状旁腺功能亢进，Ⅰ型患儿可有高氨基酸尿症，Ⅱ型患儿的一个重要特征为脱发。

5. 肾性佝偻病

由于先天或后天原因所致的慢性肾功能障碍，导致钙、磷代谢紊乱，血钙低，血磷高，甲状旁腺继发性功能亢进，骨质普遍脱钙，骨骼呈佝偻病改变。多在幼儿后期症状逐渐明显，形成侏儒状态。

七、治疗

1. 维生素 D

摄入富含维生素 D 的食物，增加日照，补充适量维生素 D 制剂等。维生素 D 缺乏的预防剂量依年龄而定，一般为 400～800 U/d。妊娠期及哺乳期可酌情增加，一般的预防处理时间为 3～6 个月。治疗佝偻病：每日口服维生素 D 2 000～4 000 U，待病情明显好转后可减为预防量。不能口服者或病情严重者可 1 次肌内注射 20 万～30 万 U，3 个月后改预防量。必须注意在口服或肌内注射大剂量维生素 D 前和治疗中，补充钙剂 800～1 000 mg/d，并定期监测血钙、磷和碱性磷酸酶水平，注意随时调整钙剂和维生素 D 用量。如病情不见恢复，应与抗维生素 D 佝偻病相鉴别。选用的制剂可为维生素 D 胶丸、维生素 D（2 片）、维生素 AD 胶丸、维生素 AD 滴剂、维生素 D 胶性钙注射液、骨化三醇、阿法骨化醇等。

2. 钙剂

婴儿 0～1 岁，母乳喂养可摄入钙 225 mg/d，适宜摄入量（AI）为 400 mg/d，人工喂养往往食物含钙更低，更应补钙使 AI 达 400 mg/d。儿童 1～3 岁、4～6 岁、7～10 岁的 AI 分别为 600 mg/d、800 mg/d、1 000 mg/d。如能早、晚各喝牛奶 250 mL（含钙 300 mg×2），加上其他食物含钙，可达 AI。青少年 11～

14 岁，AI 为 1 000 mg/d。成年人≥18 岁 AI 为 800 mg/d。老年≥50 岁 AI 为 1 000 mg/d。妊娠中期 AI 1 000 mg/d，妊娠晚期及乳母 AI 为 1 200 mg/d。成年人饮食每日含钙量仅 400～500 mg，应补钙剂（按钙元素量）使之达到 AI。

3. 其他营养素

骨软化症（或佝偻病）患者往往同时伴有营养不良症及各种维生素缺乏症，可视需要，补充足够蛋白质及多种维生素等。

4. 其他治疗

轻度骨骼畸形在治疗后或在生长过程中自行矫正，应加强体格锻炼，可通过做主动或被动运动的方法矫正，如俯卧撑或扩胸动作使胸部扩张，纠正轻度鸡胸及肋外翻。有严重骨骼畸形者在病情控制的前提下可考虑行矫形手术治疗。

八、预后

经过有效的治疗后，各种临床表现均消失，肌张力恢复，血液生化改变和 X 线表现也恢复正常。仅重度佝偻病遗留不同部位、不同程度的骨骼畸形，甚至可能影响患者的终身高。

九、预防

我国目前膳食中钙和维生素 D 含量普遍较低，加之我国北部地区冬季较长，日照时间短，任何年龄都有可能发生维生素 D 缺乏，因此对于佝偻病和骨质软化症的预防是非常必要和需持久进行的。据我国人群钙摄入量调查，绝大多数人在营养标准的 80% 以下，儿童有的仅为 20%～50%，因此，预防方面应注意有一定的日照和改善营养状态、适当的活动。特别是以下几种易发生该疾病的人群更应注意维生素 D、钙和磷的补充：孕妇与乳母给予足够的营养及维生素 D 和钙、磷，可以有效预防母子发生佝偻病和骨软化症；婴幼儿、儿童和老年人应注意适当的日照和维生素 D、钙和磷的补充，减少佝偻病和骨软化症的发生。

第二节　骨质疏松症

骨质疏松症（OP）是一种以骨量低下，骨微结构破坏，导致骨脆性增加，易发生骨折为特征的全身性骨病。美国国立卫生研究院（NIH）提出骨质疏松症是以骨强度下降、骨折风险性增加为特征的骨骼系统疾病，骨强度反映了骨骼的两个主要方面，即骨密度和骨质量。该病可发生于不同性别和任何年龄，但多见于绝经后妇女和老年男性。骨质疏松症分为原发性和继发性两大类。原发性骨质疏松症又分为绝经后骨质疏松症（Ⅰ型）、老年性骨质疏松症（Ⅱ型）和特发性骨质疏松症（包括青少年型）3 种。绝经后骨质疏松症一般发生在妇女绝经后 5～10 年；老年性骨质疏松症一般指老人 70 岁后发生的骨质疏松；而特发性骨质疏松症主要发生在青少年，病因尚不明。

随着人口老龄化，骨质疏松症的发病率逐渐增加。全国性大规模流行病调查显示，50 岁以上人群骨质疏松症的总患病率女性为 20.7%，男性为 14.4%。刘忠厚报道中国有 9 000 万人患骨质疏松症，占总人口的 7.01%。髋部骨折是致残和患者活动能力下降的一个主要原因，由此引发的社会问题和经济消耗已日益引起人们的重视，现已成为一个主要的公共健康问题。在高龄老人中 1/3 的女性和 1/6 的男性将会发生髋部骨折。10 年间，北京市髋部骨折率在男性和女性分别增加 42% 和 100%。女性一生发生骨质疏松性骨折的危险性（40%）高于乳腺癌、子宫内膜癌和卵巢癌的总和，男性一生发生骨质疏松骨折的危险性（13%）高于前列腺癌。

一、病因

骨质疏松症是在遗传因素和环境因素的共同作用下，影响高峰骨量，以及骨量丢失并最终发展至骨质疏松。由于绝经后骨质疏松症和老年性骨质疏松症的病因不同，其发病机制也不尽相同。

1. 绝经后骨质疏松症

是女性骨骼的退行性改变，为妇女围绝经期综合征之一。绝经前卵巢内的卵泡合成分泌雌激素、孕激素和雄激素，调节妇女生理功能，维持骨代谢平衡。一般来说妇女自45岁开始步入围绝经期，卵巢功能逐渐衰退。50岁左右绝经，卵巢停止分泌雌激素。绝经前血液中雌二醇为 $50 \sim 120 \ ng/L$，绝经后减少到 $0 \sim 15 \ ng/L$。雌激素是影响骨代谢的因素之一，绝经后雌激素迅速减少，骨量丢失加快，形成以高转换型为病理特点的骨质疏松。其主要机制如下。

（1）骨转换抑制作用减弱：成骨细胞和破骨细胞均含有雌激素受体，雌激素促进成骨细胞 I 型胶原、碱性磷酸酶和胰岛素样生长因子 1（IGF-1）、转化生长因子 β（TGF-β）等骨形成因子的合成分泌，因而促进骨形成，并促进成骨细胞合成分泌骨保护蛋白（OPG），OPG 抑制破骨细胞的分化和功能。雌激素对破骨细胞的活性有直接抑制作用，并通过抑制骨髓基质细胞、单核细胞和成骨细胞分泌粒细胞和巨噬细胞集落刺激因子（GM-CSF）、巨噬细胞集落刺激因子（M-CSF）、IL-1、IL-6等细胞因子而间接抑制破骨细胞的分化发育和骨吸收功能。因此，雌激素是骨转换功能的抑制药。绝经后雌激素缺乏则加快骨髓基质细胞向破骨细胞的诱导分化，骨吸收因子（IL-1、IL-6 等）分泌增多，促进破骨细胞骨吸收功能，使骨转换率增加。

（2）肾 1α-羟化酶活性减弱：雌激素对肾 1α-羟化酶活性有促进作用，因而促进 $1,25-(OH)_2D_3$ 的合成。绝经后雌激素缺乏影响肾 1α-羟化酶的活性，使 $1,25-(OH)_2D_3$ 合成减少，并伴有 PTH 分泌升高，不仅影响小肠对钙的吸收，而且也是骨转换率增高的因素之一。

（3）降钙素（CT）合成分泌减少：降钙素由甲状腺滤泡旁细胞（C 细胞）合成，通过破骨细胞膜的 CT 受体（CTR）直接抑制破骨细胞活性，并抑制破骨细胞的成熟，因而抑制骨吸收。女性 CT 储备能力较低，对血清钙离子升高的反应也较差，雌激素增加甲状腺 C 细胞对钙的敏感性，促进 CT 的合成分泌，控制破骨细胞的骨吸收活性。绝经后雌激素减少，甲状腺 C 细胞合成 CT 的活性降低，对钙的反应性也降低，绝经后骨质疏松症患者血清降钙素浓度和对钙的反应性较绝经前和绝经后对照组明显降低。降钙素减少对破骨细胞的抑制作用明显减弱，使骨吸收功能增加，骨转换率提高。近年来的研究还发现成骨细胞内含有 CT 受体，体外试验表明 CT 对成骨细胞的增殖分化有刺激作用，因而 CT 减少也影响成骨细胞的功能。

2. 老年性骨质疏松症

是在增龄衰老过程中，成骨细胞及相关的骨形成因素衰老改变而发生的骨骼退行性改变。病理上表现为骨皮质孔隙明显增多，骨质变脆，因而骨折发生率也明显增高。老年性骨质疏松症的发生除与性激素减少有关外，涉及的因素较多。其病理生理特点主要为低转换型骨质疏松，主要发病机制如下。

（1）骨形成功能衰退：骨形态计量学表明，老年骨基质病理表现为骨形成表面降低，骨吸收表面增加的低转换型特点。成骨细胞在增龄衰老过程中，不仅数量明显减少，其形态和合成分泌功能也发生明显的退行性改变，I 型胶原和骨形成细胞因子减少，因而骨重建中的成骨细胞数量不足和功能衰退引起新骨质生成不良。同时，老年人由于成骨细胞 OPG 的合成减少，对破骨细胞的抑制调控作用减弱，而 RANKL 的调控作用相对偏高，因而老龄期破骨细胞骨吸收功能仍较活跃，而成骨细胞骨形成功能明显减弱，表现为低转换率性骨质疏松。

（2）维生素 D 不足：维生素 D 是骨代谢的重要调节激素之一，与 PTH 协同在维持血钙稳定中发挥重要作用。维生素 D 缺乏或抵抗为骨质疏松症的致病因素。维生素 D 由胆固醇衍生而来，来自食物中（外源性）和皮肤光合作用转化（内源性）的维生素 D 需经肝、肾羟化转化成二羟基维生素 D 才具有生物活性，发挥对骨代谢的调节作用。成骨细胞含丰富的 $1,25-(OH)_2D_3$ 受体，与 $1,25-(OH)_2D_3$ 结合后可促进 I 型胶原、血清碱性磷酸酶（ALP）、骨钙素（BGP）、IGF-1、TGF-β 等合成分泌，并促进类骨质矿化，最终促进骨形成。$1,25-(OH)_2D_3$ 可促进骨髓间充质干细胞向成骨细胞的分化增殖，增加成骨细胞数量。此外，$1,25-(OH)_2D_3$ 还可促进破骨细胞碳酸酐酶的活性，使泌酸功能增强，促进骨吸收，因此 $1,25-(OH)_2D_3$ 具有明显的骨吸收生物活性。然而 $1,25-(OH)_2D_3$ 还具有对骨吸收的明显抑制作用，其机制是通过间接（增加肠钙吸收）和直接（抑制甲状旁腺细胞增生和 PTH 合成）作用而减少 PTH 的分泌。生理剂量 1，25-$(OH)_2D_3$ 的主要效应是促进骨形成和骨基质矿化，而大剂量的 1，25-$(OH)_2D_3$ 会导致骨吸收。老年人对维生素 D 的吸收、转化和靶器官的反应出现明显的障碍，因而存在维生素 D 不足的倾向。

1）维生素 D 的摄取、吸收减少：老年人由于户外活动减少、日照不足、含维生素 D 食物摄取减少、小肠吸收功能减弱和皮肤光合作用减弱等原因，体内维生素 D 的含量降低。与 20~30 岁年轻人比较，60 岁以上的人血 25-$(OH)D_3$ 含量可降低 30%，70 岁以上可降低 50%；老年人皮肤合成维生素 D 的能力仅为年轻人的 1/3，日照不足等原因会进一步导致老年人维生素 D 缺乏。

2）肾合成 1，25-$(OH)_2D_3$ 的能力降低：肾近曲小管上皮细胞含有 1α-羟化酶，是 25-$(OH)D_3$ 合成 1，25-$(OH)_2D_3$ 的部位。老年人的两侧肾皮质萎缩，肾小管数量减少，80 岁时肾的重量为 180~200 g（成年人为 250~270 g），肾血流量可较成年人降低 50%，肾小球滤过率和肾小管吸收功能也减退，因而 1α-羟化酶活性相应降低。肾 1α-羟化酶活性降低导致 25-$(OH)D_3$ 转化为 1，25-$(OH)_2D_3$ 减少。

3）靶器官对维生素 D 的反应性降低：成骨细胞、小肠上皮细胞维生素 D 受体（VDR）数量随年龄增长而降低，亲和性也减弱，影响骨形成和钙的吸收。

二、临床表现

1. 骨痛

全身疼痛是骨质疏松症最常见和最主要的症状。其主要原因是由于骨转换高，骨吸收增加。在骨吸收过程中，骨小梁的破坏、消失，骨膜下密质骨的破坏等均会引起全身性骨痛，以腰背疼痛最为多见。轻者无任何不适，症状较重的患者通常以"腰背疼痛"或"全身骨痛"等主诉，严重者可出现"身材变矮"或发生"驼背"。约 67% 为局限性腰背疼痛，9% 为腰背痛伴四肢放射痛，10% 伴条带状疼痛，4% 伴四肢麻木感等。骨痛常于劳累或活动后加重，导致负重能力下降或不能负重。由于负重能力减弱，患者活动后常出现肌肉劳损和肌痉挛，使疼痛加重。肌肉（尤其是深部肌肉）疼痛常见于老年人肌肉萎缩、肌无力者。不伴骨折时，体格检查无法发现压痛区（点）。另一个引起疼痛的重要原因是骨折，即在受外力压迫或非外力性压迫脊椎压缩性骨折，扁平椎、楔形椎和鱼椎样变形而引起的腰背痛。四肢骨折或髋部骨折时肢体活动明显受限，局部疼痛加重，有畸形或骨折的阳性体征。因为疼痛，患者常常卧床，运动减少，常常导致随后出现的全身乏力感。

2. 身高缩短

在无声无息中身高缩短，或者驼背是继腰背痛后出现的重要临床体征之一。人体的脊椎椎体属于松质骨，由于骨量的丢失，导致骨结构松散，骨强度下降，使脊椎的承重能力减弱，即使承受体重的重量也可以使椎体逐渐变形。原有的呈立柱状的椎体，每个约高 2 cm，受压变扁后，每个椎体可以减少 1~3 mm，最终人体的身高可缩短几个厘米。如果椎体前方受压，会出现楔形改变，胸$_{11}$到腰$_3$椎体最常见。多个椎体变形后，脊柱随之前倾，腰椎生理性前凸消失，出现驼背畸形。驼背曲度加大，增加了下肢各个关节的负重，出现关节疼痛，尤其是膝关节的周围软组织紧张、痉挛，膝关节不能完全伸展，疼痛更加明显。

3. 骨折

脆性骨折是指低能量或者非暴力骨折，如直立时跌倒或因其他日常活动而发生的骨折为脆性骨折。多发部位为脊椎、髋部、桡尺骨远端和肱骨近端，但其他部位也可发生，如肋骨、盆骨、锁骨和胸骨等。脊椎压缩性骨折多见于绝经后 OP 患者，发生骨折后出现突发性腰痛，卧床而取被动体位，但一般无脊髓或神经根压迫体征。髋部骨折以老年性 OP 患者多见，通常于摔倒或挤压后发生；骨折部位多在股骨颈部（完全性股骨颈骨折多需手术治疗，预后不佳）。如患者长期卧床，会进一步加重骨质丢失，常因并发感染、心血管病或慢性器官衰竭而死亡。髋部骨折后 1 年内的死亡率高达 50%，幸存者有 50%~75% 的患者伴活动受限，生活自理能力明显下降或丧失。发生 1 次脆性骨折后，再次发生骨折的风险明显增加。

4. 呼吸功能障碍

严重骨质疏松症所致胸椎、腰椎压缩性骨折，常常导致脊柱后凸、胸廓畸形，胸腔容量明显下降，有时可引起多个脏器的功能变化，其中呼吸系统的表现尤为突出。脆性骨折引起的疼痛，常常导致胸廓运动能力下降，也可造成呼吸功能下降。虽然临床患者出现胸闷、气短、呼吸困难及发绀等症状较为少见，通过肺功能测定可发现呼吸功能受限程度，可表现为肺活量、肺最大换气量下降，极易并发上呼吸道和肺部感染。胸廓严重畸形使心排出量下降，心血管功能障碍。

三、危险因素

导致骨质疏松症的危险因素如下。

1. 固有因素

人种（白种人和黄种人患骨质疏松症的危险高于黑人）、老龄、女性绝经、母系家族史。

2. 非固有因素

低体重、性腺功能低下、吸烟、过度饮酒、饮过多咖啡、体力活动缺乏、制动、饮食中营养失衡、蛋白质摄入过多或不足、高钠饮食、钙和（或）维生素 D 缺乏（光照少或摄入少）、有影响骨代谢的疾病和应用影响骨代谢的药物。

四、风险评估与预测

骨质疏松症是多因素疾病，且每个个体的易感性不同，因此，对个体进行骨质疏松风险评估能为尽早采取合适的防治措施提供帮助。临床上评估骨质疏松风险的方法较多，我国指南推荐敏感性较高、操作方便的简易评估方法作为初筛工具。

世界卫生组织推荐的骨折风险预测简易工具（FRAX）可用于计算 10 年发生髋部骨折及任何重要的骨质疏松性骨折发生概率。该工具的计算参数包括股骨颈骨密度和临床危险因素，在没有股骨颈骨密度时可以由全髋部骨密度取代，不建议使用非髋部的骨密度。在没有骨密度测定条件时，FRAX 也提供了仅用体重指数（BMI）和临床危险因素进行评估的计算方法。由于我国目前还缺乏系统的药物经济学研究，所以尚无中国依据 FRAX 结果计算的治疗阈值。临床上可参考其他国家的资料，如美国指南中提到 FRAX 工具计算出髋部骨折概率≥3%或任何重要的骨质疏松性骨折发生概率≥20%，视为骨质疏松性骨折高危患者，而欧洲一些国家的治疗阈值髋部骨折概率≥5%，临床在应用中可以根据个人情况酌情决定。

五、实验室检查

1. 实验室检查

（1）基本检查项目：血常规、尿常规、大便常规、肝功能、肾功能以及血尿中有关矿物质含量与钙、磷代谢调节指标，以评价骨代谢状况。临床常用的指标有血钙、磷、镁，尿钙、磷、镁。

（2）骨转换标志物：是骨组织本身的代谢（分解与合成）产物，分为骨形成标志物和骨吸收标志物，前者代表成骨细胞活动及骨形成时的代谢产物，后者代表破骨细胞活动及骨吸收时的代谢产物，特别是骨基质降解产物。在正常人不同年龄段，以及各种代谢性骨病时，骨转换标志物在血液循环或尿液中的水平会发生不同程度的变化，代表了全身骨骼的动态状况。这些指标的测定有助于判断骨转换类型、骨丢失速率、骨折风险评估，了解病情进展、干预措施的选择，以及疗效的监测等。

骨转换标志物分为骨吸收标志物和骨形成标志物两大类。前者包括血清碱性磷酸酶、骨特异性碱性磷酸酶、骨钙素、骨保护素、Ⅰ型胶原羧基端前肽、Ⅰ型胶原氨基端前肽，后者包括血清抗酒石酸酸性磷酸酶、Ⅰ型胶原羧基末端肽、Ⅰ型胶原氨基末端肽、尿吡啶啉（Pyr）、尿脱氧吡啶啉（D-Pyr）、尿Ⅰ型胶原羧基末端肽、尿Ⅰ型胶原氨基末端肽、尿钙/肌酐值。在以上诸多指标中，国际骨质疏松基金会（IFO）推荐Ⅰ型原胶原 N-端肽（PINP）和血清Ⅰ型胶原交联 C-末端肽（S-CTX）是敏感性相对较好的两个骨转换生化标志物。

（3）酌情检查项目：为进一步鉴别诊断的需要，可酌情选择性地进行以下检查，如 ESR、性激素、25-（OH）D_3、1, 25-（OH）$_2D_3$、甲状旁腺激素、尿钙和磷、甲状腺功能、皮质醇、血气分析、血尿轻链、肿瘤标志物，甚至放射性核素骨扫描、骨穿刺或骨活检等检查。

2. 骨量或骨密度检查

（1）X 线片：骨质疏松症患者由于骨量减少、骨密度下降、X 线片的透光密度增加，骨小梁减少、稀疏或消失。一般骨丢失超过 30% X 线片才能被发现。

（2）光子吸收法：常用的单光子骨密度仪（SPA）、双光子骨密度仪（DPA）由于放射源发射的射线强度低、扫描时间长、图像不清晰，故至 20 世纪 80 年代末已基本为双能 X 线骨密度仪（DXA）和周围型双能 X 线骨密度仪（pDXA）所取代。

（3）X 线吸收法：常用的有单能 X 线骨密度仪（SXA）、双能 X 线骨密度仪中枢型（DXA）、双能 X 线骨密度仪周围型（pDXA）、定量 CT（QCT）和周围骨定量 CT（pQCT）、放射吸收法（RA）。由于 DXA 和 pDXA 精确度高、准确度好、速度快，所以应用广泛。WHO 推荐使用双能 X 线骨密度仪测量髋部和腰椎。DXA 测量的 BMD 会受椎体退变和骨质增生的影响。定量 CT（QCT）采用临床 CT 机加 QCT 体模和分析软件进行测量，其测量所得的是体积骨密度，不受人体骨骼大小和体重的影响，比 DXA 测量的 BMD 更准确。QC 能避免 DXA 因受椎体退变骨质增生影响造成的漏诊，由于 QCT 的这些特点，现在在国内已经开始临床应用。磁共振检查不能直接测量骨密度，主要用于骨折的显示和鉴别诊断。pDXA 主要测定前臂为主骨密度，前臂骨周围软组织相对少，因此测量结果的准确性和精确性较好。pDXA 的优点是：测量仪器小，设备费用低，辐射剂量低，体积小便于携带和搬运，扫描程序简单实用，故适用于中小医院使用和社区普查。

（4）骨形态计量法：由于此项分析技术属于创伤性检测，故一般很少用于患者的诊断，但在动物实验和药物疗效观察中经常采用。

（5）超声检查：是应用超声波在不同密度和结构的介质中传播速度（SOS）及其波幅的衰减（BUA）差异，测定结果可代表骨量和强度的参数，从而显示骨量变化，多用于体检筛查和儿童、孕妇的骨量检查。目前临床中主要使用跟骨和周围骨超声测量仪，超声测量不能用于诊断骨质疏松症。

六、诊断

完整的诊断应包括确定骨质疏松症和排除其他影响骨代谢的疾病。用于诊断骨质疏松症的通用指标是：发生了脆性骨折和（或）骨密度低下。目前，尚缺乏直接测定骨强度的临床手段，因此骨密度或骨矿含量测定是骨质疏松症临床诊断及评估疾病程度较客观的量化指标。

1. 脆性骨折

指非外伤或轻微外伤发生的骨折，这是骨强度下降的明确体现，故也是骨质疏松症的最终结果及并发症。发生了脆性骨折临床上即可诊断骨质疏松症。

2. 诊断标准（基于骨密度测定）

骨质疏松性骨折的发生与骨强度下降有关，而骨强度是由骨密度和骨质量所决定。骨密度约反映骨强度的 70%，若骨密度低同时伴有其他危险因素会增加骨折的危险性。因目前尚缺乏较为理想的骨强度直接测量或评估方法，临床上采用骨密度测量作为诊断骨质疏松症、预测骨质疏松性骨折风险、监测自然病程，以及评价药物干预疗效的最佳定量指标。诊断参照世界卫生组织（WHO）推荐的诊断标准：基于 DXA 测定，骨密度值低于同性别、同种族正常成年人的骨峰值不足 1 个标准差属正常；降低 1 ~ 2.5 个标准差之间为骨量低下（骨量减少）；降低程度 ≥2.5 个标准差为骨质疏松；骨密度降低程度符合骨质疏松症诊断标准，同时伴有一处或多处骨折时为严重骨质疏松。骨密度通常用 T-SCore（T 值）表示，T 值 =（测定值 - 骨峰值）/正常成年人骨密度标准差。T 值用于表示绝经后妇女和 >50 岁男性的骨密度水平，对于儿童、绝经前妇女，以及 <50 岁的男性，其骨密度水平建议用 Z 值表示，Z 值 =（测定值 - 同龄人骨密度均值）/同龄人骨密度标准差。

七、鉴别诊断

在诊断原发性骨质疏松症之前，一定要重视排除其他影响骨代谢的疾病，以免发生漏诊或误诊。需要鉴别的疾病如影响骨代谢的内分泌疾病（性腺、肾上腺、甲状旁腺及甲状腺疾病等）、类风湿关节炎等免疫性疾病、影响钙和维生素 D 吸收和调节的消化道和肾脏疾病、多发性骨髓瘤等恶性疾病、长期服用糖皮质激素或其他影响骨代谢药物，以及各种先天性和获得性骨代谢异常疾病等。

八、治疗

1. 药物干预

适应证具备以下情况之一者，需考虑药物治疗：①确诊骨质疏松症患者（骨密度：T≤-2.5），无论是否有过骨折。②骨量低下患者（骨密度：-2.5＜T＜-1.0）并存在 1 项以上骨质疏松危险因素，无论是否有过骨折。③无骨密度测定条件时，具备以下情况之一者，也需考虑药物治疗：已发生过脆性骨折；OSTA 筛查为"高风险"；FRAX 工具计算出髋部骨折概率≥3% 或任何重要的骨质疏松性骨折发生概率≥20%（暂借用国外的治疗阈值，目前还没有中国人的治疗阈值）。

2. 雌激素替代治疗

（1）适应证：60 岁以前的围绝经和绝经后妇女，特别是有绝经期症状（如潮热、出汗等）及有泌尿生殖道萎缩症状的妇女。

（2）禁忌证：雌激素依赖性肿瘤（乳腺癌、子宫内膜癌）、血栓性疾病、不明原因阴道出血及活动性肝病和结缔组织病为绝对禁忌证。子宫肌瘤、子宫内膜异位症、有乳腺癌家族史、胆囊疾病和垂体泌乳素瘤者慎用。有子宫者应用雌激素时应配合适当剂量的孕激素制剂，以对抗雌激素对子宫内膜的刺激；已行子宫切除者可仅用雌激素治疗。坚持至少每年进行乳腺和子宫的安全性监测，是否继续用药应根据每位患者的特点每年进行利弊评估。

3. 选择性雌激素受体调节药（SERMs）

对某些组织表现为雌激素，而对另一些组织则表达雌激素的拮抗作用，可以有效抑制破骨细胞活性，降低骨转换至妇女绝经前水平。雷洛昔芬对于子宫内膜和乳腺均无不良作用，能降低雌激素受体阳性浸润性乳腺癌的发生率，不增加子宫内膜增生及子宫内膜癌的危险。少数患者服用会出现潮热和下肢痉挛症状，潮热症状严重的围绝经期妇女暂时不宜使用。国外研究显示该药轻度增加静脉栓塞的危险，故有深静脉血栓病史及有血栓倾向者禁用。

4. 雄激素

（1）适应证：睾酮水平低下，同时有睾酮缺乏的临床表现及对睾酮补充治疗有良好反应者。老年男性治疗前血清睾酮＜6.9 nmol/L 者，雄激素治疗后 BMD 明显增加，尚无可靠资料证明睾酮补充治疗能降低骨折发生率。主要制剂有睾酮、雄烯二酮及二氢睾酮。

（2）主要不良反应：为肝脏毒性和对前列腺的影响，与选择的药物种类相关。50 岁以上男性应用雄激素时，用药前应做前列腺检查，用药过程中需动态观察前列腺的变化及测定前列腺特异性抗原（PSA）。患前列腺增生者慎用雄激素，前列腺癌患者禁用雄激素。目前睾酮替代治疗尚未形成共识。

5. 降钙素

（1）适应证：①高转化型骨质疏松症患者。②对骨质疏松伴或不伴骨折者止痛效果好。③变形性骨炎者。④急性高钙血症或高钙血症危象者。

（2）剂量与疗程：①密盖息，每日皮下或肌内注射 50～100 U，每日 1～2 次，有效后减量。如需长期应用，可每周注射 2 次，每次 50～100 U。②益盖宁每周肌内注射 2 次，每次 10 U。

（3）注意事项：有过敏史或有过敏反应者慎用或禁用。治疗前需补充数日钙剂和维生素 D，长期应用者易发生"逸脱"现象。欧洲药品监管机构对长期使用这类药物可引起患癌风险小幅增加的证据进行审查之后，裁定含降钙素药物治疗骨质疏松症的利益小于其带来的风险，建议该类产品只可被长期用于 Paget 病、急性骨丢失，以及癌症引起的高钙血症。

6. 双膦酸盐

双膦酸盐与骨骼羟磷灰石有高亲和力的结合，特异性结合到骨转换活跃的骨表面抑制破骨细胞的功能，从而抑制骨吸收。不同双膦酸盐抑制骨吸收的效力差别很大，因此临床上不同双膦酸盐药物使用的剂量及用法也有所差异。

（1）适应证：主要用于骨吸收明显增强的代谢性骨病，也可用于治疗原发性和继发性骨质疏松症，尤其适用于高转化型绝经后骨质疏松症又不宜用雌激素治疗者，对类固醇性骨质疏松症也有良好效果。

（2）阿仑膦酸盐和利塞膦酸盐的使用会引起消化不良、腹部疼痛和食管溃疡等不良反应。为避免该类药物口服时对上消化道的刺激反应，建议空腹服药，用 200 ~ 300 mL 白开水送服，服药后 30 min 内不要平卧，应保持直立体位（站立或坐立）。胃及十二指肠溃疡、反流性食管炎者慎用。

（3）依替膦酸钠可用于周期性治疗骨质疏松症，通常是服药 2 周后需停药 11 周，然后重新开始第 2 个周期，即每 3 个月使用 2 周，因为连续使用可能会导致骨质矿化缺陷。口服片剂，每次 0.2 g，每日 2 次，两餐间服用，服药 2 h 内，避免食用高钙食品（如牛奶或奶制品），以及含矿物质的营养补充剂或抗酸药。

（4）对难以口服双膦酸盐的患者，可静脉注射双膦酸盐类药物，如唑来膦酸和伊班膦酸钠等。国内已被 CFDA 批准的适应证为治疗绝经后骨质疏松症。每 3 个月 1 次间断静脉输注伊班膦酸钠 2 mg，入 250 mL 生理盐水，静脉滴注 2 h 以上。唑来膦酸 5 mg，静脉滴注至少 15 min，每年只用 1 次。静脉滴注含氮双膦酸盐可引起一过性发热、骨痛和肌痛等类流感样不良反应，多在用药 3 d 后明显缓解，症状明显者可用非菌体抗炎药或普通解热止痛药对症治疗。每次给药前应检测患者肾功能，肌酐清除率 < 35 mL/min 的患者不宜使用。

（5）双膦酸盐治疗患者，如果骨质疏松轻微，可考虑在稳定 4 ~ 5 年后短期停药。如果骨折风险较高，可考虑在治疗 10 年后停药 1 ~ 2 年。在药物停用期间随访 BMD 和骨转换标志物，如果骨密度显著降低、骨转换标志物升高或骨折发生，则应重新启动治疗。

7. 甲状旁腺激素（PTH）

甲状旁腺激素是一种促进合成的药物，它可以增加骨密度并减少椎骨和非椎骨的骨折。刺激骨的破骨细胞和成骨细胞，但对骨作用是间歇性的，如在每日皮下注射，是纯粹的合成代谢活动。临床上主要的药物为特立帕肽（rhPTH1-34），使用 3 年以上可增加松质骨量 15% ~ 20%，合并骨质疏松症妇女椎体骨折的相对危险性减少 65%。美国临床内分泌医师学会（AACE）建议使用特立帕肽治疗双膦酸盐无效的极高危骨折风险患者。用药期间应监测血钙水平，防止高钙血症的发生，治疗时间不宜超过 2 年。患者对 rhPTH1-34 治疗的总体耐受性较好，部分患者可能有头晕或下肢抽搐的不良反应。有动物研究报道，PTH 可能增加成骨肉瘤的风险，因此对于合并 Paget 病、骨骼疾病放射治疗史、肿瘤骨转移及合并高钙血症的患者，应避免使用 PTH。

8. 雷奈酸锶

锶是一种微量元素，参与人体许多生理功能和生化效应。体外实验和临床研究均证实雷奈酸锶可以同时作用于成骨细胞核、破骨细胞，具有促进骨组织的形成并抑制骨吸收的双重作用。在临床试验中显示雷奈酸锶可显著提高骨密度，改善骨微结构，减少脊椎和外周骨折的风险性。雷奈酸锶于 2004 年在欧盟通过批准，用于治疗女性绝经后骨质疏松症，以减少发生椎体和髋部骨折的风险。2012 年其适应证扩展至治疗骨折风险增高的男性骨质疏松症。2012 年 3 月，在发现有静脉血栓（VTE，静脉血栓栓塞）和严重过敏性皮肤反应后，欧洲药品管理局（EMA）对雷奈酸锶的获益/风险进行了回顾性分析，建议该药物禁用于有血栓性疾病、有血栓病史，以及短期或长期制动的患者。而到 2013 年 4 月，欧洲药品管理局（EMA）发布消息，因为严重的心脏问题风险增加，限制骨质疏松症治疗药物雷奈酸锶的使用。建议雷奈酸锶仅用于治疗骨折高危的绝经后女性的严重骨质疏松症，以及骨折风险增高的男性严重骨质疏松症；同时限制雷奈酸锶在患心脏疾病或循环疾病患者中的使用，以进一步减少心脏疾病风险。除此之外，不良反应还包含严重皮肤反应、意识紊乱、癫痫、肝炎、红细胞数量减少。为了保证获益和风险的平衡仍是有利的，药物警戒风险评估委员会（PRAC）认为应对该药的应用进行适当限制，并开展进一步的获益/风险评估工作。雷奈酸锶禁用于未完全控制的高血压患者，以及当前或既往有以下任何一种病史的患者：缺血性心脏病（如心绞痛）、外周动脉疾病（动脉血流阻塞，通常是下肢）、脑血管疾病（影响脑血管的疾病，如脑卒中）。在骨质疏松症治疗方面有经验的医师应在评估患者发生心血管疾病的风险后使用雷奈酸锶进行治疗，以及此后定期检查（通常为每 6 ~ 12 个月 1 次）。

9. 维生素 K_2（四烯甲萘醌）

四烯甲萘醌是维生素 K_2 的一种同型物，是 γ 羧化酶的辅酶，在 γ-羧基谷氨酸的形成过程中起着重要的作用。γ-羧基谷氨酸是骨钙素发挥正常生理功能所必需的。动物实验和临床试验显示四烯甲萘醌可以促进骨形成，并有一定抑制骨吸收的作用。国内已获 SFDA 批准，适应证为治疗绝经后骨质疏松症妇女，国外已批准用于治疗骨质疏松症，缓解骨痛，提高骨量，预防骨折发生的风险。临床研究显示维生素 K_2 能够增加骨质疏松症患者的骨量，预防骨折发生的风险。成年人口服 15 mg，每日 3 次，饭后服用（空腹服用时吸收较差，必须饭后服用）。注意少数患者有胃部不适、腹痛、皮肤瘙痒、水肿和转氨酶暂时性轻度升高。禁忌用于服用华法林的患者。

九、预防

一旦发生骨质疏松性骨折，生活质量下降，出现各种并发症，可致残或致死，因此骨质疏松症的预防比治疗更为现实和重要。骨质疏松症的预防包括 3 个层次，即无病防病（一级预防）、有病早治（二级预防）和康复医疗（三级预防）。一级预防着重在两大方面、两个生理时期：青少年时期，合理营养，足量运动，避免形成不良生活习惯，以尽可能获得最高的峰值骨量；围绝经期，对加速骨丢失的危险因素及时有效给予雌激素替代治疗，以避免或延缓骨质疏松症的发生。二级预防着重于对高危人群的骨密度检查，以早期发现骨质疏松症患者，并进行针对性和有效的治疗，防止骨量继续快速丢失和骨折的发生。三级预防主要针对已发生骨折的患者进行必要的康复治疗，尽可能地改进生活质量，避免再发生骨折。

1. 注重饮食的营养平衡

充分摄取钙等矿物质和维生素等营养物质，对骨质疏松症的防治至关重要。体重减少，即体重指数过低，PTH 和骨代谢指标就会增高，进而促使骨密度减少，但可通过补充营养和补钙而抑制骨密度的降低。因此，为了维持骨量，首先要改善营养不良，如充分摄取蛋白质、钙、钾、镁、维生素类（维生素 C、维生素 D、维生素 K）及 ω-3 脂肪酸，保持健康的体重。

2. 纠正不良生活习惯

通过调整生活习惯，减少对骨代谢产生不良影响。

（1）过量摄入钠：将使绝经后的妇女骨吸收增加，并使骨密度降低。如同时大量摄入钙可抑制由于钠盐过量所致的骨密度降低。中国营养学会建议我国成年人每日钠盐摄入量应 <6 g。

（2）过量摄入碳酸饮料、咖啡因、乙醇：据报道认为若大量摄入碳酸饮料、咖啡因和乙醇，可导致骨量降低、骨折增多。

（3）吸烟：吸烟者脊椎压缩性骨折发生率增高，且使峰值骨量降低，女性吸烟者绝经后骨量减少明显，吸烟对骨密度有负面影响。另外，吸烟有抗雌激素作用，妨碍钙的吸收，促进尿钙的排泄等。

3. 合理适当的体育锻炼

对于骨骼健康的特殊影响已得到随机临床试验的证实。青少年参加体育锻炼非常有助于提高峰值骨量，抗阻性和高冲击性的运动效果更好。老年人在足够钙和维生素 D 摄入的前提下进行锻炼可明显增加肌肉体积和力量，可能会在某种程度上减缓骨量丢失。还有证据表明老年人进行锻炼也能改善机体功能状态和独立生活能力，从而提高生活质量。近年 NFPP 研究显示，骨质疏松症患者进行体育锻炼可以降低跌倒发生率，跟踪调查显示经过运动干预最终可使跌倒相关的致残率下降。

4. 补钙

中国居民营养与健康状况调查结果显示：我国居民各年龄组的钙摄入量均较低，大多数居民的钙摄入水平只达到适宜摄入量的 20% ~ 60%，处于青春发育期的儿童及青少年是钙缺乏的重点人群。多数文献报道，摄取高钙食物或钙制剂可促进儿童和青少年骨量增长、抑制老年人骨量丢失和减少骨折发生率。我国营养学会推荐成年人每日钙摄入推荐量 800 mg（元素钙）是获得理想骨峰值、维护骨骼健康的适宜剂量，绝经后妇女和老年人每日钙摄入推荐量为 1 000 mg。饮食上建议每日摄入大豆及豆制品、黄绿色蔬菜和鱼类、贝壳类海产品和乳制品，以保证每日能够摄入 800 mg 的钙元素。如果饮食中钙供给不足可选用钙剂补充，目前的膳食营养调查显示我国老年人平均每日从饮食中获钙 400 mg，故平均每日应补充的元素钙量为 500 ~ 600 mg。钙摄入可减缓骨的丢失，改善骨矿化，用于治疗骨质疏松症时，应与其他药物联合使用。目前尚无充分证据表明单纯补钙可以替代其他抗骨质疏松药物治疗。钙剂选择要考虑其安全性和有效性，高钙血症时应该避免使用钙剂。此外，应注意避免超大剂量补充钙剂潜在增加肾结石和心血管疾病的风险。

5. 补充维生素 D

促进钙的吸收，对骨骼健康、保持肌力、改善身体稳定性、降低骨折风险有益。维生素 D 缺乏可导致继发性甲状旁腺功能亢进，增加骨吸收，从而引起或加重骨质疏松。成年人推荐剂量为 20 U（5 g/d）。老年人因缺乏日照，以及摄入和吸收障碍常有维生素 D 缺乏，故推荐剂量为 400 ~ 800 U（10 ~ 20 g/d）。维生素 D 用于治疗骨质疏松症时，剂量可为 800 ~ 1 200 U，还可与其他药物联合使用。建议有条件的医院酌情检测患者血清 25-（OH）D$_3$ 浓度，以了解维生素 D 的营养状态，适当补充维生素 D。此外，临床应用维生素 D 制剂时应注意个体差异和安全性，定期监测血钙和尿钙，酌情调整剂量。

第三节　继发性骨质疏松症

继发性骨质疏松症是由于疾病、药物、器官移植等原因造成的骨量减少、骨微结构破坏、骨脆性增加和易于骨折的代谢性骨病。引起继发性骨质疏松症的病因很多，临床上以内分泌代谢疾病、自身免疫性疾病、肾脏疾病、消化系统疾病和药物所致者多见。

一、病因

多种疾病均可通过影响钙、磷及维生素 D 代谢过程，骨细胞成分及蛋白质成分等各种机制影响骨矿含量及骨微结构，最终导致骨折风险升高。常见的病因按照受累系统可分为以下几方面。

1. 内分泌代谢疾病

甲状旁腺功能亢进症、Cushing 综合征、性腺功能减退症、甲亢、垂体泌乳素瘤、糖尿病和腺垂体功能减退等。

2. 自身免疫性疾病

系统性红斑狼疮、类风湿关节炎、干燥综合征、皮肌炎和混合性结缔组织病等。

3. 肾性骨营养不良

各种慢性肾脏疾病将导致肾功能障碍，主要通过影响肾脏 1α-羟化酶功能，导致钙、磷代谢异常，最终造成骨质疏松。

4. 消化系统疾病

炎症性肠病、吸收不良综合征、慢性胰腺炎、慢性肝脏疾病、营养不良症和长期静脉营养支持治疗等。

5. 血液系统疾病

多发性骨髓瘤、白血病、淋巴瘤和骨髓增生异常综合征。

6. 神经、肌肉系统疾病

各种原因导致的偏瘫、截瘫、运动功能障碍、肌肉营养不良症、僵人综合征和肌强直综合征等。

7. 药物及毒物

糖皮质激素、免疫抑制药、肝素、抗惊厥药、含铝抗酸药、甲状腺激素、慢性氟中毒、促性腺激素释放激素类似物和肾衰竭用透析液等。

8. 其他

如长期制动或太空旅行、器官移植术后。

二、发病机制

不同病因引起的继发性骨质疏松症的发病机制不同，主要是通过影响以下几个方面，导致骨质疏松症的发生。对骨组织直接作用的因素包括降低成骨细胞的增殖与活性，增加成骨细胞和骨细胞凋亡，增加破骨细胞的寿命和活性等；对钙代谢作用的因素包括减少肠钙吸收、增加尿钙的排泄等。对性激素，尤其是雌激素的影响，如降低垂体促性腺激素水平，抑制雌二醇和睾酮的合成与分泌，抑制雄烯二酮的合成与分泌；对钙、磷代谢调节激素的影响，如 PTH 的合成增加，活性维生素 D 的合成减少。具体发病机制如下。

1. 内分泌代谢疾病

（1）甲状腺功能亢进症。过多的甲状腺激素将对骨组织产生以下影响：①对破骨细胞的促进作用超过对成骨细胞的促进作用，使骨吸收大于骨形成。②导致骨重建周期缩短，骨矿化时间减少。③促进骨钙释放，血钙升高，尿钙排泄增加，高钙使甲状旁腺激素分泌受到反馈性抑制，肾脏合成的 1α-羟化酶减少，骨化三醇合成下降。④蛋白质分解增加，骨基质（主要由胶原蛋白构成）合成减少。

（2）甲状旁腺功能亢进症。甲状旁腺激素的主要生理功能是促进骨吸收，动员骨钙入血。甲状旁腺功能亢进症时持续增多的 PTH 引起骨质广泛脱钙，出现骨质疏松症。

（3）Cushing 综合征。又称皮质醇增多症，其中以垂体依赖性 Cushing 综合征（Cushing 病）最常见。超生理剂量的皮质醇将抑制成骨细胞和骨细胞的分化与成熟，减少 I 型胶原合成，促进破骨细胞生成。同时抑制性腺及肾上腺性激素合成。这些作用可导致骨形成减少和骨吸收增加，引起骨质疏松。

（4）糖尿病。1 型糖尿病与骨质疏松症的关系已得到肯定，而 2 型糖尿病是否能够引起骨质疏松症目前尚存在争议，但已有足够的临床研究证据表明其他类型糖尿病可导致骨质疏松症。其主要机制包括饮食控制和消化功能紊乱可导致蛋白质、钙和维生素 D 摄入与吸收不足；高血糖引起渗透性利尿，尿钙排泄增多；糖基化终末产物增多将抑制骨基质胶原的形成等。

（5）性腺功能减退症。性激素在骨形成中发挥着重要作用，可通过与成骨细胞和破骨细胞表面及核内的激素受体结合直接发挥促进成骨细胞的增殖、分化，诱导破骨细胞凋亡的作用，也可通过多种细胞因子，如护骨素、胰岛素样生长因子 1 等促进骨形成，因此，各种引起性激素水平降低的疾病都将导致骨质疏松，如泌乳素瘤、卵巢功能早衰退等。

2. 自身免疫性疾病

以类风湿关节炎为例，主要机制包括类风湿关节炎是以滑膜渗出性炎症为基础并以侵犯关节为主的一种结缔组织疾病。类风湿关节炎患者的骨丢失有 3 种类型：①关节软骨下骨和关节边缘骨丢失。②受累关节周围骨丢失。③全身广泛骨丢失。前两种骨丢失可引起局部骨质疏松，目前认为与炎症促使多种破骨细胞分化相关的因子高表达、破骨细胞活性增加有关，而全身性骨质疏松的具体机制尚未完全阐明，除了与类风湿关节炎导致骨吸收增加相关外，还可能与患者使用糖皮质激素、活动减少、全身营养状况较差等因素有关。

3. 慢性肾脏疾病

（1）1α-羟化酶活性明显减弱，骨化三醇生成障碍，肠钙吸收减少。

（2）肾脏排磷减少，血磷升高，血钙下降。

（3）长久低钙刺激，PTH 分泌增加，引发继发性甲状旁腺功能亢进症。

（4）代谢性酸中毒，骨钙释放入血增多。

（5）机体负氮平衡，骨基质生成减少。上述综合作用将使慢性肾脏疾病患者骨形成减少，骨吸收增加。

4. 消化系统疾病

维持正常骨代谢所需的蛋白质、维生素 D、维生素 A、维生素 K 及矿物质元素都必须经消化道吸收，故各种消化系统疾病均可因上述骨组织合成原料摄入与吸收不足致骨质疏松。慢性肝病时还可因 25-羟化酶活性不足致活性维生素 D 合成减少而加重骨质疏松。

5. 神经系统疾病及制动

骨的生长发育和骨量累积与骨组织接受外界应力有关。各种神经、肌肉系统疾病、长期制动或太空旅行等原因均可影响骨形成。这些因素导致的骨质疏松症即为失用性骨质疏松症。

6. 药物影响

（1）糖皮质激素：被广泛应用于自身免疫性疾病、变态反应性疾病、器官移植等治疗，骨质疏松为其最严重的不良反应之一。除糖皮质激素的直接作用可引起骨质疏松外，还可能与泼尼松等含有与生理激素不同的结构对骨组织产生不同的作用有关。文献报道，每日全身性应用相当于泼尼松 7.5 mg 以上剂量的糖皮质激素 2~3 个月即可导致显著的骨丢失和骨折危险性增加，长期每日使用 >2.5 mg 的泼尼松也将增加骨折风险。同时，患者相伴的系统性疾病，以及合并使用的其他药物（如环孢素等）也可引起骨量的丢失。另外，在相同骨密度的情况下，糖皮质激素性骨质疏松症较原发性骨质疏松症的骨折危险性更高。故有人建议将 T 值 ≤ −1.5 作为糖皮质激素相关骨质疏松症的诊断标准。

（2）其他药物：长期使用抗癫痫药物、肝素、左甲状腺素、芳香化酶抑制药、促性腺激素释放激素、环孢素、乙醇、甲氨蝶呤、利尿药等药物均可引起骨量减少甚至骨质疏松。具体机制包括长期使用抗癫痫药者骨折风险增加 2~3 倍，平均 50% 的患者出现骨量减少或骨质疏松。抗癫痫药引起骨质疏松症的机制可能为：①酶诱导作用（如苯巴比妥、苯妥英钠等），可诱导肝细胞酶 P450 功能上调，造成维生素 D 的分解代谢加速，维生素 D 羟化受抑使体内 25-(OH)D_3 的水平下降。②癫痫药物可直接作用于骨细胞，抑制细胞生长，降低骨细胞的增殖率。③服用苯巴比妥与苯妥英钠可降低机体对甲状旁腺素的反应，引起肠钙吸收减少。抗癫痫药引起骨密度减低在密质骨最明显，多见于股骨颈和腰椎。乳腺癌患者常用的芳香化酶抑制药，如来曲唑、阿那曲唑芳香化酶抑制药（AIs）主要用于治疗激素受体阳性的绝经后乳腺癌患者。芳香化酶是一种细胞色素 P450 酶复合体，广泛存在于卵巢、肝脏、骨、脂肪等组织中，AIs 使雄激素 A 环芳香化，催化雄烯二酮和睾酮等雄激素转化为雌酮和雌二醇。芳香化酶是该生物转化过程中的关键酶和限速酶。而 AIs 就是通过抑制芳香化酶，降低雌激素的生成。由于雌激素可通过增加护骨素（OPG）和核因子 κB 受体活化因子配基（RANKL）表达来发挥对骨的保护作用，因此，AIs 可对骨代谢产生不良影响，导致骨丢失。一项评估绝经后早期乳腺癌患者接受阿那曲唑或他莫昔芬治疗 5 年的 III 期随机对照研究显示，在随诊 68 个月时，阿那曲唑组骨折发生率高于他莫昔芬组，并具统计学意义。抗凝血药华法林也可导致骨质疏松症，华法林主要通过拮抗维生素 K，阻断 γ-羧基谷氨酸（Gla）的形成而发挥抗凝作用，被广泛应用于血栓栓塞性疾病的防治。维生素 K 不仅参与凝血因子 II、VII、IX、X，以及抗凝血蛋白（蛋白 C、蛋白 S）的合成，还可影响骨代谢。骨钙素是一种由成骨细胞合成的含 Gla 的蛋白质，在其分泌入血前是在成骨细胞中完成的翻译后修饰。羧化的骨钙素可通过促进钙与骨骼中羟磷灰石基质的结合而促进骨骼矿化。华法林可拮抗维生素 K，使骨钙素的羧化受抑，减少骨钙沉积，抑制骨矿化。促性腺激素释放激素类（GnRH）药物如戈那瑞林、亮丙瑞林和戈舍瑞林等主要用于治疗女性绝经前期及围绝经期的子宫内膜异位症、乳腺癌及男性前列腺癌，其诱发骨质疏松的主要作用机制为性激素剥夺后对破骨细胞的抑制减弱，加速骨转换。随着对药物不良反应的关注和药物分子作用机制的研究进展，越来越多的药物被发现可能多用于骨代谢，引发骨质疏松，在临床中长期使用药物治疗时要注意对骨质疏松症风险的影响和防治。

三、临床表现

表现常常被原发疾病所掩盖，往往在出现脆性骨折时才引起重视。在疾病早期，患者常无明显症状或仅有乏力、腰背及四肢酸痛不适等非特异性表现。随着疾病的进展，可出现骨痛、骨骼畸形、身高降低、掉牙、活动能力下降甚至发生骨质疏松性骨折。

四、辅助检查

与原发性骨质疏松症的辅助检查并无区别，主要包括骨密度测定、骨代谢指标检测、常规影像学检查等。

五、治疗

以治疗原发疾病为主。其抗骨质疏松治疗与原发性骨质疏松症的治疗相似，即以钙剂、维生素 D 为基础治疗，同时使用抗骨质疏松药物，并积极预防骨质疏松性骨折发生。

1. 基础治疗

适当补充钙剂、维生素 D 或其活性代谢物等。肠道功能正常时，每日应摄入元素钙 1 000 ~ 1 500 mg，若肠道功能下降，则应相应增加钙剂摄入量。对于可引起血钙升高的疾病，如甲状旁腺功能亢进症等补钙应慎重。

2. 抗骨质疏松药物

应给予抗骨质疏松药物，目前主要推荐使用骨吸收抑制药。骨形成促进剂是否适用于继发性骨质疏松症，有待于进一步研究。

（1）双膦酸盐：作为继发性骨质疏松症治疗的一线药物，首选阿仑膦酸钠，如固邦、天可等，每日 10 mg，或福善美每周 70 mg。上述药物于清晨早餐前 30 min 口服。

（2）降钙素：也可作为继发性骨质疏松症一线治疗的备选药物，适用于有使用双膦酸盐禁忌、骨痛明显的患者。常用药物包括鲑鱼降钙素和鳗鱼降钙素，如降钙素针剂每日 50 ~ 100 μg 肌内注射，或鼻喷剂每日 200 μg 喷鼻外用。

（3）雌激素及选择性雌激素受体调节药（SERMs）：雌激素类药物主要通过抑制骨转换，阻止骨丢失来发挥抗骨质疏松作用。临床研究证明激素疗法（包括雌激素补充疗法和雌、孕激素补充疗法）能抑制骨丢失，降低骨质疏松性骨折风险。但长期使用可增加患子宫内膜癌、乳腺癌、深静脉血栓和肺栓塞的风险。SERMs 不是雌激素，其特点是选择性作用于雌激素的靶器官，与不同形式的雌激素受体结合而发挥不同作用。其类雌激素的活性，可抑制骨吸收，在提高骨密度、降低骨质疏松性骨折发生率方面有很好的疗效。但对乳腺和子宫则表现为抗雌激素的活性，能克服由雌激素所导致的子宫内膜癌及乳腺癌的发生，是目前比较理想的治疗绝经后妇女骨质疏松症的有效药物。雷洛昔芬是目前应用最广的SERMs，常用的剂量为 60 mg，口服，每日 1 次。需要注意有增加静脉血栓的危险。

（4）甲状旁腺素：甲状旁腺素及其类似物的长期慢性作用能使骨吸收增加，引起骨丢失，但短期和间断给药则能刺激成骨细胞促进骨形成。特立帕肽（rhPTH 1-34）是基因重组合成的 PTH 1-34 片段，已在欧洲和美国被批准用于绝经后妇女骨质疏松症的治疗，最近也被批准用于男性。疗程分别是 18 个月（欧洲）和 24 个月（美国），通常用于较为严重的骨质疏松症患者。甲状旁腺素与抗骨吸收药物联合或序贯应用，在增加骨密度和减少骨折方面强于抗骨吸收剂单药治疗。特立帕肽一般剂量为 20 g/d，皮下注射。

（5）氟化物：可直接刺激成骨细胞，引起成骨细胞有丝分裂增强、活性增加，促进骨形成。氟制剂对破骨细胞的凋亡也有促进作用，其减少骨吸收，使骨量增加，进而减少骨质疏松性骨折发生。氟对骨骼有双重作用，高浓度时对成骨细胞有毒性作用，使骨矿化减弱，导致软骨病；低浓度时能促进骨形成，提高中轴骨密度，降低骨折发生率。长期临床研究结果提示，氟制剂大剂量治疗会导致高骨量、高骨折率的矛盾现象，有研究表明连续 3 年大剂量氟制剂治疗反而干扰骨质正常矿化，骨脆性增加，故氟制剂现已不作为防治骨质疏松症的一线药物。

六、预防

可以看出，与原发性骨质疏松症相比，继发性骨质疏松症的药物治疗可能有更显著的骨折风险，需要更早地使用抗骨质疏松症药。对影响预后更有意义的是对继发性骨质疏松症的预防。提高对骨质疏松症的认识，改变容易导致骨质疏松的不良生活习惯，积极治疗可能诱发骨骼损害的各种原发疾病，并密切监测骨密度变化。

引起继发性骨质疏松症的原因众多，临床工作中需要详细地采集病史，认真地进行体格检查，完成必要的实验室检查，以做鉴别诊断。对于初诊的患者，建议应完成基本的检查项目，包括血常规、血沉，血钙、磷、碱性磷酸酶，肝肾功能，甲状旁腺激素，24 h 尿钙和尿磷的检查；有条件的医院，应根据病情，选择以下几个方面的检查，包括免疫指标、甲状腺功能、肾上腺功能、性腺功能、25-（OH）D、肿瘤标志物和骨转换生化指标等。必要时应针对病变部位或疾病代表性位置，完成 X 线片检查。X 线片不仅有助于判断骨质疏松症的严重程度，还有助于分析骨骼的病理变化，对鉴别诊断有益。尤其值得关注的是，对于起病年龄轻、病程短、疾病进展快、药物疗效欠佳的患者，一定要重视骨质疏松症的鉴别诊断，明确疾病的原因，给予针对性治疗，可以提高治疗效率，避免误诊误治。综上所述，在临床工作中要重视骨质疏松症的诊断和鉴别诊断，不能仅凭 1 份骨密度报告或 X 线片草率地做出原发性骨质疏松症的诊断。骨骼疾病有多种多样，不要认为骨骼疾病只有骨质疏松症这一种。面对每一位骨质疏松症患者，医师都应该认真询问病史，细致体格检查，完成必要的实验室检查，为疾病的正确诊断及合理治疗奠定基础。

第四节 糖皮质激素诱发的低骨量和骨质疏松

生理状态下，由肾上腺皮质分泌的皮质醇是成骨细胞和破骨细胞分化和功能调节的必需激素。但是，超生理剂量的皮质醇及其类似物则对骨组织的发育、生长和代谢有明显不利影响。1932 年，Cushing 报道 Cushing 综合征时就对糖皮质激素所致的骨质疏松有了详细描述。糖皮质激素诱发的骨质疏松（GIOP）是临床上十分常见的激发性骨质疏松，随着糖皮质激素应用的日益广泛，GIOP 越来越常见。近年来，人们在努力开发新的糖皮质激素类药物，减少其对加快蛋白质分解和加重骨质疏松的不良反应。泼尼松、泼尼松龙和地塞米松仍是目前临床广泛使用的糖皮质激素类制剂，必须加强对这些药物所致 GIOP 的防治。生理剂量的糖皮质激素具有促进骨形成和成骨细胞分化的作用，高浓度时则没有这些作用。生理浓度的糖皮质激素发挥一种允许作用，促进骨形成，促进骨髓干细胞分化为成骨细胞，并且能促进骨细胞表型分子的表达，同时抑制单核细胞转化为破骨细胞。

GIOP 在药物所致的骨质疏松中是最常见的，使用糖皮质激素治疗的患者中有 50% 发生骨损害。糖皮质激素被广泛用于慢性非感染性炎症性疾病，如自身免疫性疾病、过敏性疾病等。骨质疏松是其严重的不良反应之一，即使生理剂量的糖皮质激素也可引起骨量丢失，绝经后妇女和 50 岁以上男性为高危人群。多项纵向研究显示，接受糖皮质激素治疗数周后，骨量开始流失，最初数个月内骨量丢失迅速，每年可达 5%~15%，治疗最初 1 年时间内骨量丢失约 20%，而长期接受糖皮质激素治疗（1 年以上）的患者骨质疏松发生率高达 30%~50%。

一、病因

1. 医源性因素

常为主要原因，如使用激素治疗自身免疫性疾病。

2. 内源性皮质醇分泌过多

如 Cushing 综合征，包括垂体促肾上腺皮质激素（ACTH）瘤、垂体 ACTH 细胞癌、肾上腺皮质腺瘤、肾上腺皮质癌、肾上腺分泌性结节、异位 ACTH 和促皮质素释放激素（CRH）分泌过多。

3. 糖皮质激素过敏感综合征

主要见于艾滋病患者。

二、发病机制

糖皮质激素可通过以下途径引起骨质丢失。①对骨细胞成分的直接作用：降低成骨细胞的增殖速度和活性，增加成骨细胞和骨细胞的凋亡，通过 MKP-1 抑制成骨细胞增殖。药物浓度的糖皮质激素促进破骨细胞生成和 RANKL 表达，抑制 OPG 表达，RANKL/OPG 值升高，血清 OPG 明显降低，提高破骨细胞的活性。糖皮质激素抑制成骨细胞 IGF-1 表达。应用糖皮质激素后，由于骨吸收增加，迅速出现骨量丢失（骨量丢失的急性相），在松质骨中的破骨细胞数目增多，寿命延长。GIOP 的破骨细胞活性不一定升高。②对钙代谢的作用：减少肠钙吸收，增加尿钙排泄。③对垂体—性腺轴和垂体—肾上腺轴的作用：降低垂体促性腺激素水平，抑制生殖腺和肾上腺性激素的分泌。④对钙磷代谢调节激素的作用：长期使用糖皮质激素后，24-羟化酶表达上调，同时 1-α 羟化酶表达下调，血 1, 25-(OH)$_2$D$_3$ 减低，这可能是患者肠钙吸收减低，尿钙排出增加的重要原因。PTH 合成和分泌增加，PTH 和维生素 D 的敏感性增加。具体发病机制如下。

1. 对骨组织的直接作用

成骨细胞、破骨细胞和骨细胞均同时表达盐皮质激素受体、糖皮质激素受体，骨组织细胞的功能受上述两种激素的双重影响。在糖皮质激素的作用下，骨重建每经历一次循环后，骨小梁的形成都被抑制而使骨小梁逐渐变薄。过量糖皮质激素抑制成骨细胞和破骨细胞蛋白、RNA、DNA 的合成，骨组织的分解代谢增强而合成代谢下降，导致骨量丢失和骨质疏松。骨组织C-FOS基因的启动子中含有糖皮质激素反应元件，糖皮质激素诱导成骨细胞 C-fos、C-myc、骨涎蛋白和骨连蛋白基因表达，最终抑制成骨细胞活性，促进破骨细胞生成和功能。GIOP 是一种以细胞因子表达紊乱为特征的代谢性骨病。

2. 骨坏死

表现为无血管性骨坏死或无菌性骨坏死，为长期应用糖皮质激素或多次使用大量糖皮质激素的重要并发症之一，占全部骨坏死病例的 16%~34%。股骨头、肱骨头和肱骨远端为好发部位，但也可见于四肢的其他长骨。骨坏死率和严重程度与糖皮质激素的疗效和剂量相关，但短期应用或关节内应用也可发生。骨坏死的发生机制并不完全明确，可能的机制是：糖皮质激素使骨骼变性，骨疲劳损伤致骨小梁微破裂。缺血性坏死可能与脂肪栓塞血管有关，骨内脂肪堆积，骨内压升高，血管床损伤，血流减少。股骨颈的成骨细胞和骨细胞凋亡增加。

3. 抑制小肠对钙、磷的吸收，增加尿钙排泄

可引起继发性甲状旁腺功能亢进，持续升高的甲状旁腺激素水平可促进骨吸收。

4. 降低内源性垂体促性腺激素水平，并抑制雄激素合成

LH 减低引起雄激素和睾酮合成减少。长期应用糖皮质激素可抑制骨细胞增殖，使基质胶原和非胶原蛋白的合成减少。

5. 肌病及肌力下降

可导致骨丢失。

6. 炎症疾病及合并用药

如环孢素等都可导致骨质疏松。

三、临床表现

主要体征和原发性骨质疏松类似，可有身高缩短，严重者发生脊柱后凸、驼背或胸廓畸形。但有 3 点是特殊的：①糖皮质激素作用于骨组织的特点是开始出现明显的 RANKL 激活，骨吸收增强，但该时期并不发生相应的骨形成增加。②经过一段时间（大约数周）的适应后，骨形成仍维持在较低水平，而吸收降低。③应用糖皮质激素后骨折风险迅速增高而且呈剂量依赖性。

1. 骨量减少，骨矿量下降

常有腰背疼痛，严重者伴骨骼畸形和骨折。一般临床特点是：早期以轴心骨（脊柱、髂骨和胸骨）的骨密度减低最明显，常伴有骨坏死和肾结石。脊柱压缩性骨折，肋骨骨折和较特异性的退行性骨折多见。

2. 脊柱或髋部骨折

在 T 值 < -1.5 时可发生脊柱或髋部骨折，因此 GIOP 的骨折阈值显著高于其他原因所致的骨质疏松症。用糖皮质激素治疗者的骨折发生率比其他者高 1.3~2.6 倍，椎体骨折危险增加 4 倍，髋部和桡骨骨折危险增加 2 倍。脊柱骨折后患者很少出现疼痛或其他症状（无症状性脊柱骨折），应用外源性糖皮质激素 1 年后，GIOP 发生率为 0.6%~6.0%，一般脊椎椎体的皮质骨和松质骨对糖皮质激素更为敏感，所以脊椎的压缩性骨折常为 GIOP 的首发表现。此外，股骨近端很脆弱，极易发生断裂，相对危险

性为同龄对照组的2倍以上，如每日泼尼松用量达到7.5 mg，脊椎骨折的风险增加5倍以上。骨质疏松及骨质疏松性骨折的严重程度与糖皮质激素的疗程、肌肉容量相关，疗程越长、肌肉越消瘦者，骨质疏松也越严重。当GIOP患者停用糖皮质激素后，一般BMD不再继续下降，并在停药后数月或数年内恢复。

四、辅助检查

1. CT

早期CT表现为坏死区内骨小梁结构紊乱，股骨头内的星芒状结构消失，其中间有点片状密度增高影，周围的正常松质骨呈骨质疏松改变。CT发现骨质坏死区的关节面骨板壳下微骨折及关节面骨板壳的轻微塌陷均较平片早，其敏感性与特异性也较高。

2. 双光能X线骨密度测定

长期应用糖皮质激素治疗的患者应每6～12个月监测BMD。

3. X线片

对骨质疏松早期诊断价值不大，但对于发现有无骨折、与骨肿瘤和关节病变鉴别有一定价值。脆性骨折是骨强度下降的最终结果，有过糖皮质激素引起的脆性骨折即可诊断GIOP。

4. 血和尿生化检查

可测定PTH，血钙、磷、碱性磷酸酶、骨钙素，血25-羟维生素D和1，25-$(OH)_2$维生素D浓度。如患者的血PTH、ALP和1，25-$(OH)_2$维生素D浓度升高，尿钙、磷排出量增多，往往提示存在继发性甲状旁腺功能亢进。ACTH和皮质醇测定主要用于Cushing综合征的鉴别。

5. MRI

T_1和T_2均为弱信号，但如有血管再生则可出现强信号。

6. 肌力测定

肌萎缩十分常见，以近端肌肉为甚，肌病的程度往往与糖皮质激素用量相关。

五、治疗

使用相当于泼尼松5 mg/d的糖皮质激素3～6个月，BMD迅速下降而骨折风险急剧增加（相对风险比RR值：任何骨折1.33～1.91，髋部骨折1.61～2.01，脊椎骨折2.60～2.86，前臂骨折1.09～1.13）。糖皮质激素引起的骨折的危险性与年龄、性别和基础疾病无关。即使在BMD正常时，仍可发生髋部骨折和肋骨骨折，因而引起骨丢失和骨折的糖皮质激素似乎没有安全剂量。肌无力和肌病降低平衡能力，容易发生摔倒和骨折。

目前，各国对GIOP的防治意见尚未统一，但所有指南都指出长期服用者需检测BMD，多数主张将双膦酸盐作为一线用药，同时补充钙和维生素D，并将钙和维生素D作为一级和二级预防的基础用药。2010年，美国风湿病学会更新了GIOP防治指南，重点强调了在计划使用糖皮质激素时，即需要采取措施预防GIOP，尤其是应及时补充钙剂和维生素D。具有循证依据的双膦酸盐（如阿仑膦酸钠、唑来膦酸钠）为首选药物。活性维生素D对GIOP有一定的防治作用，普通维生素D对小剂量和中等剂量糖皮质激素引起的骨丢失也有一定作用，但后者对大量应用糖皮质激素引起的骨质疏松不具备防治效果。

中国的GIOP诊治指南指出，长期应用糖皮质激素治疗的患者应每6～12个月检测BMD，糖皮质激素的疗程定义为：<3个月为短期，3～6个月为中期，超过6个月为长期。美国风湿病学会建议正在应用糖皮质激素的患者，如应用激素治疗超过3个月需采用如下措施：改善生活方式，进行适当的负重体育运动，补充钙剂和维生素D，口服双膦酸盐。如果患者需要长期使用糖皮质激素或已经存在多种骨质疏松风险，则防治需要更为积极。除了改善生活方式、进行适当的负重体育运动、补充钙剂和维生素D之外，如存在性激素功能障碍或有其他临床使用指征时应及时采用性激素替代治疗，并应定期检测腰椎和髋部的BMD，当BMD的T值< -1.0时，应给予双膦酸盐，有双膦酸盐使用禁忌或不能耐受时应用其他抗骨质疏松治疗。如BMD正常，应每1～2年随访并检测BMD。

1. 一般治疗

主要包括补充适量营养，进食富含蛋白质、维生素 D 和钙盐的食物，热量摄入以维持患者的标准体重为原则。限制食盐的摄入，补充足够的钾盐。如有需要使用利尿药，最好使用噻嗪类利尿药，减少尿钙排出。戒烟，避免酗酒，进行适当的负重体育运动，鼓励多负重运动，防止肌肉萎缩。必要时可酌情使用促进蛋白质合成类制剂。

2. 基础治疗

钙剂加维生素 D 制剂对于长期应用相当于泼尼松 15 mg/d 以下剂量的糖皮质激素患者可以保持骨量。治疗过程中需要监测血钙、尿钙水平，调整剂量。补充钙剂和维生素 D 的主要理由是：糖皮质激素抑制肠钙吸收和肾小管钙的重吸收，患者呈相对钙缺乏状况。钙剂可抑制 PTH 分泌，拮抗糖皮质激素所致的继发性甲状旁腺功能亢进症，抑制骨代谢的转换率。维生素 D 的补充视具体情况而定，原则是使血清 25-（OH）D_3 维持在正常水平，一般补充 600～800 U/d，用量超过 1 000 U/d 时应定期监测 25-（OH）D_3 水平。骨化三醇日用量 0.25～0.5 μg。维生素 D 和钙剂补充仅作为基础治疗或轻型病例的治疗，对长期大剂量应用糖皮质激素者（如心脏移植术后）的防治作用较弱，不能完全预防 GIOP 的发生。

3. 特殊药物治疗

多数指南主张在一般治疗的基础上首选双膦酸盐，而活性维生素 D 可作为二线用药或辅助药物，其他药物对 GIOP 的疗效仍有待进一步研究和证实。

（1）双膦酸盐：双膦酸盐是防治 GIOP 的首选药物，这类药物可抑制骨吸收，降低骨的代谢转换率，促进破骨细胞凋亡。由于应用糖皮质激素的极早期即可出现骨量丢失，其发生机制主要是成熟破骨细胞数目增多、功能增强和破骨细胞寿命延长，所以早期应用双膦酸盐制剂可逆转这些病变。阿仑膦酸钠的常规用量为每周 70 μg，唑来膦酸钠的常规剂量是每年 5 mg，临床对照研究结果表明，它们对 GIOP 的预防和治疗效果肯定。

（2）骨形成促进剂：甲状旁腺素氨基端片段（PTH 1-34）可刺激成骨，降低骨折风险。由于老年患者的骨代谢转换率降低，骨形成促进剂的应用有其合理性。但是，如果患者的骨代谢转换率正常或升高，应该更注重抗骨吸收药物的应用。目前有关抗骨吸收与促进骨吸收形成药物的联合应用研究较少，疗效仍不明确。必要时，双膦酸盐也可与雌激素、降钙素等联合应用，可能取得更好的疗效。

（3）补充性激素：长期接受糖皮质激素治疗的患者应评价性腺功能。有证据表明，对于长期服用低、中剂量糖皮质激素的绝经后妇女，雌激素可阻止骨丢失，增加脊柱和髋部 BMD。小规模临床试验发现，男性患者补充睾酮可增加脊柱 BMD，但需要充分评价前列腺癌的风险。如女性患者原有性腺功能减退症或为绝经后妇女，一般主张应用雌激素补充疗法，男性患者则应用雄激素制剂。如果患者在接受糖皮质激素治疗前的性腺功能正常，是否同时给予性激素补充仍有争议。

（4）降钙素：可增加脊柱 BMD，但不减少影像学诊断的髋部和外周骨折危险性，一般不作为 GIOP 的推荐药物或首选药物。

六、预防

（1）尽量避免滥用糖皮质激素，对可用可不用的患者要首先采用非糖皮质激素药物治疗。

（2）选择最佳的剂量、用法和疗程。对于必须应用糖皮质激素治疗的患者，要尽可能采用局部制剂，以减少用量和不良反应，必须口服者采用隔日疗法，以尽可能保存正常的下丘脑—垂体—肾上腺皮质轴反馈功能。

（3）减量或停用。一旦病情得到控制，即应减量或停用，必须长期应用时使用最低的有效剂量。以往人们认为，每日 7.5 mg 泼尼松是生理需要量，但不少患者同样发生 GIOP。多因素分析发现，患者 24 h 尿皮质醇/肌酐排出量是判断皮质醇是否过量和预测 BMD 的良好指标。

（4）加用抗骨质疏松药物。一般主张首选双膦酸盐，定期监测 BMD。

参考文献

［1］林果为，王吉耀，葛均波．实用内科学［M］．北京：人民卫生出版社，2017．

［2］张伯礼，吴勉华．中医内科学［M］．北京：中国中医药出版社，2017．

［3］倪伟．内科学［M］．北京：中国中医药出版社，2016．

［4］葛均波，徐永健，王辰．内科学［M］．北京：人民卫生出版社，2018．

［5］胡品津，谢灿茂．内科疾病鉴别诊断学［M］．北京：人民卫生出版社，2014．

［6］陈荣昌．呼吸与危重症医学［M］．北京：人民卫生出版社，2017．

［7］李为民，刘伦旭．呼吸系统疾病基础与临床［M］．北京：人民卫生出版社，2017．

［8］阎锡新．呼吸衰竭［M］．北京：人民卫生出版社，2016．

［9］梁名吉．呼吸内科急危重症［M］．北京：中国协和医科大学出版社，2018．

［10］王胜昱．实用临床呼吸治疗手册［M］．北京：世界图书出版公司，2017．

［11］杨东亮，唐红．感染性疾病［M］．北京：人民卫生出版社，2016．

［12］尚秀娟．现代感染病学［M］．长春：吉林科学技术出版社，2017．

［13］陈艳成．感染病学［M］．重庆：重庆大学出版社，2016．

［14］陈信义，赵进喜．内科常见病规范化诊疗方案［M］．北京：科学出版社，2015．

［15］王志敬．心内科诊疗精萃［M］．上海：复旦大学出版社，2015．

［16］顾复生．临床实用心血管病学［M］．北京：北京大学医学出版社，2015．

［17］林曙光．2015心脏病学进展［M］．北京：人民军医出版社，2015．

［18］拉里·詹姆逊．哈里森内分泌［M］．胡仁明译．北京：科学出版社，2018．

［19］任国胜．内分泌系统疾病［M］．北京：人民卫生出版社，2018．

［20］薛耀明，肖海鹏．内分泌与代谢病学［M］．广州：广东科技出版社，2018．

［21］阮长耿．血液病学高级教程［M］．北京：人民军医出版社，2015．

［22］许光兰，陈平．呼吸内科中西医结合诊疗手册［M］．北京：化学工业出版社，2015．

［23］郑彩娥，李秀云．实用康复护理学［M］．北京：人民卫生出版社，2018．